약이 되는
약이야기

약이 되는 약 이야기

삼성언론재단 총서

초판 1쇄 인쇄 2014년 2월 15일 ＼**초판 1쇄 발행** 2014년 2월 20일
지은이 조길호 ＼**펴낸이** 이영선 ＼**편집 이사** 강영선 ＼**주간** 김선정 ＼**편집장** 김문정
편집 허승 임경훈 김종훈 김경란 정지원 ＼**디자인** 오성희 당승근 안희정
마케팅 김일신 이호석 이주리 ＼**관리** 박정래 손미경

펴낸곳 서해문집 ＼**출판등록** 1989년 3월 16일(제406-2005-000047호)
주소 경기도 파주시 광인사길 217(파주출판도시) ＼**전화** (031)955-7470 ＼**팩스** (031)955-7469
홈페이지 www.booksea.co.kr ＼**이메일** shmj21@hanmail.net

이 도서의 국립중앙도서관 출판시도서목록(CIP)은 e-CIP 홈페이지(http://www.nl.go.kr/ecip)에서
이용하실 수 있습니다.(CIP제어번호: CIP2014002957)

삼성언론재단 총서는 삼성언론재단 '언론인 저술지원 사업'의 하나로 출간되는 책 시리즈입니다.

기자 출신 약사,
세상의 약과
약의 세상을
아우르다

약이 되는
약이야기

  조길호 지음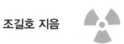

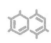

서해문집

들 어 가 며

우주 공간은 매순간 광속으로 확장된다고 한다. 소위 빅뱅이론에 따르면 그러한 폭발은 우주 너머 진공을 향해, 아무것도 존재하지 않은 허무를 향해 피스톤 팽창 운동하듯 끝없이 확장된다. 팽창만 있을 뿐 그 역과정은 일어나지 않는다. 따라서 텅 빈 공간은 우주에 자리를 내어줄 뿐 어떠한 영향도 미치지 않는다.

밤하늘을 바라보면 까만 하늘에 새하얗거나 푸르뎅뎅한 별들이 점점이 박혀 있다. 시곗바늘처럼 진자운동을 하는 별들을 보면 차가운 외로움이 묻어난다. 띄엄띄엄 박혀 있는 별들을 이어주는 별자리 이야기가 있어 그나마 위안을 받는다. 한결같은 별자리도 작은 변화지만 생성과 소멸의 이야기를 들려준다.

생성과 소멸은 삶 자체이기도 하다. 우주의 팽창 덕에 지상의 모든 것은 부서지고 쪼개지고 용해되고 다시 결합하는 변화를 거치게 된다. 그러한 변화가 있기에 이야기가 만들어지고 그런 이야기 속에서 삶의 코스모스를 끌어낼 수 있게 된다.

그러나 우주 너머 허무의 공간이 가만히 있지 않으면 삶의 기반은 곧바로 무너질 것이다. 아마도 벌써 파괴되거나 미친 세상이 되고 말았을 것이다. 한쪽으로만 진행되는 든든한 비가역적 팽창이 있기에 작은 세상들도 이야기를 끝없이 만들어낸다. 우주 너머의 공간이 우리가 사는 세상에 미소한 영향이라도 미치는 순간 이야기는 모두 끝이 난다. 우주는 마침내 팽창과 수축을 반복해 혼돈을 불러올지도 모른다.

우리 삶은 그런 점에서 혼란스럽다. 우주의 팽창처럼 한쪽 방향으로만 일관되게 흘러가지 않는다. 한번 태어난 이상 마지막 종착역을 향해 간단없이 이동하지만 도중에 많은 변화가 일어난다. 간이역을 만나 쉬기도 하고 힘들 땐 쉬엄쉬엄 기어가기도 하며 원치 않는 사고로 중간에 멈춰야 하는 때도 있다. 우주의 끝없는 팽창과는 달리 서로 다른 세계들이 크고 작은 영향을 미쳐 다양한 변화를 가져온다.

따라서 누구나 많은 이야기를 안고 있다. 세상을 거스르자니 너무 많은 고통이 있고, 흘러가는 대로 내맡겨놓자니 거기엔 내가 없다. 단 한 번뿐인 여행길에 들어선 나그네로서 너무 혼란스럽고 복잡하다. 밤하늘의 별들이 들려주는 이야기는 너무 단순해서 오히려 낭만적이기까지 하다. 그러기에 많은 실패와 아픔이 뒤따르고 그로 인해 더 많은 이야기가 생겨난다.

나의 삶 속에도 적잖은 이야기가 있다. 이야기가 많아 행복하다. 생업으로서 겪은 직업의 세계를 비롯해 많은 일에서 실패와 좌절, 환희 그리고 이어진 새로운 시작 등 몸과 마음으로 겪은 생생한 스토리가 있다. 어려운 시기에도 최선의 길을 찾아 인내하고 감수하며 살아오는 과정에서 생겨난 것들이다. 그리고 남은 실패와 성공의 기록이 주변에 널려 있고, 아직도 나의 삶에 빈자리를 내어주며 용기와 의미를 쥐어주는 든든한 세상이 있다.

1980년대 후반, 나는 엉겁결에 기자가 됐다. 당시 불어닥친 민주화 열풍에 큰 고민 없이 기사를 택했다. 29세의 늦은 나이였지만 유력 신문의 면접 낙방을 경험한 끝에 신생 신문에서 막차를 타고 기자가 됐다. 그 후 공인 비슷한 직업의식으로 세상일에 '감 놔라 배 놔라' 하며 내 것도 아니고 그렇다고 남의 것도 아닌 인생을 살아왔다. 덕분에 사회 구석구석을 들여다볼 기회도 얻었다. 거의 1년 단위로 하는 일이 달라지는 매우 다이내믹한 삶을 살았다. 새벽부터 출근해 밤 느지막할 때까지 매일 새로운 일이 닥치고 흘러갔다.

하지만 세월은 점점 고개를 숙이게 만든다던가. 강퍅한 여건과 치열한 경쟁 속에서 내가 뱉고 쓰는 말글이 적어도 나의 집단을 위한 것이거나 내 안의 모순 또는 작은 경험을 넓고도 깊은 세상에 대고 삿대질을 하거나 투영하며 해소하는 건방진 몸짓에 불과하다는 느낌이 커졌다.

그럴 즈음, 지천명이 넘은 나이에 나는 약사가 되었다. 여러 곡절이 있지만 늦깎이로 약사 공부를 마쳤다. 혼돈 속에 살아온 고단한 인생치고는 가방끈만은 타고 났다. 그리고 몸으로 살아온 세상과 약의 세계에서 서로 통하는 숨은 이야기들을 발견했다. 이 책을 쓰게 된 동기이기도 하다.

약에도 많은 이야기가 있다. 하나의 약이 탄생하는 과정에서부터 약을 처방하고 조제하고 쓰는 과정 모두에 많은 사연이 있다. 약은 몸의 고통을 없애거나 줄여주고 정신적 편안함을 안겨주기도 하지만 어떤 약은 잠깐 그러는 대신 평생 올가미를 씌워 쉽게 벗어나지 못하게 한다.

한동안 잊고 살기도 하지만 언젠가는 떼려야 뗄 수 없는 애증의 상대가
바로 약이다.

그런 만큼 약은 몸과 마음의 비밀을 많이 알고 있다. 단지 몸만이 아
니라 마음이 아파도 약을 찾기 때문이다. 몸의 대화는 물론 깊은 정신세
계에서 울리는 인생살이의 푸념에도 귀를 기울여주기도 한다. 하지만
그런 약도 언젠가는 떠나가는 때가 오고야 만다. 쉬운 말로 약발이 잘
듣지 않게 되는 것이다. 약은 세상살이의 중심은 아니지만 내 삶의 어딘
가에 있다가 어딘지 모르게 떠나가는 것이다. 그런 약의 이야기에는 삶
의 아픔이 녹아 있다. 그런 이야기를 모아 세상사와 조영하며 정리해보
고자 했다. 과학적 논란이 많은 문제에 대한 일부 기술은 나의 해석에
불과하다는 점을 일러둔다. 그에 대한 판단과 평가는 독자 여러분의 몫
이 될 것이다.

여러 가지 부족한 졸고를 세상에 내놓는 데 많은 도움을 주신 삼성언
론재단과 서해문집 관계자 여러분께 심심한 감사의 말씀을 드린다. 그
리고 고난 속에서도 자식을 앞세우며 한평생 살아오신 부모님과 역시
가족의 생계 걱정에 하루하루 축축 쳐져만 가는 이 땅의 수많은 가장의
어깨에 이 책을 바친다.

2014년 1월
대나무 밭 약국에서
조 길 호

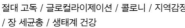

약이 들려주는 세상이야기

2편

약에 숨은 과학과 세상 3편

약이
되는
약 이야기 **4편**

세 상 이
알 려 주 는
약 이 야 기

1
편

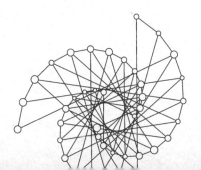

우리 사회에서 가장 첨예한 갈등 구조로 보수와 진보
진영 간에 벌어지는 소위 이념 갈등을 든다.

그 외에 지역 갈등이나 세대 갈등이 있긴 하지만
정치 사회적 차원의 형이상학적 갈등으로는 진보와
보수 간 갈등이 단연 으뜸이다.

보수와 진보를 가르는 가장 두드러진 차이는 현재를
보는 역사 인식에서 드러난다.

진보는 현재의 모순이 과거 역사의 누적된 구조에서
빚어진 일인 만큼 이를 뜯어 고치지 않고서는 미래의
발전을 기대할 수 없다고 봄으로써 미래를 위해
과거와 현재를 볼모로 삼는다.

보수는 어느 시대나 모순은 항상 존재하는 것이고
그러한 모순은 과거로부터 이어진 역사의 산물로서
새로운 환경과 시대 여건에 맞춰 개선시켜 나가야
한다고 본다.

보수 약과 진보 약

이념

우리 사회에서 가장 첨예한 갈등 구조로 보수와 진보 진영 간에 벌어지는 소위 이념 갈등을 든다. 그 외에 지역 갈등이나 세대 갈등이 있긴 하지만 정치 사회적 차원의 형이상학적 갈등으로는 진보와 보수 간 갈등이 단연 으뜸이다. 보수와 진보를 가르는 가장 두드러진 차이는 현재를 보는 역사 인식에서 드러난다. 진보는 현재의 모순이 과거 역사의 누적된 구조에서 빚어진 일인 만큼 이를 뜯어 고치지 않고서는 미래의 발전을 기대할 수 없다고 봄으로써 미래를 위해 과거와 현재를 볼모로 삼는다.

반면 보수는 어느 시대나 모순은 항상 존재하는 것이고 그러한 모순은 과거로부터 이어진 역사의 산물로서 새로운 환경과 시대 여건에 맞춰 개선시켜 나가야 한다고 본다. 과거와 현재의 모습에 잘못이 있다고 해서 미래를 위해 과거와 현재를 모두 희생해서는 안 된다는 것이다. 미래를 위해 과거의 잘못과 현재의 자산도 소중한 것이라고 본다.

　　보수나 진보나 매한가지로 미래를 얘기한다. 하지만 미래를 위해 어디까지 버리고 어디까지 버리지 말 것인지, 과거와 현재를 어떻게 해석하고 받아들일 것인지 등을 놓고 인식론적이며 방법론적인 차이가 첨예하게 갈린다.

　　이런 차이는 어느 면에서는 세대 간 갈등이나 지역 갈등과도 얼마간 중첩되기도 한다. 젊은 세대에게는 현실보다는 미래가 더 중요하고 경제적으로 낙후된 지역이나 계층일수록 현실의 불만족스런 상황을 개선하기 위해 미래에 더 비중을 둘 수 있을 것이다. 현재의 문제 인식이 얼마나 심각한 것인가, 아니면 시급하다고 느끼고 있는가, 그리고 어떻게 해결할 것인가 등의 질문에 대한 온도 차이와도 연관이 있을 수밖에 없을 것이다.

효 능 약 길 항 약

그런 면에서 보면 약에도 보수와 진보가 있다. 신체 내의 모순된 상황이 질병으로 나타난 것이라고 보면 그러한 질병 상태를 개선하는 방법에 있어 두 가지 타입의 약이 존재한다는 것이다. 예를 들어 몸 안에서 일어나는 대사가 잘 이뤄지지 않아 생기는 질병은 그러한 대사가 일어나도록 촉발하는 약이 필요하다. 그렇지 않게 되면 몸 안의 어딘가에 울체가 생기거나 상호 연결된 다른 대사도 제대로 이뤄지지 않게 돼 건강의 항상성에도 반드시 영향을 미치게 되기 때문이다.

　　이때 필요한 약은 대사나 반응이 잘 진행되도록 하는 약이다. 이에 관여하는 효소나 조효소, 또는 그러한 효소가 작용하는 기질에 해당하는 단백질, 호르몬 등의 각종 내분비 물질이 생기도록 한다. 이러한 약을 약물학에서는 효능 약Agonist이라 한다. 반대로 어떤 대사가 너무 항진되거나 어떤 물질이 과다하게 많아져 생기는 질병도 많다. 우리 몸은 언제나 동적 평형을 추구하며 항상성을 유지하려는 속성을 갖지만 그러한 항상성이 깨지게 됐을 때 과항진된 대사는 쉽게 돌이키기 어려운 질병을 일으키게 된다. 이런 때는 이를 누그러뜨리는 길항 약Antagonist, 억제약이 필요하다.

전자의 약을 효능 약이라고 번역하는 것은 약물이 작용하는 기전상의 반응이 앞으로 나아가는 방향성이나 자극성만을 따져볼 때 그렇다는 것이지 효능 약이 반드시 우리 몸의 생리 대사 전체를 항진시켜 앞으로 나아가게 하고 개선시킨다는 것은 아니다. 왜냐하면 어떤 대사는 몸 전체 국면으로 확대시켜 보면 다른 대사를 제어하거나 뒤로 역반응을 촉진시키는 경우도 있기 때문이다. 약이 작용하는 해당 메커니즘의 반응을 기준으로 한 것이라는 것이다.

길항 약의 경우도 마찬가지다. 어떤 대사를 억제한다고 해서 반드시 몸의 생리 대사 전체를 억제하는 건 아니다. 약이 작용하는 해당 대사의 방향성 등만을 놓고 볼 때 그렇다는 것이다.

몸 안에서 일어나는 대사와 약리작용과의 관계는 어쩌면 이념적 틀로서는 그 한계를 드러낼 수밖에 없을 정도로 복잡하다. 어떤 약은 대사보다는 몸 안에서 일어난 잘못된 병리적 변화를 수정하거나 그 원인 물질을 제거하거나, 단순히 보조하는 선에서 그 작용을 하는 경우도 있어 두 가지의 흑백 구분만으로는 약의 개념을 제한적으로 규정하는 우를 범할 수도 있다.

그럼에도 불구하고 약에 대해 이념적 틀에서 구분하고자 시도해보는 것은 우리 사회에서 일어나는 갈등이 신체적 질병과 유사한 현상을 보인다는 점과 이를 해결하고자 하는 대안적 이데올로기로서 보수/진보가 크게 보아 길항/효능으로 구분되는 약물의 세계와도 기능적인 측면에서 일정 부분 닮았다는 점에서 흥미로운 부분이 있기 때문이다.

보수 약 진보 약

음식을 먹고 난 후 체하는 수가 있다. 더 이상 음식을 먹을 수도 없는데 위나 장이 꽉 막힌 것도 같고 가끔 설사도 나고 얼굴은 창백해진다. 위장관이 움직이지 못하다 보니 긴장은 더욱 심해지고 그러다 보면 체온은 떨어져 저체온증을 불러오게 된다. 이때 필요한 응급조치는 위장관을 움직이도록 하되 위액이나 췌장액, 그리고 담즙 같은 소화액의 분비를 막는 것이다.

위장관을 움직이게 하기 위해서는 소화기관의 움직임을 관장하는 신경을 자극해 식도에서부터 아래 대장에 이르기까지 순차적으로 연동운동이 일어나도록 해 체한 음식을 아래로 내려 보내도록 해야 한다. 이때 소화액이 나오게 되면 위장관 상부는 음식으로 막혀 있는 상태에서 아래에서 소화액이 나와 위장관 점막을 상하게 되므로 소화액 분비를 자극해서는 안 되는 게 매우 중요하다.

이를 위해 쓰는 약으로는 메토클로프라마이드나 돔페리돈 시사프라이드 이토프라이드 같은 약이 있다. 이들 약은 위장관 운동을 조절해 순차적으로 위장관 근육이 움직이도록 하고 너무 항진된 대장 운동은 억제해 설사를 멈추게 하는 효과를 낸다.

작용 기전을 보면 소화기관을 담당하는 내장신경은 자율신경 중에서 주로 부교감신경계에 의해 활성화된다. 반대로 교감신경은 위장관 신경근을 억제하는 역할을 한다. 두 자율신경은 상호 균형을 통해 위장관 운동과 소화액 분비를 조절한다.

그런데 체기가 생긴 것은 교감신경의 활성이 높아진 것이 원인이다. 긴장을 많이 하면 교감신경이 활성화돼 숨이 가빠지고 맥이 빨라지며 대신 소화기관은 움직임을 멈추게 된다. 이를 해결하기 위해 부교감신경의 활성을 높여 교감신경을 누르는 약이 필요하다. 교감신경을 직접 억제하면 호흡이 약해지고 맥도 더 떨어지는 등 부작용이 생기기 때문에 직접 교감신경에 작용하는 약을 쓰지 않는다.

마찬가지로 부교감신경을 직접 자극하는 약도 옳은 해결 방안이 아니다. 부교감 효능 약이 작용하게 되면 소화액이나 눈물 같은 분비를 담당하는 말초 조직 세포에 많은 콜린성수용체도 함께 작동하기 때문이다.

콜린성수용체가 위장관 운동 외에도 소화액이나 눈물 같은 각종 분비물을 관장하는 부교감신경을 제어하는 게이트 역할을 하는데, 이를 자극하면 위장이 움직이는 것 말고도 다른 부작용이 심하다. 과식으로 인한 간단한 체기를 내리자고 이런 약을 먹게 되면 위와 소장에서 소화액이 분비돼 점막 조직을 상하게 해 결국에는 만성적인 위염에 걸리는 부작용이 생길 수 있다.

따라서 간접적으로 부교감신경을 활성화하는 방법이 동원된다. 자율신경계의 중간 마디에 존재하는 도파민 수용체를 막아 교감신경 활성을 가라앉히면서 동시에 부교감신경의 지배를 받는 위액 등의 수용체를 직접 건드리지 않고 위장관 운동만을 조절하는 간접적인 방식으로 작용하는 약을 사용한다. 소화액분비$M1$가 아닌 위장관 운동을 직접 관장하는 말초의 콜린성수용체$M3$만을 자극하는 것이다.

아세틸콜린 분비를 억제하는 도파민 분비가 줄어들면 말초신경 시냅스에서만 아세틸콜린 분비는 많아지게 되나 소화액이나 침샘등의 분비까지는 자극하지 않고 위장관의 운동만을 활성화하는 효과를 내게 된다. 도파민은 기분이 좋아 흥분했을 때 많이 분비되는 뇌신경전달물질로 아세틸콜린 분비를 간접적으로 억제하는 기능을 갖고 있는 점에 착안, 상대적으로 과항진된 교감신경계를 더욱 크게 안정화시켜 위장관 운동을 조절하는 것이다.

매우 간단한 질병에 해당하는 급체 환자의 체기를 내리는 데도 이처럼 복잡한 상호작용 속에 작용하는 약물이 쓰이고 있다. 여기서 소개된 메토클로프라마이드 돔페리돈 같은 약은 긴장을 가라앉혀 위장관 근육을 움직이게 해서 체기를 내리게 하는 길항 약이라 할 수 있다. 도파민이 과다 분비돼 나타나는 억제 작용을 못하게 하는 것dis-inhibitory이 작용 원리다. 차고 넘치는 것을 가라앉혀 위장관 근육을 움직이게 해 식체나 가벼운 정도의 설사 복통을 해결해준다. 일명 보수 약이라 할 수 있다. 한 가지의 대사를 억제함으로써 이와 관련된 다른 대사를 항진시켜 원하는 약리 효과를 내도록 하는 약이다.

그러나 이러한 도파민 억제약을 너무 자주 복용하다 보면 도파민과 아세틸콜린 간의 균형이 깨져 파킨슨병 같은 심각한 근육 이상증의 먼 원인이 될 수도 있으므로 증세가 심각할 때에 한해 10일 이내 정도에서 복용하는 게 좋다. 몸의 대사를 너무 심하게 오랫동안 억제하다 보면 또 다른 모순을 잉태해 그 자체로 심각한 질환을 불러온다. 우리 사회에서도 그러한 통제와 억압이 너무 강화됐을 때 패배주의와 무력감에 빠져 전반적으로 사회적 활력이 저하됐던 시절을 떠올리게 하는 대목이다.

반대로 우울증 약은 효능 약이다. 신경 전달이 잘 이뤄지도록 해 감정을 조절하는 세로토닌이나 노르에피네프린을 증가시켜 우울감 대신 생기를 되찾아주는 효과가 있다. 신경전달물질 분비량을 늘리거나 작용 시간을 늘려 활력을 되살리는 기능을 한다. 이 가운데 특히 세로토닌은 내인성 생리 활성 물질의 일종으로 과도한 흥분을 억제하면서도 반대로 과도한 좌절감 우울감도 없애주는 조절 기능을 하는 것으로 밝혀져 점차 주목을 받고 있는 물질이다.

우리가 흔히 항우울제라고 하는 약에는 세로토닌과 노르아드레날린을 동시에 올려주는 둘록세틴심발타이 있고, 세로토닌만을 올려주는 플록세틴상표명 프로작 에시탈로프람렉사프로, 그리고 세로토닌이 분해돼 없어지는 것을 지연시켜 간접적으로 도파민 같은 다른 호르몬의 혈중농도를 높여 기분을 상승시키고 활력을 오래 유지하도록 하는 약 등 세 가지 형태가 있다. 이들 항우울증 약은 결국엔 세로토닌 등의 분비와 혈중농도를 늘려 신경 전달을 활성화해 머리를 맑고 기분 좋게 해 평온한 상태를 유지하도록 도와준다.

한 가지 주목할 부분은 우울증 환자에게는 이러한 약이 일정 기간보통 두달 이상 복용하면 효과를 나타내지만 일반 정상인에게는 그러한 효과가 없다는 점이다. 부족하지도 않은 신경전달물질이 많아진다고 해서 그런 물질이 모두 소용되는 게 아니라 적정 용량을 넘어선 물질은 빠르게 대사돼 없어지기 때문이다.

평형과 항상성

역사를 흔히 수레바퀴에 비유한다. 수레바퀴란 천체가 돌고 돌아 만들어내는 시간이라는 상징성을 갖는다. 수레바퀴가 도는 방향이 미래의 시간이 된다. 그러나 역사 발전 단계에서 기준이 되는 시간은 항상 미래만을 향해 움직이지 않는다. 한동안 시간은 멈추기도 하고 어떤 때는 뒤로 가기도 한다. 그 시대의 사회를 이끌어가는 주류가 그러한 움직임을 리드한다고 보면 된다.

진보니까 미래를 향해 움직이고 보수니까 과거로 향해 있다는 식의 이분법은 통하지 않는다. 때로는 진보가 역사의 발전을 가로막는 걸림돌이 되는 경우도 많다. 항상 신중한 태도를 가지는 보수도 마찬가지다. 따라서 효능 약이라고 해서 반드시 진보 약이 될 수는 없다. 어떤 대사 반응을 촉발시키고 활성화하지만 그러한 대사 반응 하나로 우리 몸 전체의 모순된 상태, 아니 질병이 개선되는 것이 아니기 때문이다.

반대로 보수 약이라 해서 우리 몸의 대사를 억제하는 것으로 결론지어지는 건 아니다. 그러한 억제적 역할이 다른 대사를 더욱 활성화해서 거꾸로 몸 전체의 생리 대사가 활기를 찾도록 해주는 약도 보수 약인 것이다. 우리 몸은 항상성 유지라는 합목적적 기반에서 유지된다. 어떠한 변화라도 이를 회복시킬 능력을 갖는 게 정상인 것이다. 따라서 건강한 몸은 외부적 요인에 의해 일시적으로 균형이 깨지더라도 곧바로 회복된다.

그러나 환자가 제 스스로 회복이 어려울 때 약이 필요하다. 너무 과한 것은 붙잡아 내리고 부족한 것은 끌어올려주는 것으로 대부분의 약은 그 효력을 발휘한다. 우리 사회에서 보수와 진보가 번갈아가며 서로 간에 균형을 찾아가듯이 말이다.

만약 몸이 그때그때의 상황에 따라 평형이 깨진다면 약을 만드는 것은 물론 이를 복용하기도 매우 어려울 것이다. 왜냐하면 조금만 약을 과용해도 안 될 것이기 때문에 약의 투약량을 놓고 너무 복잡하게 계산하고 고려해서 신중하게 먹어야 하는 일이 되기 때문이다.

항우울증 약 같은 경우, 조금만 과용하면 우울증에서 이번에는 조증으로 넘어가 또 다른 약, 신경안정제를 찾게 될 것이고 이런 식으로 반복하다 보면 지그재그식으로 약을 먹어야만 하게 된다는 얘기다. 이 같은 부작용을 조금이라도 줄이려면 약물의 흡수와 배출 과정에 대한 복잡한 미분방정식을 놓고 슈퍼컴을 동원해 그때그때의 상황 변화를 즉각적으로 잡아내 약물 선택과 복용에 반영해야만 될 것이다.

사회도 건강성을 잃지 않으려면 항상성과 평형을 유지해야만 한다. 그러기 위해서는 오늘의 작은 문제에만 집착하거나 안주하지 않아야 한다. 그 사회와 시대가 안고 있는 과제와 미래를 향한 물음에 충분하고도 적절한 답변을 찾는 데 무엇보다 보수와 진보라는 두 가지 시각이 모두 필요하다. 우리 몸에서도 생리 대사의 균형을 맞춰 건강성을 회복하기 위해서는 그때그때 상황에 따라 두가지 약을 모두 필요로 하듯이 말이다. 진보가 도덕과 정의를 독점하거나 보수가 시장경쟁과 효율실적만을 고집하는 상황에 이른 사회는 이미 건강하지 못한 것이다.

중간 약, 중간층

정치 세계에는 이념적 스펙트럼이 존재한다. 크게 보면 맨 왼쪽에 진보당이 있고, 그 오른쪽으로 민주당, 공화당 그리고 맨 오른쪽에 자유당 등 4개의 이념적 정체성이 있다. 정치 이념상 그렇다는 것이지 현실 정치의 정당들이 그렇다는 건 아니다. 그러한 스펙트럼이 균형을 유지하면서 조화로움을 잃지 않을 때 우리 사회는 위기의 순간에도 어느 한쪽으로 매도되지 않고 건전한 회복 기능을 유지할 수 있게 된다.

약에도 이와 비슷한 스펙트럼이 존재한다. 주로 자율신경이나 중추에 작용하는 약에서 네 가지의 분명한 범주가 드러난다. 효능-부분 효능-부분 길항-길항 약이 그것이다. 이 가운데 부분 효능·길항 약은 그 효능의 세기가 덜하다. 대신에 미세하면서도 완충적인 역할을 한다. 어쩌면 약 중에 약은 이런 중간 약일지도 모른다. 우리 사회에도 중간층이 중요하듯이 말이다.

예를 들어 마약 진통제 모르핀은 환각성을 가진 강한 억제 약이다. 신경세포의 통증 채널을 막는 진통 작용이 천연 마약 중에서는 가장 강력하다. 하지만 환각성과 탐닉성이란 중독성을 갖는다. 반면에 같은 모르핀 구조를 갖는 부프레노르핀은 진통 능력에선 조금 약하지만 모르핀과 비슷한 효과를 가지는 애매한 진통제다.

여기서 중요한 건 부프레노르핀을 오히려 마약중독 치료제로 쓴다는 점이다. 효능이 강하지 않은 게 오히려 장점이 된다. 마약중독자가 한 번에 마약을 중단하면 극심한 금단증상에 빠지게 되는데 부프레노르핀은 이 증상을 완화해 서서히 마약으로부터 멀어지도록 한다. 또 복용 시 환각 작용 같은 부작용이 덜 심하기 때문에 마약이 주는 강력한 희열감 대신 고통을 적당히 안겨줘 중독자에게 끊고자 하는 의지를 되살리는 효력도 갖고 있다. 약들이 서로 비슷하다고 다같이 한 부류로 묶여 유유상

종하는 게 아니라 작은 차이라도 모르핀과 부프레노르핀처럼 하나는 독으로, 다른 하나는 그것을 치료하는 약으로 운명이 바뀌는 요소가 된다. 같은 진통제지만 중간 약이 오히려 강한 억제 약의 중독을 치료하는 것이다.

우리 몸에서 생리 활성 물질이 아예 없거나 만들어지지 않아서 생기는 병은 유전적 희귀 질환 말고는 별로 없다. 당뇨병 같은 만성질환도 유전적 결함에 의해 인슐린이 전혀 나오지 않는 1형보다는 적게 나오거나 나오더라도 그 활성이 떨어진 2형 환자가 대부분을 차지한다. 따라서 대부분의 약은 사실 2형 당뇨에 적용하는 약이다.

췌장의 베타 세포에서 인슐린 분비 자체를 늘리도록 해주는 약에서부터 인슐린의 효능을 올려주는 약, 아니면 인슐린의 생존 기간을 늘려 혈중 포도당 농도를 오래 지속적으로 낮추는 약 등이 시중에 나와 있다. 물론 당 자체의 흡수나 생성을 억제하는 것 같은 1형과 2형 모두에게 적용할 수 있는 약도 있다. 하지만 현대인의 대표적 대사 질병인 당뇨의 경우 문제의 핵심은 조절이지 부족하거나 없는 것을 채워주는 게 아니라는 것이다. 부족한 것을 채우기만 하는 약은 매우 낮은 수준이라 할 수 있다.

현실적으로도 이 점은 매우 중요한 시사점을 안겨준다. 정치적으로도 극단적인 보수나 진보가 대척점에 서서 전선을 형성하며 극단적인 대치 상황에 빠져 해결 난망인 순간, 제3의 길로 등장하는 중도 보수나 중도 진보의 완충 역할이 무엇보다 진가를 발휘하는 때가 많다. 그게 세상 경영의 요체라 할 중용, 과유불급過猶不及의 길인 것이다.

그러한 중간 세력은 역사 속에서 항상 현실과 이상 사이에서 고민하며, 결정적인 순간에 중요한 역할을 해왔다. 또 그러한 인내력과 완충력

으로 무장하고 극단적인 좌우의 충돌을 막고 미래를 대비할 수 있는 중
추 세력을 우리 사회는 반드시 필요로 한다. 그러한 중추 세력이 튼튼할
수록 그 사회는 건강하다. 약에도 완충과 조절을 잘하는 중간 약이 만들
기도 어렵지만 몸에도 좋은 약이듯이 말이다.

녹조와 염증

녹조와 적조

한강을 비롯한 국내 전역에 걸친 4대강 사업 완공을 계기로 우리 사회에서 가장 뜨거운 환경문제로 녹조 현상이 떠오르고 있다. 한 해 걸러 발생하거나 늦은 여름이나 돼야 일부 강이나 댐에서 발생하던 일이 매년 정기적으로, 그것도 초여름 본격적인 더위나 장마가 시작되기 전부터 여기저기서 발생하기 시작해 늦여름이나 초가을까지 지속되다 보니 시민과 환경 단체에서는 이를 두고 '녹차라떼'라는 비아냥이 터져 나오고 있다.

녹조가 끝나갈 때쯤이면 으레 적조 경보가 울린다. 남해안을 시작으로 서해안을 타고 북상하면서 적조 현상이 연안 하천을 붉게 물들인다. 때마침 해안가에는 비브리오균 주의보가 울려 횟집들이 울상을 짓는 일이 해마다 다반사로 벌어지곤 한다. 녹조와 뒤이은 적조 현상은 바다 수온이 크게 상승하면서 벌어지는 일로 전 지구적 차원에서 진행되고 있는 심각한 온난화와 그에 따른 이상 조류가 근본적인 원인으로 지목되고 있다.

남태평양 넘어 남미 페루 해안 특정 해역의 한 해 전 겨울 수온이 평년보다 섭씨 0.5도 이상 올라가는 엘니뇨 현상이 우리나라 근해에서 벌어질 적조 현상의 정도를 짐작할 수 있는 바로미터가 된다. 강에서 번지는 녹조와 바다에서 일어나는 적조는 색깔이 다르고 시간적으로 선후 관계라는 점만 약간 다를 뿐 기실 그 원인과 과정은 동일하다.

우선 녹조는 강물이나 호수에 많은 남조류와 녹조류가 과도하게 번식한 데서 생겨난 것이고, 적조는 염도가 높은 바닷물에 사는 편모조류나 규조류가 강에서 넘어온 질소 암모니아 등 영양물질을 먹고 과도하게 번식하면서 생겨난 일이다. 녹조와 적조는 근본 원인에서는 같지만 그러한 현상을 일으키는 행위자가 다른 데서 빚어진 것이다. 시간적으로는 녹조가 먼저 오는 게 일반적이다. 바다에서 일어나는 부영양화는 영양 염류가 많은 한류가 그 발생 지역인 북태평약 수역에서 심층수와의 교환 현상을 겪는 과정에서 심해에 녹아 있는 영양물질이 표층으로 올라와 조류를 만나 남쪽으로 내려오다 보니 시간적으로 여름이 끝나갈 무렵에야 우리나라 연안에서 발생하게 된다.

그전에 이미 강에는 하천 주변에서 발생한 많은 영양물질이 때마침 여름철에 수온이 상승하면서 번식 호기를 맞은 녹조류 같은 식물성 플랑크톤의 먹이가 되고, 이를 먹고 자란 플랑크톤이 급속히 번식해 강물을 모두 녹색으로 만드는 녹조 현상이 벌어진다. 원래 녹조나 적조는 원인 미생물만 다를 뿐 같은 뿌리에서 나온 색다른(?) 현상인 것이다.

이같이 같은 뿌리에서 발생하는 녹조와 적조는 때마침 소금기에서보다 질산염 같은 영양 염류 속에서 잘 자라는 비브리오균의 번성을 가져온다. 바다에서 표층에 적조가 퍼지면서 햇빛이 물속으로 침투하지 못하게 돼 세균에 대한 자외선의 살균 효과가 떨어진 것도 그러한 비브리오균이 발호하는 또 다른 원인으로 작용한다.

따라서 녹조와 적조, 그리고 비브리오 패혈증 모두가 근원적으로는 수온의 변화와 영양물질의 농도와 관련이 깊다. 바다에서는 해류의 온도를 올리는 엘리뇨 현상이 잠재적인 원인이 되고, 강이나 호수에서의 수온 상승은 장맛비가 내리기도 전에 연일 내리 쬐는 강한 햇빛이 주범이다. 여기에 전 지구적으로 벌어지는 온난화가 한몫을 더해 수온을 섭씨 25~26도 이상으로 끌어올리면 강물이나 바닷물의 주인은 조류와 비브리오 같은 염생 세균이 되는 것이다.

녹조와 적조의 원인 생물인 남조류나 편모조류는 모두 광합성을 하는 공통점을 갖고 있다. 뜨거운 여름 햇빛과 풍부한 질소, 유황이나 규산염 같은 영양 염류를 이용, 민물이나 해수의 표층에서 엄청난 속도로 무한 번식해 녹색과 적색을 띠는 막을 형성하는 것이다.

막이 생기게 되면 햇빛은 표층 아래로 침투하지 못해 살균력이 없어지게 되고, 그렇게 되면 비로소 비브리오균이 번질 수 있는 좋은 조건이 된다. 바닷물에 녹아 있는 소금에서 나온 염소 이온도 하천에서 밀려 들어온 엄청난 양의 장맛비에 의해 그 농도가 낮아져 바닷물의 살균력이 더욱 떨어지는 것도 마침 세균이 번식할 수 있는 좋은 기회가 된다. 높은 수온과 풍부한 염류라는 두 가지 조건이 갖춰지면 녹조와 적조 그리고 비브리오가 강과 바다를 따라 연쇄적으로 기승을 벌이게 된다.

이러한 여러 현상의 근저에는 이상 수온이 자리하지만 멀게는 지구전체가 온난화로 열이 끓고 있는 데서 벌어지는 일이다. 국내적으로는 기후대가 온대성에서 아열대성으로 넘어가고 있는 데서 오는 불가피한 현상이라는 얘기다. 요즘 국내의 내륙 지방에서도 멜론이나 제주 특산물인 한라봉 같은 아열대 지역에서 잘 자라는 작물이나 과일이 재배되는일이 점점 일상화되고 있다. '대구사과'라는 특산품이 사라진 지 오래다. 요즘에 사과는 재배 단지가 이미 오래전에 강원도 양구까지 북상했다.

땅 위에서 과일과 작물의 재배 단지가 북상하는 현상이나 강과 바다에서 점점 심해지고 있는 녹조와 적조, 그리고 비브리오균 경보에 따른패혈증 위험은 주변 환경이 그만큼 중병에 걸려 앓고 있다는 것을 보여주는 증거다. 우리 몸으로 치면 어떤 원인에 의해 열이 끓고 있는데 그러한 열은 녹조나 적조 현상이란 이상 증상으로 겉으로 드러난 것일 뿐기저에는 그러한 염증 현상과 같은 이상 반응을 일으키는 병적 원인, 즉병인은 지구온난화와 같은 보다 근본적인 원인에서 기초한 것이다.

염증이란 의미의 영어 'Inflammation'은 그 어원을 따져보면 '불을지르다inflame'에서 온 것이어서 열과 염증은 일맥상통하는 관계다. 어쨌든 강물이나 해수의 온도가 올라간 거나 체온이 올라간 것이나 온도가올랐다는 점에선 같다는 점에서 녹조와 같은 생태상의 열병과 감기나몸살같이 몸의 표면상에서 열이 끓는 열병은 서로 공통점을 갖고 있는것이다.

염증 반응

염증은 미생물이나 독소의 침입, 그리고 조직의 손상에서 비롯된다. 가장 간단한 염증 현상으로는 피부에 상처가 났을 때 혈류가 멈추고, 딱지가 생기고, 다음에 피부가 재생되면서 딱지가 경계 면에서 녹아 층을 형성하면서 떨어지는 혈액 응고와 피부 재생 현상에서 볼 수 있다. 이 과정에 많은 염증 매개 물질이 개입한다. 피가 흐르는 초기에는 세로토닌 같은 신경 물질과 프로스타글란딘 같은 염증 매개 물질이 분비돼 혈소판을 엉겨 붙게 하고 모세혈관을 축소시켜 혈액의 누출을 방지한다. 혈액의 응고에 관여하는 프로트롬빈 피브리노겐 등의 단백질이 응고 인자의 도움을 받아 순식간에 연속 반응을 나타내며 피딱지를 생기게 한다. 조직의 손상 부위를 최소화하고 국지화해 다른 세포들로 퍼지는 것을 막는 게 우선이다.

마치 1980년대 미국 레이건 대통령 저격 사건이 났을 때 7, 8명의 경호원이 총을 든 범인을 향해 몸을 던져 '인간탑'을 쌓아 올려 제압하는 장면을 떠올리게 한다. 응급 조치가 끝난 후엔 혈관을 언제까지 봉쇄만 하고 있을 수는 없다. 손상된 조직을 재건하려면 막힌 혈관을 뚫어 영양 공급이 이뤄져야만 하기 때문이다. 혈액이 엉겨 붙은 피브린을 용해시키는 플라스민 효소가 먼저 활성화된다. 이 과정에 손상된 조직은 유전자에 저장된 정보를 활용해 없어진 세포를 재생시키는 과정을 지속해 딱지가 떨어지는 것과 함께 원래의 모습을 회복하게 된다.

그 과정에는 히스타민 인터루킨 같은 사이토카인이 혈관의 투과성을 높이고 중성구와 대식세포Macrophage, 그리고 B세포 등 면역 관련 백혈구 세포들이 혈관 밖으로 빠져나와 상처를 통해 침투한 외부 물질 제거에 나선다. 이 중 세균이나 바이러스 같은 미생물은 먼저 대식세포 등이 세포막으로 싸서 먹어 치우는 식작용에 의해 처리된다. 이 과정에는 세포독성-T세포나 NK자연살해, Natural Killer세포 등도 함께 나와 병원체를 죽이는 역할을 한다.

미생물이나 독소 같은 외부 항원 펩타이드는 보통 1차로 대식세포에 의해 분해된 후 2차적으로 거기에 맞는 항체가 만들어지는데 그 과정에서 대식세포 중성구 수지상 세포 등 식세포 들이 외부 물질을 항원으로 쉽게 인식할 수 있도록 하는 '옵소닌' 반응도 일어난다. 옵소닌 과정은 10개 안팎의 보체가 항원-항체 복합체를 향해 순식간에 달라붙는 식으로 이뤄진다. 이 과정도 혈액 응고와 마찬가지로 염증 반응의 일종이다. 그러한 옵소닌 딱지가 붙은 침입자들은 대식세포 등에 의해 쉽게 포착돼 먹히게 된다. 결국 대식세포가 먹어치운 세균 같은 미생물과 항원-항체 반응에 의해 사멸 또는 분해된 찌꺼기는 고름을 형성해서 외부로 방출된다.

이 같은 혈액 응고와 상처 회복 과정은 두통과 같이 몸 안에서 생기는 다른 염증 반응과 아주 흡사한 모습이다. 뇌조직은 원래 통증을 느끼는 뉴런이 없어 통증을 느끼지 못하는 게 정상이다. 하지만 두개골 밑에 있는 세포나 혈관 등이 염증 반응에 의해 동반되는 부종 상태가 되면 두개골을 압박해 특정 부위에서 편두통이 발생하게 된다.

그 기전을 보면 처음에는 만성 스트레스나 과로 등으로 긴장이 높아지는 것을 원인으로 세로토닌이란 신경전달물질이 과다 분비되어 뇌혈관을 수축하는 작용을 하게 된다. 이로 인해 혈관이 좁아지면 1차적으로 산소 공급이 달리게 되고 뒤이어 에너지원이 되는 포도당도 부족하게 되고 이어 심하면 체온도 저하되어 오한이 찾아오며, 그러한 현상이 오래 지속되면 체온중추가 마비되기 시작하고 어지러움 같은 전조 증상도 나타나게 된다.

이러한 전조 증상에 대한 보상 작용이 그 뒤를 이어 찾아온다. 반사작용에 의해 이번에는 오히려 세로토닌 분비량이 급감하면서 혈관이 확장되고 이어 주변 세포들의 인지질막을 구성하는 아라키돈산이란 지방산이 원인이 되어 프로스타글란딘PG 같은 염증물질을 만들어낸다. 그렇게되면 뇌주변 여러 세포막과 혈관이 부어올라 신경을 눌러 통증을 일으키는 원인이 된다.

류머티스와 알레르기, 아토피 같은 이상 반응도 이러한 염증 물질이 과도하게 생겨나는 것과 같은 염증 반응 유사 기전에 의해 발생한다. 류머티스는 T세포나 대식세포 등이 분비하는 사이토카인 중 하나인 TNF-알파가 과다하게 생기는 현상을 동반한다. 무릎 등의 연골세포 주변의 막표면을 외부 물질의 항원으로 잘못 인식해 항체들이 끊임없이 공격해 파괴하는 자가면역 질환의 일종이다. 자기 세포인 연골세포를 외부에서 침입한 '타가 유래他家由來'의 적으로 보기 때문에 벌어진 것으로 한마디로 피아彼我를 구분하지 못해서 생기는 병이다.

TNF-알파는 원래 종양을 억제하고 바이러스나 세균 증식을 막아주는 방어 물질이나 류머티스 질환에서는 오히려 과도하게 만들어져 이를 차단해야만 식세포나 항체의 공격을 막을 수 있게 된다. 자기 연골세포에 대한 면역반응이 너무 세기 때문에 이를 가라앉히는 약이 필요하다.

알레르기는 내부가 아닌 외부에서 들어온 항원 물질에 대한 잘못된 기억이 생겨 그에 대한 항체주로 IgE가 빠르게 그리고 많이 만들어져 문제가 되는 과민 반응이다. 그 과정에서 히스타민이란 생리 활성 물질도 비만세포라는 골수성 세포 주머니에서 한꺼번에 터져 나와 가려움과 두

드러기 같은 과민 반응이 일어난다. 피부가 빨개지는 발적 현상도 동반하는데 이는 히스타민에 의해 혈관 투과성이 높아져 피가 혈관 밖으로 빠져나와 그렇게 보이는 것이다.

마치 녹조나 적조가 부영양화와 많은 일사량 또는 해류 이동에 의해 올라간 수온에 힘입어 미생물이 일시적으로 과번식하면서 미생물의 종류에 따라 푸르거나 빨간 색깔을 내는 것과 마찬가지다. 콧물이 과다하게 생기는 코감기나 두드러기 천식 같은 알레르기성 병변 치료에 항히스타민제가 쓰이는 것도 여러 가지 염증 반응에 히스타민이 대부분 동반하기 때문이다. 대부분의 알레르기 질환에는 페니라민이나 세티리진 같은 항히스타민제가 처방된다.

아토피도 아직 여러 가지 원인으로 설명하고는 있지만 알레르기와 유사한 기전으로 알려져 있다. 이들 질환은 모두 면역반응과 관련된 병으로 그 원인은 면역 세포의 잘못된 기억과 그에 따른 면역 체계의 이상반응에 있다.

문제는 이 같은 면역 관련 질병이 점차 증가 추세를 보이고 있다는 점이다. 그 원인으로는 인스턴트식품으로 대표되는 화학적 첨가물이나 인공색소 등의 섭취와 같은 식생활 문제에서부터 영유아 단계에서의 모유 수유 과정의 중단이나 생략, 소장과 대장 등의 세포간극을 통한 미분화된 펩타이드 영양물질의 흡수 등 아직 그 기전을 정확히 모르는 여러 원인이 지적되기도 한다. 이 가운데 특히 장관세포 간극이 벌어져 소화효소 등에 의해 충분히 분해되지 않은 영양 덩어리가 몸 안으로 흡수되는 장누수 현상 LGS, Leaky Gut Syndrome은 요즘 증가하는 크론병이나 아토피 등 면역 이상 반응과 높은 상관관계를 가진 것으로 지적되는 중요한 요인으로 꼽힌다.

이러한 염증 현상이나 그 유사 반응이 갖는 심각한 문제는 단지 열이나 색깔의 변화 같은 증상을 동반하는 것만은 아니라는 점이다. 녹조나 적조의 경우 몸에 치명적인 독소를 만들어 피부병과 같은 2차적 질병의 원인이 되기도 하고, 비브리오 같은 세균을 번식시키는 촉매가 되는 것처럼 몸 안에서의 과도한 염증 반응도 단지 피고름이나 혈병 같은 딱지를 만드는 것에 그치지 않고 세포나 조직을 상하게 해 종기나 용종, 종양 같은 신생물을 만드는 원인이 되고, 두드러기나 발적 통증 부종 같은 2차 질환을 유발하는 원인이 된다.

그러나 한 가지 생각해볼 문제가 있다. 과연 병의 원인으로 지목된 염증은 언제나 나쁜 것인가 하는 것이다. 몸에 생기는 염증을 완벽하게 없앨 수 있다면 우리 몸은 완전한 건강을 유지할 수 있을까. 결론은 그렇게 간단하지가 않다는 것이다.

예를 들어 관절염 환자나 천식환자가 처방받는 약 중에 스테로이드계 약이 있다. 외부 자극 물질에 과민 반응하면서 관절낭에 염증이 생기는 퇴행성 관절염이나 기관지를 막히게 하든가, 아니면 심한 경우 호흡 부전까지도 일으키는 기관지천식에는 부데소나이드나 플루티카손 같은 강력한 항염증 작용을 하는 스테로이드제가 쓰인다. 부신피질 호르몬과 유사한 구조를 가져 코티졸 같은 호르몬 작용을 하는 약이다.

그러나 이러한 스테로이드 제제를 오래 쓰게 되면 염증 반응에 의해 연쇄적으로 만들어지는 여러 형태의 프로스타글란딘 또는 류코트리엔 같은 염증 물질의 생성이 원천 차단돼 예상치 못한 또 다른 질병을 일으키는 요인이 된다. 또 몸 안에서 자연스럽게 일어나야 할 방어 면역 기전도 저해하는 부작용이 생기기 때문에 면역 이상을 가져올 가능성도 높아진다.

마찬가지로 이러한 스테로이드 약제의 모형에 해당하는 부신피질 호르몬, 그 중에서도 '스트레스 호르몬'이라 불리는 코티졸이 과다 분비되어도 똑같은 부작용이 생긴다. 스트레스는 부신과 장세포에 많은 소위 크롬 친화성 세포에서 타이로신 하이드롤레이스TH란 효소를 자극해 카테콜아민아드레날린, 세로토닌 등 생성을 늘림으로써 교감신경을 긴장시켜 세포 손상을 가져오고 각종 종양을 만드는 원인으로도 이미 밝혀져 있다.

이에 따라 스트레스로 코티졸 분비가 많아져 염증 반응이 중단되면 위나 장의 점막이 쉽게 상하게 되고, 면역력도 약해져 항체 생성이나 림프구의 활동이 크게 줄어드는 결과를 초래하게 된다. 이어 간과 근육에서는 단백질이나 지방을 분해해 뇌 활동에 필요한 포도당으로 바꾸는 당신생Gluconeogenesis 활동이 증가해 근육과 지방세포가 줄어들고 대신 혈당이 높게 유지돼 인슐린 분비가 과다하게 이뤄져야 하는 사태를 가져온다.

여기서 지방이 줄어드는 건 좋은 것 같지만 복부 깊숙이 쌓인 내장 지방은 분해가 안 되고 대신 세포막을 구성하는 지질이 먼저 분해되기 때문에 더욱 심각한 부작용을 낳는 요인이 된다. 지방세포 말고 건강해야 할 피부나 장기의 세포들이 약해지면서 그 기능이 전신에 걸쳐 떨어지게 돼 많은 질병을 불러오는 원인이 되는 것이다. 스트레스가 '만병의 근원'이라 하는 이유가 여기에 있다.

앞서 얘기했지만 류머티스 관절염의 원인이 되는 TNF-알파도 원래 종양 같은 염증성 조성물을 괴사시키는 면역반응의 필수적인 인자이지만 너무 과다하게 생기는 게 문제가 되는 것처럼 염증 차단 물질인 스테로이드나 코티졸도 너무 많이 생기게 되면 예상치 못한 부작용을 불러일으키게 된다는 것이다.

우리 몸의 필수적인 면역반응은 절대적으로 필요한 것이지만, 어디까지나 외부 항원이 주어지고 그에 대한 적절한 수준으로 정확한 기전에 의해 일어날 때에 한해 몸을 방어하는 효과적인 기제가 된다. 적정한 수준의 염증 반응은 조직의 생성과 유지에 매우 필수적인 반응으로 우리 몸은 그러한 염증 반응을 통해 항상성을 유지하고 방어 활동을 제대로 수행할 수 있는 것이다.

오히려 염증을 모두 없애버리면 그 자체로 인한 부작용과 면역 능력의 저하로 더 심각한 사태가 벌어지게 된다. 어느 정도는 외부로부터의 자극이나 도전에 항상 긴장하고 방어력을 갖추는 활동을 게을리해서는 안 된다는 점을 상기시켜준다. 염증이라 해서 무조건 나쁜 건 아니라는 얘기다. 녹조와 적조도 그 자체가 문제라기보다는 일시에 너무 과다하게 생기는 게 문제가 되는 것도 이와 마찬가지다.

프로스타글란딘 같은 염증 물질이 한편에서는 몸에 '불을 지르는' 염증 반응을 일으키기도 하지만 다른 한편으로는 조직점막을 재생하고 보호하는 일도 한다는 점을 염두에 둬야만 한다. 염증 반응으로 거론되는 혈소판 응고 과정도 제대로 일어나지 않는다면 그 자체로 더욱 심각한 질환이 될 것이다.

결론적으로 염증 현상이란 그 자체가 병적인 현상이라기보다는 일종의 방어 기능으로 정상적인 상태에서도 항상 일어나는 반응이지만 그러한 반응이 너무 과다하게 일시적으로 일어나는 게 문제가 된다. 대부분의 질병은 그러한 염증 반응이 적정 수준 이상으로 과도해지면서 통증과 발열, 홍반, 그리고 부종 같은 네 가지 동반 현상을 가져오는 병적인 현상이라 정의할 수 있다.

생태 치료

누구나 살아가면서 가끔 느끼는 거지만 지금 당장 도움이 되지 않는다고 귀를 막아버리고 아주 작은 관심조차 두지 않고 외면하다가 나중에 후회하는 일이 있다. 어떤 문제가 생겼을 때 그에 대한 원인에 집중해서 근원적으로 문제를 해결하려는 노력이 반드시 필요하지만 대부분 현상에만 매몰되어 미봉책으로만 대응하다가 정작 중요한 문제를 놓치게 된다. 따라서 그 해결은 고사하고 문제만 키워가는 일이 우리 주변에서 다반사로 벌어진다.

녹조나 적조도 한편으로는 강물이나 바닷물이 아프다는 신호이기도 하지만 다른 측면에선 엄청난 양의 규산이나 질산염류를 자외선을 이용해 일종의 식량 자원이라 할 수 있는 플랑크톤을 형성하는 과정으로 볼 수도 있다. 여기서 문제는 녹조나 적조가 아니라는 점이다. 염증 현상 같은 녹조는 심해질 수도 있고 약해질 수도 있으며 결과적으로 드러나는 일시적인 현상일 뿐이지 그 자체가 근본적인 문제는 아니기 때문이다.

그것에 정신이 팔려 있기보다는 우선 무분별한 댐 사업 같은, 생태계에 과도한 영향을 주는 부질없는 짓을 삼가거나, 하더라도 신중하게 연차적으로 시행하도록 강제적 절차 규정을 도입하는 것과 같은 제도적 장치를 마련하는 게 더 시급하다. 그러한 절차는 시행 주체가 누구든지 예외 없이 철저하게 적용되어야 한다. 때만 되면 떠들다가 눈에 보이는 병리 현상이 사라지면 잠잠해지는 그런 얄팍한 사고방식은 아무런 해결 책이 되지 못한다.

또 저탄소 소비형 산업구조로 전환하려는 노력을 기울여야 한다. 지금처럼 탄소 배출을 계속 늘려가며 엄청난 산업폐기물을 쏟아낸다면 지구온난화 문제는 절대 풀리지 않을 것이다. 삶의 존재 양식 자체를 환경 생태를 고려하는 방식으로 바꿔나가는 발상의 전환을 하지 않고는 근원적인 해결은 어려울 것이란 얘기다. 생태 투자에 대한 정책적 지원이나 법과 제도의 개선 외에도 그러한 방식의 삶을 자연스럽게 받아들이는 인문학적 대전환이 일어나야만 한다.

다른 한편으로는 산업기술로 벌어진 잘못이라 하더라도 결국엔 기술로 해결할 수밖에 없다는 문제 인식을 갖고 그에 대한 비용을 지불할 마음 자세로 결자해지의 길을 모색하는 게 현실적으로 적절한 선택이 될 것이다.

생명 현상 중에는 한쪽의 득실만으로 설명할 수 없는 일이 많다. 마치 새가 한쪽 날개만으로는 날 수 없는 것과 일맥상통한다. 긍정적인 게 있으면 부정적인 게 있기 마련이고 한쪽을 살리다 보면 다른 쪽이 처지게 된다. 그럼에도 두 날개를 적절하게 움직여야만 날 수 있다.

염증 현상이라고 해서 그 자체가 문제라는 게 아니라 그것은 표면적으로 드러난 한쪽의 날갯짓에 불과할 뿐 다른 한쪽에는 보다 근본적인 문제가 도사리고 있다는 점을 함께 봐야만 한다. 요즘 주변에서 간단해 보이는 문제도 근시안적인 방식으로 풀 수 있는 일은 점점 줄어들고 점점 복잡하게 꼬여 있는 문제가 늘어나고 있다. 녹조와 적조 문제도 그러한 생태 치료적 차원에서 그 해결책을 찾아 나서야만 하는 문제인 것이다.

악연과 선연

오이디푸스 운명

아, 일구월심 빌어 아버님과 한날한시에 죽고자 했는데,

이제 내 어찌 혼자 더 살기를 바랄 수 있으랴!

아, 아버님과 함께할 때는 고난도 달더니,

더없이 어려운 일도 아버님과 함께할 때는 아름답더니,

사랑하는 아버님,

아버님은 노령이셨어도 저에게 늘 사랑스러운 분이셨습니다.

앞으로도 영원히 그러할 것입니다.

—《벌핀치의 그리스 로마 신화》중에서

인용한 글은 그리스 신화에 등장하는 희대의 패륜아 오이디푸스 왕의 딸 안티고네가 아버지의 죽음을 애도하며 부른 서구 문학 최고봉의 사부곡이다. 한치 앞의 운명을 알 수 없는 게 인간의 삶이라고 흔히 말한다. 아버지 오이디푸스에게 주어진, 윤리를 폐하는 그의 비극적 운명과

그러한 아버지의 슬픔과 굴레를 온몸으로 그대로 떠안아 공감하며 승화하는 딸의 또 다른 반전이 파극에 파극을 더한다.

특히 서구 문학사에서 찾아보기 힘든 아버지에 대한 자식의 지극한 애정은 윤리와 상식을 넘어 제3자의 가슴마저 애잔하게 울리며 다가온다. 이는 아버지의 딸로서가 아니라 한 인간의 비극에 대한 휴머니즘적 공감을 느끼게 해주기까지 한다. 안티고네의 애달픈 효심은 그리스 헬레니즘 시대의 3대 비극 작가로 알려진 소포클레스의 가슴을 울렸는지 그의 대표작 〈안티고네〉와 〈오이디푸스 왕〉으로 남았다. 이들 작품은 그로부터 2500년이 지난 지금도 연극이나 뮤지컬로 공연이 끊이지 않는 명작으로 남았다.

오이디푸스는 그리스의 한 왕국의 왕자로 태어난다. 아버지 라이오스 왕은 어느 날 신전에 올라가 신탁을 받는다. 새로 태어나는 왕자로 인해 자신의 생명과 나라의 운세가 위태로워질 것이란 해괴망측한 내용이었다. 모든 비극은 입에서 시작된다던가. 더군다나 신전에서 나라의 운명은 물론 세상만사의 길흉화복을 점치는 점쟁이의 말에 왕은 불안해진 나머지 양치기에 명을 내려 그 시점에 태어난 아기를 모두 죽이라고 한다.

하지만 여기서 기구한 운명은 시작된다. 양치기는 이제 갓 태어난 생명을 자신의 손으로 차마 죽이지 못하고 나뭇가지에 거꾸로 매달아놓고 손을 털고 떠난다. 얼마간 시간이 지나 길을 지나던 농부에게 발견된 오이디푸스는 발이 퉁퉁 부어 '부은 발'이란 뜻을 가진 이름을 얻어 아무런 사정을 모른 채 청년으로 무럭무럭 자라난다.

세월이 한참 흐른 뒤 어느 날 라이오스 왕은 시종 한 사람만을 데리고 백성들의 삶을 살피러 잠행에 나섰다 길거리에서 우연히 마주친 자신의 아들 오이디푸스와의 사소한 길싸움을 벌이게 된다. 이때 시종이 오이디푸스의 말 한필을 죽이자 오이디푸스 청년은 격분해서 시종과 왕을 죽이게 된다. 신탁의 예언이 맞아 떨어지게 된 것이다. 비극은 여기서 그치지 않는다. 오이디푸스는 그 일을 잊고 테베를 공포에 떨게 한 괴물 스핑크스를 잡아 나라를 평온케 한 공로로 아버지의 왕국을 이어받아 왕위에 오르게 된다.

마침내 자신의 어머니인 줄 모른 채 선왕의 부인을 왕비로 삼아 안티고네 등 두 딸과 두 아들을 낳게 된다. 운명이 갈수록 돌이킬 수 없는 지경으로 꼬여드는 걸 아무도 의식하지 못한 채 시간은 견고한 구조를 형성, 오이디푸스를 옥죄어든다. 오이디푸스는 이 사실을 나중에 알고 자신의 두 눈을 뽑고 왕위를 내려놓고 방랑의 길을 떠나 객사하게 된다. 그의 네 자녀 중 유일하게 안티고네만이 아버지의 운명을 애석하게 여기며 아버지를 따라나서 그의 임종을 지키게 되고 두 아들은 권력 다툼을 벌이다 비극적 운명을 맞는다.

아버지 컴플렉스

한 개인의 운명과 그를 둘러싼 세상의 명운도 이성에 바탕을 둔 합리적 계획에 의해서만 결정되는 법은 없다. 만약 인간의 어떠한 계획이 운명을 만들어갈 수 있다면 그것은 이미 운명의 세계가 아니다. 역사는 가정이 없는 필연의 세계라지만 과거 역사 중에 인간이 계획한 대로 이뤄지고, 인과관계에 의해 설명될 수 있는 부분이 있다면 그것은 또한 과학의 세계에 가깝다.

그러나 과학도 자세히 들여다보면 수많은 가정과 전제를 바탕에 깔고 있다는 점에서 현실 속에서 일어난 일을 설명할 수는 있어도 미리 계획해서 예측할 수는 없는 일이다. 결국 역사는 이미 벌어진 일이라는 점에서는 필연이지만 그러한 필연을 만든 장본인은 계획이나 설계가 아니라 우연이나 운명이랄 수밖에 달리 설정할 수 없는 경우가 많다. 따라서 인류의 역사도 그렇지만 한 개인의 과거도 많은 가정이나 예외를 전제하지 않고는 적어도 그 운명을 이해하거나 설명할 수 없는 경우가 많다.

근대가 시작되는 분기점이 된 프랑스혁명의 절정 국면에 등장하는 로베스피에르란 남자가 있다. 그의 삶을 들여다보면 자신에 엄격했고 누구보다 성실했으며 꿈꾸던 이상 또한 훌륭했다. 명석한 두뇌로 명문 학교를 나와 검사로 위촉받지만 사형을 구형해야 하는 일을 직업으로 받아들일 만큼 마음이 강건하지 못해 변호사의 길을 걷는다. 그런 그가 불과 몇 년 뒤 수많은 목숨을 살육하는 광기를 드러내며 혁명의 화신으로 돌변하는 운명을 맞이한다. 결국 많은 시민과 지지자의 외면과 저주 속에 자신이 반혁명분자들을 향해 들이대던 단두대의 형장에 올라 비극적 운명을 마감한다.

그가 등장한 시기는 유럽 전역을 수백 년간이나 지배해온 왕족과 귀족 중심의 중세 장원경제가 무너져가는 와중에 산업혁명은 절정에 다다르고 있었다. 13세기 시작된 르네상스로 인간의 의식이 신으로부터 해방되고, 17~18세기 산업혁명을 통해 물질적 생산력 증대가 이뤄지면서 풍요로운 삶을 맛보게 된 중세의 신흥 부르주아계급은 마침내 마지막 남은 정치적 자유, 이른바 신분적인 계급의 자유를 쟁취하고자 한다. 혁명의 기운이 무르익어간 시기였다. 그 시기에 로베스피에르를 비롯한 젊은 이상가 집단이 클럽을 조직해 사회개혁에 앞장서게 된다. 뒤이어 수백 년을 이어온 왕정의 부패와 거기에 공생하는 귀족의 타락한 권력에 찌들대로 찌든 시민은 마침내 분연히 일어나 시민 권력을 쟁취한다.

그 혁명의 정점에 자코뱅 급진 좌파의 좌장, 로베스피에르가 등장한다. 그는 변호사로 성공한 아버지의 세 번째 부인의 아들로 태어났다. 어머니가 일찍 죽는 바람에 아버지로부터 버림받는 불행한 유년을 보냈다. 가정사에 둥지를 튼 부정父情의 결핍과 거기서 배태된 심리적 모순이 그를 혁명의 전선으로 내보낸다. 어머니에 대한 채워지지 않은 사랑을 아버지에 대한 미움과 부정否定으로 보상받고자 하는 '아버지 콤플렉스오이디푸스 콤플렉스'가 커진 것이다.

이로 인해 그는 권력 의지가 남들보다 유별났고 이념과 원칙에 철저하고자 하는 신념 또한 커졌다. 아버지에 대한 증오와 적개심은 무책임한 아버지와는 다른 삶을 살아야겠다는 강고한 신념으로 자라나 부조리한 현실에 대한 생산적 파괴를 통해 정의롭고 반듯한 세계를 구현하고자 하는 의지를 키웠다.

혁명이 절정기에 이를 즈음, 그는 온건파 당통을 죽이고 독재 권력을 쟁취, 지배와 피지배 계급 간 증오와 이를 해소하기 위한 수단으로 공포 분위기를 조성하는 것을 무기로 혁명을 지켜가고자 한다. '왕을 죽이지 않으면 혁명이 유죄가 된다'는 논리를 세워 단두대를 만들어 국왕 루이 16세를 시작으로 1만 5000여 명을 희생양으로 삼았다. 그가 집권하면서 처음 등장시킨 단두대는 나중에 반혁명으로 권좌에서 쫓겨난 그의 목에도 걸린다.

그로부터 120여년 뒤, 독일에는 또 하나의 오이디푸스의 유령 아돌프 히틀러가 등장한다. 세관원이었던 아버지의 세 번째 부인의 아들로 태어난 그는 미술을 공부하고자 했던 순수한 청년으로 젊은 시절 많은 실패와 좌절을 경험한다. 특히 아버지와의 갈등이 심해 미술학도의 꿈도 한때 접을 수밖에 없었다. 그러한 좌절과 실패의 쓴맛을 보며 학업에도 뜻을 잃은 그는 떠돌이 생활을 하며 외롭게 성장하면서 유대인과 슬라브 민족에 대한 증오를 바탕으로 우성과 열성의 인종 이론에 심취했다. 이후 나치당에 입당한 후 내면에 잠자고 있던 강한 권력의지를 드러내며 승승장구한다.

국가사회주의로 불리는 극우적 애국주의로 무장한 그는 당시 독일 사회의 전환기적 혼란을 틈타 선거에 의한 합법적인 민주 권력을 쟁취한 후 선전선동을 통해 독일 사회를 개조하고, 이를 통해 게르만 민족 중심의 유럽 질서를 재편하려는 광신적 이상을 실행에 옮긴다. 그러한 이상은 전쟁을 통해서라도 게르만 민족의 우수성을 보여주고자 하는 식으로 나타났고, 마침내 이탈리아의 무솔리니와 함께 유럽 세계의 지배를 시도하다 그가 그토록 사랑하던 국가와 게르만 민족의 멸망을 가져온다. 아우슈비츠 가스실과 유대인 무덤에 자신과 독일 국민의 운명을 묻는다.

아 이 러 니

어느 시대나 사회에도 아이러니가 존재한다. 로베스피에르는 자유를 향한 혁명을 완수하기 위한 명분으로 시민의 정치적 자유를 공포로 억누르고, 히틀러는 국가와 민족의 부흥을 위해 유대인 등을 희생양으로 삼고 국민의 희생 또한 강요한다. 그러한 모순을 스스로는 깨닫지 못하고

자신들이 굳게 믿게 된 가치와 이념에 너무 빠진 나머지 자신이 바꾸고
자 하는 현실에서 자신들의 존재 가치와 이념이 철저히 부정되는 결론
에 이른다. 공화의 정신을 외면한 채 다른 사람에게도 예외를 두지 않고
자신이 추구하는 이상을 과도하게 강요하다 결국 공화를 깨뜨리는 파국
을 맞는다. 자신의 완전한 구상이 한낱 모순을 잉태하고 있는 '작은' 꿈
에 불과할 뿐이라는 사실을 처절한 실패와 함께 뒤늦게 알게 된다. 원래
꿈꾸던 이상은 악몽이 되고 만다.

　로베스피에르나 히틀러, 두 사람은 어린 시절 갈구한 아버지의 따뜻
한 사랑이 충족되지 못하고, 성장 과정에서도 외롭지만 독립적인 삶을
살며, 정신적인 성숙을 통해 아버지로부터 벗어나고자 몸부림치지만 결
국 그러한 심리적 콤플렉스를 극복하지 못했다는 공통점을 갖고 있다.
좀 더 객관적으로 표현하면 사랑과 증오로 양분되는 부성과 모성에 대
해 차별적으로 형성된 비틀린 애증관이 그러한 권력과 이상 사회에 대
한 병적인 집착과 실행을 키운 원인이라 할 수 있을 것이다.

　　'일어나야만 할 일'보다 '현실적인 것'을 더 존중하지 않는 사람
　　은, 현실을 유지해나가기보다 그 현실의 몰락을 준비하고 있기
　　때문이다. 모든 관계 속에서 선의 편을 들고자 하는 사람은, 많은
　　나쁜 사람들 가운데에서 멸망하지 않을 수 없을 것이다.

이는 마키야벨리의《군주론》15장에 나오는 말이다. 어떤 신념이나
확신도 현실에 대한 엄중한 긍정과 이상보다는 현실 속에서 함께하고
자 하는 자세를 전제로 할 때만이 무게를 갖게 된다는 의미로 받아들여

진다. 이를 두고 마키아벨리를 권력에만 집착한 세속주의자로 묘사하는 이가 많을지는 모르겠으나 그가 남긴 우려를 무시하고 인생 경영에서 성공할 사람은 결코 많지 않을 것이란 생각이 든다. 현실은 누군가의 의지에 의해 개혁되고 바뀔 수도 있지만 내 자신이 적절히 받아들이고 그에 적응하는 법도 필요한 것이다.

구성의 모순

세상사에는 한 개인의 이성과 합리주의를 바탕으로 시작한 일이 비록 동기에선 선하다 해도 결과에선 그렇지 못한 경우가 많다. 한 가지 예로 우리나라에서도 얼마 전까지 해를 걸러 반복되는 양파 파동이나 우유 파동 같은 일을 들 수 있다. 농부 한 사람 한 사람이 성실하게 땀흘리며 노력을 거듭한 결과, 수확한 양파는 남아돌고, 조금이라도 남아돈 양파는 수확 철이 오면 값이 폭락한다. 다음 해에는 양파로 망한 농부들이 양파를 심지 않게 되고 양파값은 이전과는 다르게 폭등한다. 그러면 또 정부는 추석 물가를 안정시킨다며 중국에서 값싼 양파를 대량 수입해 값을 내린다.

　이처럼 인간의 어떤 행위가 항상 합리적으로 또는 계획된 대로 거기에 맞춰 좋은 결과를 가져오는 건 아니다. 어떤 행동과 생각 사이에 상호작용이 생겨나 제3의 엉뚱한 결과를 낳는 일이 많다. 여기서 세계적 경제학자 존 케인즈가 말한 구성의 모순Fallacy of Composition이 일어난다. 개인이 합리적으로 행동한다 해도 집단의 모순이 발생한다는 것이 그 내용이다.

다른 예로 산과 들에 자라는 소나무나 잣나무 아래에는 잡풀이 없다. 아니 잡풀을 옮겨 심어도 살아남지 못한다. 또 피톤치드로 유명한 편백나무도 마찬가지다. 이들 나무는 인간에게 매우 유익함을 주는 식물로 알려져 있다는 공통점을 갖고 있다. 그러나 다른 관점에서 보면 잡풀의 번식력까지 무너뜨릴 정도로 독한 성질을 갖고 있는 것이다. 소나무 같은 경우 플라보노이드계 천연 항산화 물질인 피크나제놀이란 강력한 항산화 물질을 뿜어대 자신을 보호하고 해충이나 잡초를 쫓아내는 것이다. 인간은 그러한 독성을 이용한다. 그러한 독성이 노화되고 산화된 인간의 몸을 환원시키는 데는 약으로 쓰인다. 강력한 환원 작용을 갖고 혈관이나 간을 비롯한 내부 장기와 지방세포 등에 축적된 포화지방이나 산화된 세포막을 환원시켜 병마에서 벗어나게 하는 것이다.

그러나 벗나무 단풍나무 같은, 우리와 친근한 나무 밑에는 잡초가 잘 자란다. 이들 나무는 그늘 안에 자라나는 잡초에게 적당한 그늘과 햇볕을 허용하고 그들이 뿌리를 내려 땅을 다지고 땅의 순환을 통해 영양물질이 풍부하고 비옥한 땅으로 변하도록 해 자신도 거기에 뿌리를 뻗쳐 살아가는 현명함을 발휘한다. 서로 좋은 상호작용을 하는 것이다.

앞서 말한 소나무는 그늘에 잡초를 거느리지 못하니 주변 땅도 비옥해지지 못할뿐더러 토양을 산성화해 설령 다른 식물이 들어온다 해도 잘 자랄 수 없게 한다. 이러한 상극의 상호작용을 통해 스스로 외로움을 만들고 자신의 힘만으로 뿌리박고 살아가게 돼 절벽 위나 높은 산으로 들어가 군락을 형성해 살아가는 것이다. 그러한 산성토양에서는 혼자 외롭게 서 있을 수밖에 없게 되는 게 필연적 귀결이다. 고고하고 절개가 있어 보이는 이면에는 그런 고통이 따르는 것이다. 소나무 등은 합리적인 의식과 행동으로 자신을 보호하며 열심히 살아온 결과, 주변에 많은 독을 뿌려 토양까지 씨를 말리는 무자비한 짓을 하게 되는 아이러니한 사태가 벌어진 것이다.

상호작용

상호작용에는 두 가지가 있다. 악연상극과 선연상승이란 두 가지 형태의 상호작용이 세상사에는 흔히 등장한다. 앞서 예로 든 소나무나 편백나무 들은 인간에게는 좋은 관계를 갖지만 잡초나 꽃 같은 하찮은 식물에게는 독성이 된다. 이들 나무가 내뿜는 피톤치드는 '식물'이란 의미의 '피톤phyton'과 '죽인다'는 뜻을 가진 '치드cide'의 합성어다. 곤충은 물론 병원성 세균이나 곰팡이균까지 물리치는 강한 독성 물질이다. 그러한 독성이 인간에게는 병을 치료하는 좋은 항산화 작용을 한다.

이에 반해 단풍나무나 벚나무 같은 나무는 잡초에게도 나쁘지 않고 그렇다고 인간에게도 크게 해를 끼치지 않고 두루두루 적당히 상호작용을 하며 살아간다. 때가 되면 버찌 같은 열매를 풍성하게 내놓기도 하면서 자손을 퍼뜨려 번식한다. 악연을 만들지 않고 주변과 적절하게 어울리며 순탄하게 사는 운명을 타고 난 것이다.

상호작용은 장기적인 관점에서 바라봐야 하는 문제이기도 하다. 잠깐 한때 좋았다고 끝까지 좋은 것은 아니라는 것이다. 지식만을 갖고 판단할 일도 있지만 그렇지 않고 긴 안목에서 봐야 하는 지혜가 필요한 경우도 많다.

예를 들어 위산 과다로 위문을 통과해 입으로 신물이 역류하면서 식도와 구강 점막까지 상하게 되는 역류성 식도염이나 궤양성 위염에 걸린 환자가 있다. 대개 이런 경우 우선 급한 불을 끄기 위해 흔히 제산제부터 복용하게 된다. 알루미늄이나 마그네슘 제제, 그리고 탄산칼슘 제제 등 알칼리성 약물이 주로 쓰인다. 식사 후 위에서 분비되는 펩신과 개스트린 같은 강산의 소화액을 중화하기 위한 약이다. 이는 산에 의해 위벽 등이 상하는 걸 막아준다.

그러나 제산제를 몇 주 이상에 걸쳐 오래, 그리고 자주 먹다 보면 그 결과는 처음 생각한 것과는 정반대의 부작용을 낳는다. 오히려 산이 과다하게 나와 산독증Acidosis에 걸려 위벽이나 식도가 더욱 상하게 되고 병이 만성화돼 위에 구멍까지 뚫리게 되는 것이다.

결과가 이렇게 반대로 나오는 이유는 제산제의 효과로 위액이 중화되면서 물이 생기게 되면 위액 분비를 관장하는 뇌하수체는 2차적으로 위산의 농도가 부족해 소화가 안 될 것을 우려한 나머지 더 많은 위산을 분비하도록 명령한다. 즉, 약에 의해 위장이 중성화되거나 알칼리화되면 뇌의 중추는 이를 본래의 산성으로 만들기 위해 위산 분비를 촉진하도록 해 처음 약을 먹게 된 의도와는 다른 결과를 불러일으키는 것이다.

이 같은 이치는 흡연과 술에도 나타난다. 흡연자가 우울증 약으로 널리 알려진 이미프라민을 먹게 되면 우울증 약의 효과가 상쇄된다. 흡연이 우리 몸의 간 대사를 주로 책임지는 사이토크롬 P450의 동종 효소 가운데 1A2의 작용을 촉진하기 때문이다. 결과적으로 우울증 약이 효소에 의해 매우 빠르게 대사돼 분해, 배출되기 때문에 약효가 크게 떨어진다. 우울증 환자는 약을 먹기 전에 담배부터 끊어야 하는 것이다. 그러나 우울증 환자는 흡연이나 음주의 유혹에서 벗어나기 매우 힘들다. 담배나 술은 세로토닌 같은 신경 물질 분비를 어느 정도 촉진하는 효과도 갖고 있기 때문이다.

결국엔 담배나 술과 우울증 약은 서로에게 좋지 않은 영향을 미치는 상극적인 존재로 우울증 환자는 둘 중 어느 하나만을 선택해야만 하는 처지인 것이다. 술은 또 아세트아미노펜을 비롯한 여러 가지 진통해열제와도 나쁜 상호작용을 한다. 두 가지를 함께 복용할 경우 간 세포 중 주로 중엽 세포를 영구히 파괴시켜 간경변이나 간염 간부전과 같은 심각한 사태를 불러올 수 있을 정도로 위험하다. 이런 약이 편의점에서도 '안전(?) 상비약'으로 팔리고 있는데 특히 간이 완전히 성숙되지 않은 청소년에게 있어 이러한 진통제 남용은 간의 크기마저 줄어들게 해 돌이킬 수 없는 피해를 남긴다는 점을 주의해야만 한다.

술을 먹은 다음 날 심한 두통에 시달리는 애주가가 많다. 이는 술의 에틸 알코올 성분이 간에서 분해돼 생성된 중간물질인 아세트알데히드의 산화 독성 때문이다. 음주 중에 담배를 함께하는 경우가 많은데 그렇게 되면 간의 부담이 더욱 배가돼 중간 물질인 아세트알데히드의 독성 또한 더욱 커져 두통에 시달리게 되는 것이다.

담배는 니코틴을 비롯한 수십 가지의 알칼로이드 성분 외에도 타르로 통칭되는 수많은 고분자 유기물질을 갖고 있다. 술과 함께 피워댄 담배의 유독 성분은 간에 알코올보다 더욱 장시간에 걸쳐 부담을 주기 때문에 간을 더욱 힘들게 하고 상하게 한다. 특히 알칼로이드가 갖고 있는 많은 질소 산화물 같은 성분은 호흡을 통해 들어온 산소를 산화시킨 활성산소산소라디칼를 만드는 외에도 다른 자유 라디칼 유리기를 만들고, 그러한 라디칼들은 몸 안에 있는 세포막이나 효소, 면역 물질 등을 비롯,

심지어 세포핵의 유전체까지도 달라붙어 돌연변이 단백질을 만들도록 한다.

작게는 담배의 유독 물질이 간 독성을 통해 머리를 아프게 하지만 술과 함께 상승작용을 일으키고 이러한 현상이 계속 이어지다 보면 유전자까지도 손상시켜 종양이나 암덩어리를 만드는 결과를 초래하게 된다. 단지 머리 아픈 정도로 끝나는 문제가 아닌 것이다. 따라서 이러한 상호작용 때문에 술과 담배, 술과 진통제는 같이 먹어서는 안 된다. 마치 히틀러와 무솔리니는 동시대에 살아서는 안 될 사람이었듯이 말이다. 세상만사에 궁합이란 게 있는 것이다.

음식과 약 사이에도 이런 상호작용이 많다. 그중에 심각한 것으로 천식약 테오필린이 있다. 응급 상황에서 복용하면 짧은 시간 내에 기관지를 확장시켜 숨을 쉴 수 있게 해 목숨을 구할 수 있는 약이다. 그러나 단백질이 많은 고기와 함께 먹으면 천식약으로 유명한 이 약도 별다른 효과가 없다. 간의 산화효소를 촉매로 한 대사가 매우 빨라져 약이 쉽게 파괴돼버리기 때문이다.

이 같은 상호작용으로 인한 부작용은 무좀이나 습진 등에 쓰이는 아졸Azol계 항진균제나 위궤양 치료제, 디아제팜페니토인 같은 중추신경 작용제에 많이 나타난다. 와파린과 비타민K, 디곡신 같은 강심제와 제산제, 테트라사이클린 같은 항생제와 칼슘우유 간에도 흡수를 서로 방해하기 때문에 함께 복용하면 안 된다.

특히 우리가 흔하게 먹는 자몽은 간의 대사 효소 중에서 가장 넓은 활동 영역을 가진 3A4의 활동을 억제하기 때문에 위궤양 약을 비롯 고혈압 부정맥 고지혈 약의 분해를 늦춰 체내에 오래 머물게 하고 혈중농도를 너무 높여 독일 될 수도 있다. 이 때문에 이들 약을 평소처럼 먹게 되면 과도한 혈중농도로 저혈압 쇼크가 오거나 심박동 주기가 심하게 바뀌는 등의 부작용을 겪게 된다. 오렌지나 감귤도 자몽과 같은 성분을 일부 갖고 있어 약과 함께 복용 시에는 주의해야 한다.

이런 상호작용을 일부러 일으켜 이를 약으로 쓰는 경우도 있다. 세상에는 한 가지 원리가 발견되면 이를 이용하는 방법은 수없이 많아지게 되는데 부작용도 약으로 쓰는 경우가 약물의 세계에는 너무 많다. 그중 극단적인 사례로 디설피람이란 성분의 금주 약이 있다. 이 약은 알코올을 분해하는 간 효소인 CYP450의 2E1의 활동을 차단한다. 미리 이 약을 먹게 되면 간에서 알코올을 분해하는 산화 효소의 기능이 억제돼 술을 조금만 마셔도 술에 취한 것 같은 두통이나 메스꺼움 또는 어지럼증이 나타나 술을 더 이상 찾지 않게 된다는 게 이 약이 갖는 금주의 원리다. 고통을 줄이는 게 아니라 일정한 범위에서 술로 인한 부작용을 미리 일으켜 의도하는 효과를 거두는 것이다. 지금은 중추신경계에 작용하는 다른 좋은 약들이 있어 이 약은 거의 쓰이지 않는다.

이처럼 약의 세계에도 서로 궁합이 맞지 않으면 약의 효능을 엉뚱하게 더욱 크게 하거나 억제해 의도하지 않은 결과를 낳는 일이 많다. 우리 몸 안에서 일어나는 기전의 메커니즘이 그만큼 복잡하고 그 내용을 모두 알 수 없어 불확실한 여지를 안고 있다는 걸 반증하기도 한다. 세상의 어떠한 원칙이나 법칙도 작은 단위에서 옳다고 하더라도 항상 다른 관점이나 처지에 대해 다른 개연성을 비워둬야만 하는 겸손함을 가져야 하는 이유가 바로 이것이다.

죄와 벌

실수

잘못을 저지르지 않는 사람은 없다. 다만 잘못을 빨리 깨닫고 그러한 잘못을 반복하지 않는 게 중요하다. 이런 당연한 말씀을 모르고 사는 사람이 있을까. 아마도 어느 시험에 이런 문제가 나온다면 대부분 정답을 맞힐 것이다. 그러나 실제 생활을 보면 그렇지가 않은 경우가 많다. 우선 잘못을 스스로 깨닫는 게 중요한데 대부분 잘못을 느끼지 못하거나, 느낀다 해도 그 원인을 자신에게서 찾기보다는 타인이나 사회적인 환경 탓으로 치부해버리는 경우가 다반사다.

아니면 잘잘못을 따지는 과정에서 자신의 몫을 아예 비워두고 시작하기 때문에 결론은 으레 자신이 아닌 다른 데서 기인한 것으로 나오게 돼 있다. 여기서 중요한 게 일의 선후 관계를 따질 때 자신이 완전한 존재가 아니어서 실수를 할 수 있다는 걸 전제하고 살아야 한다는 점이다. 그러한 생각을 하는 게 어려운 일은 아니지만 실제 그렇게 행동하는 일은 쉽지 않은 일이다. 요즘에 엽기적 또는 패륜적 살인죄를 저지른 범죄자 중에는 아무런 죄책감을 못 느끼는 사이코패스니 소시오패스니 하는 사례가 있어 우리 사회에 충격을 주는 일이 잦다. 그래서 잘못을 반성하는 삶의 태도가 점점 강조되고 있다.

반성

인간은 누구나 살면서 실수를 하고 산다. 우리 몸의 유전 정보인 DNA를 복제하는 과정에서도 그러한 실수가 일상사와 같이 일어난다. 그런 실수에 대한 즉각적인 대응도 끊임없이 반복된다. 역사학자 아놀드 토인비가 역사를 '도전과 응전'이라 정의한 것과 같은 맥락에서 몸의 역사도 '실수와 방어'의 연속이다.

인간은 끊임없는 도전 과정에서 실수나 잘못을 저지르게 되고 자신의 행위에 대한 반성과 피나는 노력을 통해 고쳐가면서 주어진 장애를 넘어서 앞으로 나아가야만 하는 존재다. 그러한 시련과 반성이 없다면 인간이 만든 어떠한 문명이나 영화도 패망의 길로 들어선다는 게 역사의 법칙이다.

우리의 일상사에서도 잘못은 수시로 일어난다. 미처 생각지 못한 일로 남의 마음을 아프게 하거나 정신적 물질적 손해를 입히는 경우도 많고, 자신의 충분치 못한 능력이나 노력으로 다른 사람의 기대에 미치지 못해 본의 아니게 잘못을 하는 경우도 있다. 어느 경우든 자신으로부터 비롯된 일이 다른 사람에게 폐를 끼치게 되었을 땐 사과가 우선이고 스스로에겐 반성이 먼저여야 한다.

그렇지 못하게 되면 잘못을 남의 탓으로 돌리게 되고, 자칫 사소한 잘못이라고 무심코 넘겼다가 남으로부터 비난이나 원망, 아니면 제소를 당하는 경우도 흔히 벌어진다. 모두가 반성이 제대로 이뤄지지 않은데서 생긴 일이다.

그러한 교훈적 재판이 몸 안에서 매일 일어난다. 우리 몸의 세포 안에 있는 유전자 교정 기구는 어느 날 유전체 안에 잘못 끼어 들어간 단 한 개의 염기를 제대로 고치지 못하는 일이 생긴다. 세포 단위에서 교정 능력에 비해 '복제 실수'가 많거나 스트레스 같은 정신적 요인과 독성 물질이나 세균 등 화학-생물학적 요인에 의해 면역력이 낮아진 데 따른 것이다.

또 외부로부터 침입한 박테리오파지나 병원성 바이러스, 효모 등 변이원성변이를 일으키는 원인을 가진 외부 생물체에 의해서도 유전자상의 돌연변이가 많이 생겨나면 이를 완벽하게 고치지 못하는 일이 생기는 것이다. 그러한 DNA 염기상의 돌연변이 한 개는 세포분열을 통해 두 개가 되고, 두 개는 다시 네 개로, 계속해서 기하급수로 늘어난다. 그런 세포가 늘어나면 DNA상에서 돌이킬 수 없는 유전자 변이를 만들고, 그러한 변이에 의해 생산되는 아미노산과 단백질로 구성되는 세포는 암세포가 된다.

사태가 여기에 이르러 암세포가 어느 정도까지 자라게 되면 세상사에서 그렇듯이 재판받는 심정으로 병원을 들락날락해야만 하고, 몸도 많이 상하게 돼 이를 원망하다가도, 결국엔 자신에게서 그 잘못의 원인을 찾게 되어 반성과 회한의 길을 가게 된다. 암세포가 나의 과거(?)를 반성하게 만드는 것이다.

돌연변이

우리 몸 안에서는 2500~5000개 정도의 돌연변이가 매일 발생한다. 대사에 필요한 단백질을 만들기 위해 DNA의 유전자가 mRNA로 전사되고, 다시 단백질로 발현되는 과정에서 그런 실수가 생긴다. 인간의 몸이 완전한 무결점체가 아닌 것이다. 혹자는 '신의 실수'라고도 한다. 토인비는 역사에서 "시련과 도전이 없는 문명은 사라지게 된다"는 교훈을 남겼다. 몸에서도 그런 실수가 계속되고, 그에 대한 대응이 끊임없이 점철된다.

그러나 신의 실수이든 아니든, 좀 더 크게 보아 그러한 시련이 없었다면 인간의 몸은 환경 변화에 적응력을 상실해 이미 멸종의 길에 들어선 '공룡의 전철'을 밟았을 것이다. 많은 시련과 고통이 있었기에 지구 생태계의 끊임없는 변화 속에서도 100만 년 넘게 인류가 살아남아 지구를 지배하고 있는 것이다.

또 모든 동물은 암세포로 변화할 수 있는 발암 유전자Oncogene을 갖고 있다고 한다. 이는 내부에 어떤 시련을 불러올 소인을 안고 태어난다는 의미다. 돌연변이에 의하거나 환경 또는 유전적인 가족력에 의해서 장차 암세포로 변질될 모母암 유전자Proto-Oncogene를 갖고 있다. 이는 암 단백질을 잘 만들어낼 가능성이 높은 변형 유전자를 말한다. 현재 알려진 것만 100여 종에 이른다. 그러한 유전자가 바로 암세포가 되는 건 아니다. 문제가 있으면 그 원인과 대책이 그 안에 내재돼 있기 마련이다. p53같이 항암 유전자로 알려진 억제 유전자에 의해 암단백질 발현이 억지된다.

이외에도 살아가는 과정에서 생겨나는 돌연변이는 몸을 순찰하는 교정 단백질에 의해 그때그때 수정되기도 한다. rec라는 유전자 정보가 세포 안에서 번역돼 만들어진 Rec 효소 단백질이 잘못 번역된 염기를 빼내고 이를 정상적인 염기로 교체한다. 그러나 치료되지 않고 남은 돌연변이, 그중에서도 바이러스가 인간을 숙주로 삼아 자신의 유전자를 우리 몸에 옮김으로써 만들어지는 돌연변이가 암세포를 만드는 주요인으로 지목되고 있다.

바이러스와 암세포

바이러스와 암세포는 생명력을 본질적 속성으로 한다. 엄청난 번식력과 끈질긴 생존력이라는 두 가지 요소로 설명되는 생명력이 놀랍다. 생명력이 질기다는 점에서 바이러스와 암은 계보를 함께하는 패밀리에 속한다. 본능적이며 행동 결정에 일사불란한 강령에 따라 움직인다. 상대방이 허약해 보이면 언제든 세포 속의 DNA에 파고들어 유전정보를 바꿔 자신의 자손을 퍼뜨린다. 특히 바이러스는 생물체인지 아닌지, 정의가 어려울 정도로 생존력이 뛰어나고 번식력 또한 엄청나다.

이들의 생명력의 바탕에는 돌연변이 기작이 깔려 있다. 바이러스는 자신의 유전체를 숙주인 인간의 유전체로 옮겨 번식함으로써 본연의 유전 서열과는 다른 서열을 가진 돌연변이 유전자를 만들어낸다. 돌연변이 유전자는 결국 우리 몸에 좋지 않은 단백질을 만들어내거나 아니면 필요한 단백질을 만들지 못하게 해 정상적인 세포로 성장과 분열을 할 수 없게 한다. 이것이 암세포의 씨앗이 되는 것이다.

독감 인플루엔자 바이러스는 빠르면 3주 만에도 돌연변이를 거쳐 새로운 환경에 적응하는 능력을 갖고 있다. 일반적인 감기의 원인이 되는 아데노바이러스 같은 감기 바이러스와는 완전히 다르다. 외피 부위에 형성된 당단백질 또는 탄수화물의 배열 구조를 바꾸는 방식이 그러한 돌연변이의 모습으로 알려져 있다.

따라서 완전무결한 독감 백신은 만들기 어렵다. 해마다 9, 10월이 되면 맞는 독감 백신은 사실 당해 연도에 유행하는 바이러스에 대한 백신이 아니다. 이전에 유행했던 바이러스의 타입을 기본으로 올해 나타날 변종에 일정 부분 효과가 있을 것으로 예상되는 세 가지 유형을 묶어 미리 만든 백신이다. 따라서 어느 날 갑자기 나타난 신종 플루 같은 경우엔 딱 맞는 백신이 없다. 신종 플루만이 아니라 에이즈나 조류독감 바이러스에도 백신이 없다. 아니 없는 게 아니라, 사실은 만들어봐야 별 효과가 없다. 워낙 돌연변이가 빨라 백신을 만드는 도중에 새로운 변종이 나오기 때문이다.

이들은 모두 RNA 바이러스라는 공통점이 있다. 유전 정보를 비교적 안정적으로 갖고 있는 DNA보다는 불안정한 RNA 바이러스가 변종이 쉽게 생길 수 있어 치료약이나 백신을 만들기 어렵게 하는 바이러스다. 또 바이러스는 절대 '생산'을 하지 않는다는 점에서 암세포와 닮아 있다. '무항산無恒産이면 무항심無恒心'이라는 맹자님 말씀도 공염불이다. 스스로 땀을 흘려 영양물질을 만들지 않는다. 그저 숙주가 만들어낸 물질을 이용할 뿐이다.

마찬가지로 암세포도 직접 대사를 통해 영양물질을 만들지 않는다. 다만 혈관 생성 인자VEGF를 만들어 혈관을 자신에게로 끌어와 숙주가 생산한 영양물질을 빨아먹고 자란다. 소위 '빨대'를 꽂아 남이 힘겹게 일귀놓은 이득을 가로채 살아간다. 그런 사람들이 우리 사회의 주류를 형성해서는 나라가 망한다. 남을 등쳐 먹고 거기에 기대어 살면서도 고마움이나 은혜를 느끼시 못하는 심리적 경향을 타고난 이들을 볼 때 바이러스와 암세포가 떠오른다.

우리 사회에 이런 '베짱이'는 널렸다. 따뜻한 애정은 고사하고 스스로 책임지거나 제대로 해내야 할 일은 대충하고, 온갖 특혜와 권력, 이득은 크게 독식한다. 강자에 약한 반면 약자에는 한없이 강하다. 곳곳에 둘러쳐진 진입 장벽과 자릿세, 텃세는 끝까지 부리고, 작은 권력에서 큰 권력에 이르기까지 챙기는 데는 최소한의 체면이나 신뢰도 없다. 이런 베짱이들 때문에 정직한 노력만으로 아무리 열심히 살아도 크게 성공하는 사람을 찾기 어려운 게 아닌가 싶다

바이러스나 암세포는 일정한 떼를 형성할 때까진 납작 업드려 잠복한다. 아무 일도 하지 않고 힘을 비축하며 최소한의 에너지만을 쓰며 때가 오기를 기다린다. 몸 안으로 침입한 바이러스는 자신에게 유리한 환경이 갖춰질 때까지는 성장이나 세포분열을 통한 증식도 하지 않는다.

암세포도 1센티미터 정도로 커질 때까지는 서서히 자라고 몸은 거의 자각증상이 없다고 한다. 이때 암세포를 발견하면 1기에 해당돼 행운으로 여기는데 이때까지는 암세포가 본격적으로 발호하기 이전의 단계로 보기 때문이다. 세상의 온갖 실수나 잘못도 이 정도에서 깨닫거나 알게 되면 그래도 쉽게 고쳐질 수가 있고 더 큰 잘못으로 나락으로 굴러 떨어지지 않고 갱생의 길을 갈 수 있다는 점을 명심해야 한다.

배신의 코드

바이러스 같은 미생물의 세계에 이른바 '군집의 원리Principle of Numbers' 라는 일반 법칙이 있다. 일정한 세勢가 되어야 비로소 영역 확장에 나선 다는 것이다. 마치 조폭의 세계에 흔히 등장하는 속칭 '나와바리' 전쟁 같은 얘기다. 그러한 미생물의 일반 원칙이 암세포에도 그대로 적용된 다. 암세포도 아무 때나 세력 확장에 나서는 게 아니다. 평소에는 내실을 기하다가 자신이 기생하는 숙주가 약해질 때에야 비로소 결정적으로 발 호한다. 숙주가 약해지면 자신에게도 불리해지니깐 세포분열을 통해 결 정적인 순간에 주인에게 등을 돌리며 치명타를 입힌다.

원래 세상살이에도 가까운 관계일수록 손해가 나고 피해를 당해도 신 뢰하는 유대감이 유지된다면 실망이 그리 크지 않다. 하지만 그러한 신 뢰 관계와 믿음이 한쪽만의 일방적인 것으로 다른 한쪽은 상대를 이용 하려는 먹잇감으로만 생각해온 게 드러나게 되면 그 상대방에게는 물 질적 피해 말고도 정신적 충격이 훨씬 큰 법이다. 일평생 살면서 믿었던 사람한테 사기당하지 않는 것만도 큰 행운이고 복이라는 생각이 드는 게 보통 사람들이 겪는 인생살이 경험칙이다.

암세포는 이러한 배신의 코드를 가진, '내것'이 아닌 세포다. 따라서 암세포의 성질을 건드려 성내게 하거나 얕보여 업신여김을 당하지 않도 록 자신의 면역 능력을 일정 정도로 유지하면서 암세포가 발호하지 않 는 선에서 달래가며 치료하는 완화 치료법이 현대 의학에서 각광을 받 고 있다. 암세포 덩어리가 너무 크다면 침습적 수술로 일정 부분 줄이고, 암세포에 맞는 화학 치료를 통해 암세포가 성내지 않도록 하고, 그렇다고 업신여김을 당하지 않도록 적당한 견제를 하는 선에서 평생 관리하는 정도로 치료하는 것이다. 감기나 당뇨같이 평생 달고 살아가는 관리형 질병쯤으로 생각하는 것이다. 섣불리 암세포를 완전 제거하려 들다가는 암세포를 죽이기 전에 정상 세포가 치명타를 입어 명을 재촉하는 경우가 너무도 많기 때문이다.

따라서 몸 안에 들어와 활동하는 바이러스의 속성을 제대로 밝혀내 암 발생 자체를 예방하고, 혹여 생기더라도 잘 관리할 수 있는 보존적 관리 치료를 통해 암으로 인한 사망률을 줄여나가는 방안이 현재로서는 최선이다. 한편 최근 2, 3년 전부터 특허가 속속 만료됨에 따라 국내업체들도 뛰어든 레미케이드 리툭산 허셉틴 등 유명 항암제와 류머티스 관절염 치료제에 대한 바이오시밀러가 암세포의 무한한 욕심(?)을 이용한 생물 의약품들이다.

중국 햄스터의 자궁 세포나 암세포가 갖는 무한 복제 능력을 이용해 자가면역질환이나 각종 암세포 표면에 갖는 특이적 항원에 결합하는 항체 단백질을 만들어 약으로 쓴다. 무한 증식하는 암세포를 특정 항원에 대한 항체를 생산하는 공장으로 쓰는 것이다. 지피지기知彼知己이면서 이이제이以夷制夷의 전략인 것이다. 암세포가 갖는 독한 성질이 특효약을 만드는 데 이용되다니 참으로 극적인 반전이라 아니할 수가 없는 게 약의 세상이다.

죄와 벌

바이러스와 암세포는 동전의 양면과 같은 존재다. 바이러스가 암 발생

의 원인 제공자라면 암세포는 바이러스에 의해 발생된 돌연변이의 결과
물이다. 바이러스가 세상 죄악의 씨앗이라면 그 결과물인 암세포는 인
간이 그러한 죄에 결국 굴복한 데 대한 벌인 셈이다.

　문제는 그러한 암세포가 도덕적으로나 사회적으로 죄 많은 사람이나
선량한 사람이나 가리지 않고 생긴다는 것이다. 아니, 오히려 정신적 상
처와 스트레스를 많이 받고 사는 선량한 사람들에게 더 많이, 더 자주
생기는 것 같아 억울할 때가 많다. 하지만 그러한 모순과 불공평에도 굴
하지 않고 자신의 선함을 꿋꿋하게 유지하며 버텨내는 삶이 더욱 가치
있게 느껴진다. 마치 어둠 속에서 빛의 밝음이 더욱 소중해지고, 그러한
악이 존재함으로 해서 선이 더욱 빛나듯이 말이다.

　그러한 이치는 암세포를 다룸에 있어 완전히 제거하려 하지 않고 성
내지 않게 관리하면서 평생 함께 사는 동반자 정도로 받아들여야만 하
는 이유와 일맥상통한다고 할 것이다. 원래 세상에는 내가 저지르지 않
아도 생겨나는 죄나 억울함을 감수해야 할 일이 많은 것이다.

역그레샴의 법칙

시간

우리는 흔히 겁 없이 날뛰는 무서운 존재를 말할 때 '눈에 뵈는 게 없다'고 말한다. 사회 속에서 살아가면서 기본적으로 지켜야 할 예절이나 도덕, 그리고 최소한의 법률이나 공공의 행동 관습을 모르고 설치는 망나니 같은 짓을 서슴지 않는 행태를 일컫는다. 여기서 한발 더 나아간 망나니는 시간개념이 없는 것이다. 세상 일에는 시작이 있으면 반드시 끝이 있는 법인데 그렇지 못한 것이 이 경우다. 그 끝을 모르고 자기 욕심을 채워나가는 존재만큼 무서운 게 또 있을까?

암세포는 시간개념이 없다. 인생의 유한한 경험으로 보면 세월은 우리를 철들게 하고, 자신에 대해 더 성찰하게 하고, 나아갈 바를 찾아 가게 하는 위대한 스승과 같다. 그러나 암세포는 그러한 세월을 이기기라도 할 것인 양 시간이 흘러도 죽거나 사그라들지 않고 계속 자신의 클론을 복제해나간다. 암세포가 이렇게 자신의 존재를 계속해서 복제할 수 있는 건 핵 안에 위치한 염색체의 끝부분에 붙어 있는 텔로미어라는 생체 시계가 고장 나 있기 때문이다.

텔로미어는 염색체가 분열할 때 그 안에 있는 DNA를 보호하기 위해 염색체 끝에 나와 있는 여분의 염기 서열을 말한다. 염색체는 분열할 때 그 끝에 있는 일부분이 복제가 되지 않기 때문에 원래 세포에서 나온 딸세포의 텔로미어 길이는 일정 부분 줄어들게 돼 있다. 보통 한 번 분열할 때마다 50~100개의 염기가 떨어져 나간다. 암세포는 그러나 이러한 생체 시계를 거꾸로 돌린다. 텔로머레이즈라는 효소를 이용해 줄어든 끝부분을 원상회복시켜 세포가 나이가 들어도 원래대로의 생명력과 번식력을 갖도록 하는 것이다. 텔로미어가 줄어들지 않기 때문에 암세포는 분열을 하고 나서도 원래의 세포로 다시 돌아갈 수 있는 것이다.

시간과 싸워서 이길 수 있는 존재가 세상 어디에도 없는데 암세포는 시간을 비웃기라도 하듯 자신의 자손 세포를 만들고도 원래의 팔팔한 세포로 재탄생하는 것이다. 탄생은 있으되 죽음이 없는 것이다. 이보다 무서운 존재가 또 있을까. 시작은 있으되 그 끝을 모르는 생명체는 무섭다. 그것은 무한한 탐욕과 욕구만이 꿈틀대는, 극단적으로 이기적인 존재이기 때문이다. 환자의 몸에서 떼어낸 암세포는 원래의 숙주인 환자는 죽어도 수십 년에서 수백 년 동안 전 세계의 암연구소 등에서 표본용으로 살아가고 있다.

그러나 달리 생각해보면 암세포는 정말로 강한 존재는 아니다. 암세포는 숙주가 제공하는 환경이 없이는 스스로의 힘만으로는 단 하루도 살아갈 수 없다. 그저 남의 어깨에 달라붙어 애써 만든 산물을 약탈해

악착같이 생명을 이어가는 존재에 불과하다. 스스로는 생존할 수 없는 기생충과도 같다. 이러한 속성이 암세포의 본질이다.

정상 세포는 염색체가 분열하는 과정에서 끝부분에 있는 텔로미어 부분에는 복제 효소의 시작 부위가 달라붙어 복제가 안 되기 때문에 그만큼 텔로미어의 길이가 줄어들게 돼 있다. 따라서 그 길이를 보면 세포가 얼마나 분열했었는가 하는 노화 정도를 알 수 있게 해준다. 일종의 몸 안에 내장된 시계와 같은 것으로 역사의 기록물인 사초와 같은 것이 바로 텔로미어인 것이다. 그런데 텔로미어의 염기는 그 숫자가 제한돼 있다. 보통 50~60번 정도 복제되면 더 이상 떨어져 나갈 염기가 없어 재생이 되지 못하고 그 세포는 사멸하는 게 원칙이다.

따라서 나이가 들수록 우리 몸의 전체 세포 수는 점차 줄어들게 돼 있다. 보통 몸의 전체 세포가 60~100조 개 정도 되는 것으로 알려져 있지만 노인이 되면 그 숫자는 현저히 줄어든다. 다시 말해 모든 정상 세포는 태어나면서 텔로미어의 길이가 정해져 있고, 그 길이에 따라 염색체 쌍을 갖고 있는 단위 세포의 수명도 일정 횟수 분열한 후에는 사멸하는 게 정상이다. 그러므로 세포로 구성된 인간의 몸 전체의 수명도 복제 과정에서 그 주기에 따라 일정 정도는 차이가 날 수는 있지만 이미 프로그램화돼 있는 것만은 사실이다.

몸을 구성하는 세포의 분열 횟수가 미리 정해져 있어 평소 건강을 잘 관리한다 해도 세포분열 횟수가 정해진 양을 다 채우면 인간의 수명도 끝나게 된다는 얘기다. 수명은 바뀔 수도 있다고 하는데 바뀌는 것은 시간의 스팬이라는 외연일 뿐 유한한 시간 내에서 몇 번에 걸쳐 분열하다가 사멸하는가 하는 그 속성은 근본적으로 바뀌지 않는다. 적어도 유전자의 세계에서는 그렇다. 그러나 이러한 유전자가 변해버린 암세포는 정상 세포가 갖는 이러한 속성까지 바꿔버린다. 끝을 모르고 자신의 분신을 증식하는 데만 몰두한다. 암세포는 정상 세포의 운명까지 바꿔 자신의 욕구를 채우는 데만 열심이다.

곰과 펭귄

극과 극은 서로 통한다던가. 사람이 세상에 나오기 전에 거쳐야만 하는 어머니의 태반에서도 암세포의 이 같은 속성이 잠깐 유지된다. 태반에 많은 줄기세포도 알고 보면 암세포와 비슷한 속성을 갖는다. 태반에서 수정란이 분화돼 여러 장기와 기관을 만들고, 그러한 기관과 장기들로 구성된 하나의 개체로 탄생하기 전에는 여러 번 분열해도 텔로미어의 길이가 줄어들지 않는 것이다.

자궁 안에 형성된 태반 환경에서는 세포가 수없이 많은 분열을 하지만 그때마다 줄어드는 텔로미어를 원상으로 되돌리는 효소가 작동하기 때문이다. 텔로머레이즈라고 부르는 이 효소는 시간을 잠시 멈추게 하는 능력을 가진 것이나 다름없다.

따라서 요즘 각광을 받고 있는 줄기세포는 바로 텔로머레이즈가 활발히 활동하는 태반 세포에서 추출하는 것에서부터 시작됐다. 그 뒤에 성체 세포에서도 역분화 효소나 돌연변이 유전자 도입을 통해 분화 능력을 갖는 줄기세포로까지 역으로 되돌리는 수단과 방법이 개발돼 이에 대한 연구가 한창 진행 중이다.

하지만 아직 갈 길이 먼 상태로 일부 질병을 제외하고는 역시 태반에서 추출한 줄기세포가 세포 재생 능력 면에서 가장 강력한 것만은 사실이다. 여성의 자궁 속에 위치한 태반만큼 줄기세포를 보전해줄 대체 환경은 아직 존재하지 않기 때문이다.

줄기세포를 이용해 난치병을 치료하는 세포 치료제 개발에 전 세계의 생명과학자들이 달려들고 있다. 일부 연구 그룹은 자매 병원을 통해 줄기세포를 만드는 GMP 우수의약품생산기준 인가를 받은 생산 시설을 갖추고 자기 몸에서 추출하든 타인의 몸에서 추출하든 줄기세포를 뽑아내 농축 배양시켜 환자에게 직접 시술하는 단계에 접어들고 있다.

미래의 의약학은 중증 암이나 유전 질환 같은 난치병에 걸릴 위험을 미리 유전자 스캐닝을 통해 알아내 대비하고, 유전적 결합을 가진 약물 사용을 자제하고 대신 그에 맞는 약물만을 사용해 치료하는 파마코제노믹스 Pharmacogenomics와, 만약 질병에 걸리게 된다 해도 해당 세포로 분화할 수 있는 줄기세포를 배양 또는 생산해 치료하는 예방의학과 생물 의약품의 시대로 접어들 것이다. 여기서 생물 의약품은 인간이나 동물의 몸에서 생겨나는 세포나 물질, 그리고 장기 같은 것을 생명공학적인 배양과 생식 과정을 통해 만들어낸 약을 모두 포괄하는 넓은 의미의 생물학적 제제를 말한다.

그러나 태반이 아닌 성인의 몸에서는 줄기세포를 구하기 어렵다. 골수나 소장 힘줄 세포 등에서 일부 있긴 하지만 너무 적어 농축하는 데 많은 노력과 비용이 든다. 성인의 몸 안에는 줄기세포가 이미 장기와 같은 여러 기관으로 분화됐기 때문에 텔로미어를 원상회복시키는 텔로머레이즈 효소가 억제된다. 따라서 성인 세포는 그 재생 능력이 텔로미어의 길이에 의해 제한된다.

그러나 어떤 원인에 의해 텔로머레이즈에 대한 억제 기전이 고장 나면 세포는 죽지 않고 계속 분열하는 암세포가 된다. 암세포는 앞서 말한 돌연변이와, 아직 그 원인이 밝혀지지 않은 텔로미어의 재생을 억제하는 기전이 망가져 있는 현상을 보인다. 줄기세포와 암세포는 바로 이점에서 공통점을 갖는다. 따라서 치료약으로서 줄기세포는 태반에서 채취해 바로 쓰는 게 아니다. 여러 조작을 거쳐 발생학적으로 완전히 건강한 줄기세포로 완전히 분열된 세포만을 사용한다. 어떤 기관이나 조직으로 분화가 이미 시작되었거나 세포분열이 아직 끝나지 않은 상태의 줄기세포는 암세포와 같은 치명적 독성을 갖고 있기 때문이다.

줄기세포와 암세포는 비슷하지만 그 차이는 지구 상의 남극과 북극의 거리만큼 차이가 난다. 춥고 빙하가 땅을 덮고 있어 비슷한 것 같지만 북극에는 곰이 살고 남극에는 펭귄이 산다. 같은 조상에서 나왔지만 너무도 다른 길을 걸어간 카인과 아벨 같은 존재가 바로 암세포와 줄기세포인 것이다.

역그레샴의 법칙

항암제는 앞에서 설명한 돌연변이의 원인이 되는 바이러스나 암세포의 이런 특성을 파악해 그 약점을 파고든다. 첫 번째 유형이 DNA의 기본 구조를 만드는 것을 억제하는 방식이다. 암세포가 아데닌이나 구아닌 같은 퓨린이나 티민 시토신 같은 피리미딘계 핵산을 만드는 걸 차단하거나 엽산 대사에 관여하는 환원 효소를 억제해 세포분열을 못하게 하는 방식이다. 광범위 함암제로 많이 쓰이는 메토트렉세이트나 플루오르우라실, 요즘 유행하는 크론병을 치료하는 아자티오프린 등이 그런 항암제다.

두 번째 유형으로는 세포의 유전자를 직접 공격하는 약이다. 암세포 안에 있는 DNA에 결합해 활성산소나 과산화수소 같은 독성 물질을 이용, 살아 있는 세포를 직접 녹이거나 복제를 못하게 하는 약이다. 유방암이나 임파종에 쓰이는 독소루비신 같은 안트라사이클린계와 사이클로포스파마이드 같은 항암제가 그것들이다.

세 번째로는 세포의 분열을 막는 것도 있다. 빈카 잎에서 추출한 빈블라스틴 빈크리스틴 등의 천연 항암제로 암세포의 염색체가 분열할 때 양쪽 끝에서 뻗어나 잡아당기는 구조단백질인 마이크로튜블린의 합성을 저해해 증식을 막는다. 신종 플루에 대한 특효약으로 알려진 타미플루 같은 약도 항암제가 아닌 항바이러스제지만 바이러스의 기전을 이용해 증식을 억제하는 약이다. 인플루엔자 바이러스의 표면 단백질인 뉴라미니데이즈 합성을 억제해 인플루엔자가 증식하는 것을 막는다.

마지막으로 암세포의 최대 약점인 혈관 생성을 막는 항암제도 있다. 수니티닙이나 소라페닙이 이에 해당한다. 암세포 성장에 필요한 영양물질 수송을 막기 위해 혈관 생성을 억제하는 것이다. 암세포는 영양물질 생산 대신 자신이 필요한 혈관의 생성을 촉진하는 인자를 만든다. 혈관을 빠르게 생성하도록 하기 위해서다. 이를 막아 정상 세포에 비해 빠른 번식을 위해 비교할 수 없을 정도로 많은 영양물질을 필요로 하는 암세포에 더 큰 타격을 가하도록 한 게 최근에 나온 항암제의 한 원리다. '너 죽고 나죽자' 하는 식이다. 이밖에도 요즘 연구가 한창 진행 중인 타입으로는 암 억제 유전자로 동정同定된 p53의 기전을 타깃으로 하는 항암제 개발이 활발하다.

사실 암세포는 정상 유전체 속에 돌연변이가 섞여 융합돼 있기 때문에 정상 세포는 빼고 암세포만 죽이는 치료약을 만들기는 매우 힘들다. 정상 세포와는 완연히 다른 암세포가 갖는 특징만을 공격하는 약을 만들기 어렵기 때문이다. 항암제 중에는 발암 기전의 여러 타깃 중 일부분만을 건드리는 표적 치료제가 있지만 정상 세포에는 전혀 영향을 주지 않고 오직 암세포만을 공격하는 약은 아직 없다.

아니 앞으로도 그런 완전한 약은 나오기 힘들 것이다. 왜냐하면 항암제라는 약은 암세포와 같이 번식력이 빠른 세포를 주 타깃으로 하는데 그러한 세포 재생 주기가 빠른 백혈구 같은 면역 세포나 위점막 세포, 그리고 모발 조갑 세포는 암세포와 비슷한 성질을 공유하고 있어 항암제의 공격을 피할 수 없기 때문이다.

이런 특성 때문에 항암제를 쓰게 되면 위와 장의 점막이나 백혈구 같은 골수 면역 세포가 가장 큰 타격을 받게 되고, 생장 증식이 빠른 머리털도 많이 빠지고 위점막 세포 등이 약해져 구토 증세에 시달리는 부작용을 겪게 된다. '양화'와 '악화'가 싸우는 전쟁판에서 양화의 피해를 최소화해 환자의 생명을 보장하는 선에서 악화인 암세포를 없애거나 그 세를 줄여나가는 전략이 구사된다.

따라서 세포의 증식을 억제한다는 점에서 '항암제'라는 과장된 표현 대신에 '항증식제'라는 말이 더 적절하다고 할 수 있다. 백퍼센트 완벽하게 암세포만 공격하는 진정한 항암제는 아니라는 것이다. 나쁜 놈이 판치는 세상에서 선한 사람이 피해를 감수할 수밖에 없는 게 그레샴의 법칙이다. 하지만 몸이 중대한 위기 사태에 빠지면 반대로 악화를 몰아내기 위해서 양화의 옥쇄를 감수할 수밖에 없다는 전제에서 항암제는 출발한다. 그래서 이른바 '역逆 그레샴의 법칙'이 대부분의 항암제에 작용되는 원리라 할 수 있겠다.

로또와 대박

대박

요즘 '대박'이란 말이 대유행이다. 10대 청소년들 사이에 쓰이기 시작한 은어가 점점 나이를 타고 올라가 젊은 20, 30대를 넘어 이제는 중장년 층도 자주 쓴다. 말 그대로 대박이 '대~박'이다. 대박이란 말이 유행하기 전에는 비슷한 의미로 쓰인 말이 '로또'라는 말이다. '로또가 터졌다' 느니 '로또 수준이다'느니 하며 큰 행운을 만나거나 어려운 과정 끝에 큰 보상을 얻게 됐을 때 주로 쓰인다. 또 다른 의미에서 '로또 공화국'이니 '로또계' 같은 부정적인 이미지를 가진 신조어도 나왔다.

로또는 'Lot운명'에서 파생된 이태리어로 원래는 행운을 뜻하는 일반 명사이나 이제는 거의 고유명사가 되었다. 로또에서 나온 영어 'Lottery'라는 말은 '복권'을 말하는데 복권은 국내에서는 해방 이후 1947년, 올림픽 출전을 위한 기금 마련을 위해 처음 등장했다고 한다.

로또는 2002년 12월 국내에 처음 도입됐다. 당시 복권방 앞에는 로또를 사려는 행렬이 진풍경을 이뤘다. 구매자가 직접 번호를 선택할 수 있는 점과 당첨 금액이 얼마가 될지 미리 정해지지 않은 점에서 종전의 복권과는 달랐다. 도박의 속성을 그대로 갖고 있어 사행심을 최대한 자극할 수 있는 복권이었다. 한 방의 로또로 인생 역전을 꿈꾸는 사람들에게는 일종의 보험 같은 안정감을 주는 효과도 있었다.

로또 신약

제약 산업에는 다른 산업에 비해 유난히 로또 당첨과 같은 대박 사건이 많다. 처음부터 계획하지 않았거나, 아예 의도조차 없었는데 생각지도 않은 의외의 결과가 나타나 대박을 터뜨려 블록버스터급 로또 신약으로 우뚝 등장하는 경우다. 그러한 대표적인 사례로 꼽히는 게 얼마 전 특허가 만료된 발기 부전 치료제 실데나필 성분의 '비아그라'라는 약이다. 전 세계적으로 수십억 정이나 팔리는 엄청난 성공을 거둔 로또급 신약이다.

이 약은 원래 실패한 약이었다. 보통 수천 억~1조원에 이르는 것으로 알려진 엄청난 연구 개발비에다 수년간에 걸친 임상 시험과 연구 개발 노력에도 불구하고 원래 예상했던 협심증과 심장병_{고혈압} 치료약으로는 효과가 미약했다. 이미 임상 2상까지 진행된 상황에서 원래 목표로 한 타깃 약물로는 부적합하다는 결론에 이를 즈음이었다. 연구팀은 약물의 용량이 적어 그런 것으로 보고 용량에 대한 재결정을 위해 많은 임상 비용이 이미 투입되었음에도 다시 임상 1상으로 돌아가 환자가 아닌 일반인을 대상으로 약물 흡수력 시험부터 다시 시작하려고 했다.

이때 임상에 참가한 피실험자들로부터 전혀 예상하지 못했던 보고가 연구진에게 피드백됐다. 혈압을 떨어뜨리는 효과 대신 다른 곳(?)에서 예상치 못한 효험을 느낀다는 것이었다. 남성의 발기를 일정 시간 유지시켜주는 데 탁월한 효과를 나타낸다는 것이었다. 임상 시험에 참가한 피실험자들이 복약 스케줄대로 일정 기간 약을 복용한 후 남은 약을 점검하기 위해 되돌려 달라는 회사 측의 요구에 한결같이 약을 모두 복용했다며 허위 보고를 한 것 같다는 웃지 못할 뒷얘기도 전해졌다. 실제로 참여자 중에는 나중에 이 약을 먹고 인생의 행복을 찾았다며 편지를 보내온 경우도 있었다고 한다.

이런 우여곡절 끝에 원래 의도했던 협심증이나 고혈압 약이 아니라 남성의 잠자는 성적 능력을 개선시켜주는 치료약이 탄생하게 된 것이다. 이 약은 그동안 흔히 알려져 온 정력제와는 전혀 다른 개념의 해피 드럭이다. 정력을 강화시키는 것과는 무관하고 다만 음경 주위의 혈류를 개선시켜 마음만 먹으면 언제든지 발기를 유지시켜 주는 약인 것이다. 기왕에 기관지 천식약이나 혈관 확장제, 그리고 고혈압 약을 복용 중인 환자 말고는 별다른 부작용도 없어 성기능 개선 약으로는 안성맞춤이었다.

그 작용 기전은 혈관 내피세포의 수축과 이완에 관여하는 고리형 일인산구아노신cGMP이란 핵산 물질이 있는데 실데나필이라는 성분 약은 이를 분해해 소진시키는 효소PDE5의 작용을 직접적으로 억제한다. PDE5라는 일종의 가수분해 효소를 분해시켜 그 작용을 하지 못하도록 하는 것이다. 이렇게 되면 효소의 분해 작용이 약해지면서 그 반작용으로 cGMP의 농도는 높게 유지돼 음경의 해면체에 혈액을 공급하는 혈관은 오랫동안 확장된 채 머물게 돼 해면체가 부풀어 오르게 되는 기전이 나중에 밝혀졌다.

좀 더 구체적으로 설명하면 동맥 혈관이 확장되고 해면체로 유입되는 혈액의 양이 많아지면 두 개의 해면체 조직이 부풀어 올라 이번에는 반대로 혈액이 빠져나가야 하는 정맥을 눌러 한번 들어온 혈액이 잘 빠지지 못하도록 막아 발기를 오래 유지시켜주는 효과가 나타난다. 말초 동맥의 혈관이 확장되는 과정에는, 추후에 설명하겠지만 성적 흥분 상태에서 나오게 되는 산화질소NO가 관여한다. 따라서 아무런 정신적 흥분이 되지 않은 상태에서는 이 약을 먹어도 최대 효과는 기대할 수 없게된다. 산화질소는 흥분 상태에서만 생성되는 일종의 내분비 물질이기 때문이다.

이 약은 처음에 의도했던 협심증 약과는 약물의 주요 작용 부위가 달랐던 것이다. 음경 주위의 해면체를 통과하는 동맥과 정맥을 조절해 발기력을 유지시켜줄 뿐 심근세포나 관상동맥에는 이 약물과 작용할 수있는 대상 물질이나 수용체가 적어 그 효과가 약했던 것이다. 한 가지 재미있는 사실은 이 약이 고산병의 특효약으로 알려져 히말라야 같은 해발 4000미터급 이상의 고산 등정에 나서는 사람들은 필수적인 고산병 두통약으로 챙기고 있다. 말초 혈관에 혈액 공급을 좋게 해 산소 공급이 원활해지는 부수적 효과를 내는 게 그 이유가 아닌가 한다.

비아그라는 지난 10여 년간 연간 2억 정 이상이 팔릴 정도로 세계적으로도 신약이 됐다. 비만이라든가 성형수술, 쾌면 또는 성기능 개선같이 그동안에는 질병으로 인식되지 않아 건강과는 직접적인 관련이 없는 것으로 인식돼온 분야에서의 소위 해피드럭 시장이 새로운 블루마켓으로 등장하는 계기가 됐다. 또 이 약을 개발한 회사는 그 후 엄청난 홍보 효과에 힘입어 세계 최고의 제약 기업으로 성장했다. 또 캐나다산의 해구신이나 순록의 수요가 절반 이상 줄어들어 생태계를 보호했다는 부수적인 효과로 회사 이미지도 한층 개선됐다. 사향이나 웅담 삼지구엽초음양곽 등 동식물 유래의 소위 정력제 비방에 대한 환상을 없애는 부수효과도 낳았다. 아울러 국내 한약의 보약 시장도 큰 타격을 받았다.

2012년 봄, 실데나필 성분에 대한 특허가 풀리면서 국내 제약사들도 약 30여 개에 달하는 제네릭을 생산, 외국계 제약사의 독점 시장에 뛰어들었다. 그만큼 이 약이 갖는 홍보나 기타 상징적 효과가 크기 때문에 웬만한 국내 제약사는 너도나도 제네릭 생산에 나섰다. 어떤 제약사는 오리지널 약의 디자인을 베꼈다며 소송을 당하기도 했으나 제네릭 약이 나오면서 그동안 오리지널 독점 체제에서 유지돼온 약값이 거의 절반 이상 낮아진 가격에 공급될 수 있는 긍정적인 상황도 벌어졌다. 이 같은 가격 인하 효과로 국내시장만 놓고 보면 제네릭 약이 오리지널 시장을 크게 잠식한 상태다.

TNT

병원 응급실에 가면 생사를 넘나드는 숨가쁜 상황이 자주 목격된다. 심근에 피를 공급하는 관상동맥이 막혀 심정지의 위기 상황에 이른 심근경색이나 폐동맥 또는 뇌동맥이 막히는 색전증 환자가 그 경우다. 관상동맥이 막혀 심근에 혈액 공급이 줄어들게 되면 혈소판 파괴도 빨라져 색전증이 함께 오기도 한다. 초기 증상이 나타나면 가능한 한 빨리, 아니면 늦어도 1시간 안에는 응급실에 도착해야 한다. 그때부터 분초를 다투는 긴급 상황이 진행된다. 빠른 시간 안에 적절한 대응이 취해지지 않으면 환자의 생명이 보장되지 않는 경우가 많다.

그러한 긴박한 순간에 요긴하게 쓰이는 약으로 질산염 또는 아질산염계 혈관 확장제가 있다. 아밀니트레이트 글리세릴니트레이트 아이소바이드 등이 오래전부터 쓰여온 약들이다. 오래전부터 쓰여온 약이지만 그 작용 기전은 20세기말에야 노벨생리의학상을 받은 UCLA의 루이스 이그나로 교수1998년 수상에 의해 밝혀졌다.

혈관의 내피세포를 구성하는 알지닌L-Arg이라는 아미노산은 호흡을 통해 들어온 산소를 만나면 시트룰린이라는, 세포에서 유리된 자유아미노산으로 변하면서 산화질소NO를 내보낸다.

NO가스는 이어 평활근 세포 안으로 들어가 구아닐시클라아제라는 효소를 자극해 삼인산 구아노신GTP을 고리형 일인산구아노신cGMP으로 환원시키며 근섬유를 이완시키는 작용을 하게 된다. 여기에는 평활근 수축을 담당하는 칼슘이온의 증가를 억제하는 길항작용도 함께한다. 이 같은 작용 기전으로 수많은 생명을 살려낸 질산염 계열 활관 확장제는 지금도 응급실이나 수술실에 가면 예비용으로 항상 준비돼 혹시라도 벌어질 위기 상황에 긴요하게 쓰이고 있다.

그러나 이런 기적의 생명수와도 같은 약의 개발은 지금으로부터 약 100여 년 전쯤, 1급 전쟁 물자인 TNT트리니트로톨루엔 폭약을 만드는 공장에서 시작됐다. 인명을 죽이는 전쟁 물자와 목숨을 살리는 응급약이라는 묘한 대조가 참 아이러니컬하다. 당시 폭탄 공장에서 일하는 근로자는 너나없이 월요일만 되면 극심한 두통에 시달렸다. 뇌혈관이 확장되면서 주변의 뇌세포에 압력을 가해 두개골과 대뇌 사이에 있는 두개골 신경을 눌러 통증이 생겨난 것이다.

그렇게 아프기를 며칠이 지나서 수요일이나 목요일쯤 되면 대부분의 근로자가 통증에서 해방됐다. 며칠 사이에 두통이 깨끗이 사라지는 것이 반복됐다. 당시에는 그러나 두통의 근본적인 원인에 폭탄의 원료가 되는 니트로글리세린과 뭔가 관련이 있을 것으로만 생각했다. 공장 내에서 발생한 NO가스가 근로자들에게 흡입되어 혈관을 확장시켜 두통을 일으킨다는 건 꿈에도 몰랐던 것이다. 앞서 여러 번 얘기한 것처럼 NO가 몸 안의 세포 안에서 생기게 되면 혈관의 수축과 이완을 담당하는 평활근을 이완시켜 혈관을 확장케 하는 작용을 하게 된다. 그래서 월요일에 출근하여 질소산화물이 함유된 공기를 마시게 되면 두개골 혈관이 확장돼 골치가 아팠던 것이다.

그러나 며칠 계속해서 공장에서 지내다 보면 세포 내 호흡 센터인 미토콘드리아에서 NO를 만들어내는 알데하이드 탈수소효소ALDH라는 산화효소에 내성이 생기게 돼 그 효력 또한 줄어들게 되면 NO 생성이 줄어들면서 자연스럽게 두통이 사라지는 것이다. 그러다 주말이 돼 집에서 쉬게 되면 이번에는 미토콘드리아에 생긴 내성이 다시 사라지게 되고 휴식 후 월요일 출근하면 마치 월요병처럼 두통이 다시 찾아오기를 반복하는 것이다.

신약 개발 회사들은 여기서 질소산화물을 약으로 만들 생각을 하게 된다. 폭약 공장 근로자들의 오래되고 반복적인 경험이 신약을 개발하는 계기가 됐다. 그러나 그 정확한 기전까지는 당시에는 알지 못했다. 경험적으로 그런 약을 만들어 사용했는데 효과가 있어 계속 사용하게 된 것이다. 주말을 집에서 쉬고 난 뒤 월요일 출근하면서 누구나 찾아오는 심리적인 요인에서 주기적으로 나타나는 '월요병'일 것이라고 치부했다면, 오늘날 매우 간단하지만 경각에 달린 목숨을 구하는 묘약은 만들지 못했을 것이다.

폭약 공장 근로자들의 편두통에서 협심증을 거쳐 발기부전 등을 치료하는 약물은 모두 작용 부위만 다를 뿐 작용 원리는 모두 NO가스를 출발물질로 하는 하나의 기전에서 나온 것이다. 발기부전 치료제가 혈관 내피세포에서 만들어진 NO에 의해 해면체 조직 세포를 통과하는 혈관이 확장됨으로써 효과를 내는 것이라면 관상동맥 확장약은 직접 NO가스의 원료가 되는 질산염 또는 아질산염을 약으로 쓰는 방식이다. 오랜 세월이 흐른 후 폭탄 공장에서 유래하는 NO가스의 기전을 밝혀낸 공로로 역시 TNT 제조로 떼돈을 벌어 창설된 노벨상을 탄 수상자에 의해 그 이론적 배경이 제시된 것도 참으로 묘한 인연이다.

전 쟁

폭약 공장에서 나온 약 말고 실제로 전쟁 중에 얻어걸린 신약도 있다. 제2차 세계대전이 끝나갈 무렵 이탈리아 항구에 정박 중인 해군 함정이 폭발했다. 그 배엔 치명적인 발암성을 가진 독가스로 알려진 겨자가스가 가득 실려 있었다. 그런데 사고 이후 그 함정에 타고 있던 생존자들에게 눈에 띄는 변화가 나타났다. 일반 세균에 대한 면역력이 현격히 낮아져 온갖 질병에 시달리는 현상이 발견된 것이다. 생존자들의 혈액 속에 존재하는 림프구, 그중에서도 백혈구의 숫자가 현저히 낮다는 사실이 역학조사에서 뒤늦게 밝혀졌다.

　이러한 역학조사로 제약업계는 비교적 간단한 화학적 구조를 가진 가벼운 질량의 겨자가스가 백혈구에 대한 치명적인 효과를 가진 것으로 추정하게 됐다. 신약 개발자들은 이 같은 추정을 단순히 원인에 대한 막연한 가정으로만 놔두지 않았다. 겨자가스가 갖는 이러한 강력한 독성을 약으로 전환시켰다. 구조를 약간 변경해서 바로 백혈구 숫자가 엄청나게 증가하는 백혈병의 최초 치료제인 클로르메틴이란 성분의 약을 개발하게 됐다. 전쟁 통에 벌어진 신경 독가스 폭발 사고가 뜻하지 않게도 아주 치명적인 난치병을 해결하는 돌파구를 열어준 셈이 됐다.

　이들 블록버스터 약은 단지 심근경색이나 발기부전, 그리고 백혈병 같은 단순히 한 가지의 질병만을 치료한 게 아니다. 잠을 자다가도 찾아올지 모르는 심장 쇼크에 대한 막연한 공포에서부터 '고개 숙인' 남성들의 무의식 속에 숨어 있는 '임포' 콤플렉스, 치료약이 없는 것은 물론 발병 원인도 모른 채 제대로 된 치료 한번 받아보지 못하고 죽어가던 백혈병이란 불치병에 대한 공포감에서 일정 부분 해방시켜 말 그대로 삶의 질을 바꿔놓았다.

전립선 약과 발모 약

그러한 뜻하지 않은 신약 대열에는 대머리 남성들의 M자형 탈모를 치료하는 발모제도 한몫 거들고 있다. 혈관 확장 작용을 하는 스테로이드 유사 구조를 가진 '피나스테라이드'라는 약이 여전히 대히트를 치고 있는 중이다. 원래 콜레스테롤에서 만들어진 남성호르몬 테스토스테론은 DHT디하이드로테스토스테론란 물질로 대사되는데 여기에 관여하는 환원효소를 억제시키는 작용을 갖고 있다. 이로 인해 탈모의 원인이 되는 DHT의 생성을 막아 탈모를 방지하는 효과를 낸다.

이 약은 원래 양성 전립선비대증 치료제로 개발 중인 약이었다. 그러나 피시험자들 사이에 뜻하지 않은 '부작용'(?)이 나타났다. 바로 사타구니 중심으로 여기저기 털이 자라나기 시작한 것이다. 제약업계에는 '꺼진 불도 다시 보자'는 게 불문율이다. 원래 목표로 삼은 연구에서 결과가 다르게 나왔다고 실험을 포기하는 일은 없다. 그러한 다른 결과물을 다른 용도로 그 적응증을 전환하면 새로운 약이 탄생하는 계기가 되는 것이다.

이 연구를 진행한 메이저 제약사는 여기서 발상의 전환을 한다. 바로 부작용이라고 생각한 그 효과를 주 효능으로 하는 다른 개념의 약을 만들기로 방향을 급선회했다. 우선 용량부터 대폭 줄여 여러 단계로 나눠 그 효과를 비교 대조하는 실험을 진행하는 한편 제형도 당초의 입으로 먹는 경구약에서 해당 부위에 직접 바르는 연고제로 바꿔 특정 부위에 발모 효과가 집중되도록 했다. 이는 세계적으로 유명한 발모제가 탄생한 계기가 되었다.

약값이 너무 비싸 다른 약이 잘 듣지 않을 때에 한해 사용하는 '시스플라틴'이란 항암제도 처음에는 단순히 세포 성장에 전기가 미치는 효과를 알아내기 위한 기초 연구에서 시작됐다. 그러나 실험을 진행하는 도중에 해당 물질이 성장을 촉진하기보다는 오히려 세포분열을 억제하는 작용을 한다는 사실을 발견, 항암제로 개발하게 됐다. 플라티늄이란 비싼 금속을 약으로 쓸 생각은 처음부터 없었을 것이다. 그런데 우연한 기회에 암세포 성장을 억제하는 효과가 탁월하다는 결과가 발견되면서 본격적으로 항암제로 개발하게 돼 오늘날에도 제2, 제3의 항암 치료제로 쓰이고 있다.

우연? 필연?

신약 개발 역사에 이 같은 사례는 부지기수에 이른다. 그러한 사례는 세계 최초의 항생제인 페니실린 개발에도 등장한다. 영국의 세균학자였던 알렉산더 플레밍은 휴가를 떠났다 온 뒤 실험실 구석에서 잠자고 있던 샬레에 푸른곰팡이가 설어 그곳에 배양하고 있던 포도상구균이 모두 죽어 있는 반점을 보고 페니실린을 추출하는 데 성공하는 행운을 얻었다. 만약 그가 용의주도하고 휴가도 없이 연구에 매진하는 노력형이었다면 휴가 중에 샬레를 배양기에 넣어두지 않는 실수를 저지르지 않았을 것이고, 마침 아래층 곰팡이 연구실에서 우연히 날아온 푸른곰팡이의 행운이 없었다면 그러한 업적은 불가능했을 것이다.

그러나 그의 행운은 거기까지였다. 그는 푸른곰팡이에서 추출한 페니실린으로 실시한 실험을 엉성하게 하는 바람에 정작 페니실린이 인체 안에 흡수돼서는 작용하지 않는다고 잘못된 결론을 내리고 말았다. 그야말로 행운으로 얻어걸린 대박 로또 당첨 기회를 스스로 걷어차는 불행을 안고 말았다. 그러한 불행은 10여 년 뒤 플레밍의 실험 실수를 기록한 논문을 또다시 우연히(?) 발견한 하워드 플로리와 언스트 카인1945년 노벨 생리의학상 공동 수상에 의해 페니실린의 항균 효과가 입증됐다.

그들의 연구를 지원한 미국의 록펠러재단과 제약 회사는 때마침 터진 제2차 세계대전으로 엄청난 대박을 맞았다. 이러한 사례가 바로 우연을 넘어선 로또 행운의 좋은 예에 속한다.

요즘 제약 회사들은 각종 첨단 장비를 동원해 하나의 신약을 개발하기 위해 후보가 될 만한 성질을 갖는 수십만 종에 달하는 후보 물질을 검색한다. 보통 30만 종 이상의 후보 물질을 대상으로 용해도나 원자 간 쌍극자 모멘트 같은 물리화학적 특성에서부터 각각의 후보 물질이 보이는 생리 활성의 미묘한 차이까지 모두 검색하고 정리해 데이터베이스로 만들어 그 특성을 비교 대조하는 절차를 거쳐 보통 300개 내외의 선도 물질을 선정한다.

또 리드 컴파운드Lead Compound라고 불리는 이 선도 물질을 대상으로 실험실에서 구조와 활성에 따른 상관관계를 세밀하게 비교 분석하고, 그 효능의 차이를 보이는 원인을 추적해 생산에서부터 복용 단계에 이르는 과정을 모두 고려한 최적화 과정을 거쳐 하나의 신약을 만들어낸다. 신약 물질이 선정되면 동물 시험과 인체 대상의 임상 시험1~3상 등을 실시, 보통 10년이 넘게 걸려야 겨우 신약 하나를 만들어내는 게 일반적인 신약 개발의 역사다. 이 과정에서 보통 30만 종 이상의 물질에서 겨우 신약 한 개를 개발할까 말까하다는 게 제약업계의 객관적인 기록이다.

제약 산업은 연구 개발 비중이 높은 산업이다. 기술력이 곧 제품력으로 나타나는 전자 산업보다도 연구비 비중이 높은 게 제약 산업이다. 매출액 대비 연구 개발 투자액이 선진 제약사의 경우 보통 25퍼센트를 상회한다. 그러한 속성 때문인지 신약 개발 과정에서 얻게 되는 수많은 실패 경험이나 그 실수 노하우가 뜻하지 않게도 엄청난 대박을 터뜨리는 수가 많다. 제약 산업이 하나의 기간산업 수준으로 탈바꿈하기 위해서는 연구 개발에 더욱 매달리지 않을 수 없는 이유가 거기에 있다.

제약 업종에서 대박을 만들어내기 위해서는 로또 당첨과 같은 막연한 기대만으로는 안 된다. 어떤 실수에 의해 놓치고 말 수 있는 기회를 포착하기 위해서는 항상 준비가 돼 있어야만 하기 때문이다. 준비되지 않고 깨어 있지 않으면 그러한 기회는 어느새 다른 연구 집단이나 제약업체로 넘어간다. 노벨상 수상 반열에 오른 세균 박사 플레밍도 뒤늦게 공부한 탓인지, 아니면 원래 부잣집 아들이라 돈에는 연연하지 않아서인지 학문적 분야에서 새로운 발견을 하는 데는 행운이 따랐으나 큰돈을 버는 일은 후배들에게 양보한 사례가 그런 경우다.

콜럼버스는 500여 년 전 차와 향료를 얻기 위해 인도행 배에 올랐다. 그는 그러나 인도와는 비교할 수 없는 아메리카라는 로또를 맞았다. 비록 그 자신은 스스로 발견한 대박이 원래 계획에는 없던 엄청난 것이었다는 걸 끝내 알지 못했다. 그가 맞이한 행운도 물론 아무런 노력이나 도전 없이 얻어진 건 아니다. 때로는 목숨을 걸고 모든 역량을 집중해야 겨우 얻게 되는 일이다.

아무런 시도조차 없는 이에겐 기회조차 그냥 지나가고 만다. 기회가 있으면 놓치지 않고 '배'에 과감히 올라타 최선을 다하다 보면 계획하지 않았던 대박 행운Serendipity이 터진다는 게 제약업계의 로또 신약들이 던지는 교훈이다. 최소한 복권을 매주 잊지 않고 꾸준히 사는 정도의 노력은 기울인 후에라야 당첨을 기다릴 자격이 생기는 것이다.

콜로니

절대 고독

내가 만지는 손끝에서

영원의 별들은 흩어져 빛을 잃지만,

내가 만지는 손끝에서

나는 내게로 오히려 더 가까이 다가오는

따스한 체온을 새로이 느낀다.

이 체온으로 나는 내게서 끝나는

나의 영원을 외로이 내 가슴에 품어준다.

— 김현승, 〈절대 고독絶對孤獨〉 일부

지난 시절 한국 문단의 모더니즘을 대표하던 〈플라타너스〉의 시인 김현승의 대표작으로 회자되는 시의 한 구절이다. 이 시의 화자는 고독을 통해 오히려 영원을 가슴에 품는다. 인간은 본래 외로운 존재라는 자각에서 절대 고독을 쉽게 얘기하지만 외로움에 지친 영혼은 고독의 끝, 허무에 지는 것이다. 허무를 넘어서 소외를 털고 일어나 보편적인 세계로 나아갈 때 비로소 새로운 자아를 발견하게 된다. 나만이 아닌 나와 같은 존재, 타인을 통해 더 넓은 세상으로 나아갈 때 우리의 존재론적 고독은 비로소 우리의 삶에 약이 된다.

개인의 삶 자체와 그가 일상에서 느끼는 고독은 어떤 한 사람만의 문제가 아니다. 우리 사회에서 요즘 자주 접하게 되는 고독사 문제도 그렇다. 한 개인의 고독한 죽음은 그이의 문제만은 아닌 것이다. 우리의 삶과 주거 양식과 사회적 소통 구조, 그리고 문화적 공감과 향유 같은, 다층적인 세계와 문제가 여기에 닿아 있다. 고독이란 피할 수 없는 숙명이긴 하지만 고독 그 자체는 텅 비어 있어 우리의 삶에 어떠한 의미와 충만함을 채워주지 못하기 때문이다.

개인은 특수한 존재이다. 그리고 깜깜한 밤하늘에 파랗게 빛나는 차가운 별처럼 고독한 존재다. 하지만 그러한 특수한 존재는 우리 사회의 한구석에서 시대의 아픔과 모순 등을 함께하고 문제의식을 공유할 때 비로소 사회 속에 자리를 잡게 된다. 일개의 독단적 존재가 아닌 것이 된다는 것이다. 그러한 개인의 외로운 죽음에서 우리의 삶의 보편적 문제가 녹아 있다고 봐야 하는 것이고, 개인의 고독한 죽음이 던지는 물음에 대한 해답을 찾는 길이 우리의 삶이 되어야 한다는 것이다. 고독한 죽음들을 그저 하나의 소외로서 묻어둬서는 우리가 사회에서 더 이상 기대할 게 없다.

글로컬라이제이션

지난 세기말 우리 사회에도 한동안 세계화의 바람이 불었다. 국내 경제가 빗장을 살그머니 열어젖히고 자유무역을 받아들이기로 한 1995년경의 일이었다. 별다른 준비 없이 갑작스럽게 추진된 세계화는 그러나 IMF 세계통화기금 구제금융이라는 광풍을 만나 단지 빗장을 여는 정도에 그치지 않았다. 대문은 물론 안방까지 열어젖히고 세상을 받아들여야만 했다. 그러고 나니 세계화라는 말도 사라졌다.

그러자 이번엔 지역화란 말이 더 실감나는 시대가 됐다. 때마침 지방 자치 시대도 열렸다. 모두가 세계화의 반작용으로 일어난 결과라고 본다. 이른바 글로컬라이제이션Glocalization의 시대가 열린 것이다.

개인의 삶을 놓고 보면 세계화란 너무 먼 얘기다. 소규모의 모임이나 지역 단위의 활동이 세계화보다 훨씬 중요하다. 오히려 몸담고 부대끼며 사는 소모임이나 지역 단위의 의식과 삶이 더욱 생생하고 피부에 와닿는다. 따라서 우리 주변에서 벌어지는 선거 같은 행사를 봐도 대통령 선거보다 시장이나 시의원 선거가 더 치열하다. 크기가 작다고 농도도 작은 건 아닌 것이다. 서로 간에 얽혀 있는 등나무나 칡넝쿨처럼 떼려야 떼기 어려운 엉김과 부대낌이 있다.

미생물이나 세포 단위의 미시 세계에도 그런 엉김이 있다. 세균처럼 눈에 보이지 않는 미생물도 끼리끼리 서로 엉겨서 외로움을 잊는다. 그래야 죽지 않고 자신들의 생을 이어갈 수 있기 때문이다. 홀로 떨어져 나가는 순간 다른 세균들에 의해 '왕따'를 당해 더 이상 살아갈 수가 없게 된다. 하나의 작은 사회 집락 형태의, 이른바 콜로니를 형성해 살아가야만 하는 것이다.

콜로니

미생물 실험 중에 배양 실험이란 게 있다. 세균 같은 박테리아나 특정 세포에 영양물질을 주어가면서 배양해서 증식시키는 실험이다. 보통 한천으로 만든 배지에 무기물이나 혈청 같은 유기 영양 성분을 넣어주며 일정한 온도보통 섭씨 35~40도에서 시행한다. 작은 고리 모양을 가진 백금 철사로 시료를 묻혀 접시에 최대한 얇게 발라 3, 4일 보관해두면 된다.

그런데 이러한 간단한 실험을 통해 우리는 시료에 들어 있던 특정 세균의 숫자를 손쉽게 알 수 있다. 눈에 보이지도 않고 현미경으로 최소한 100배 이상 확대해야 겨우 그 모양 정도를 알 수 있을 정도로 작은 생물체를 현미경도 없이 셀 수 있는 건 미생물이 갖는 특성 때문이다.

미생물은 번식을 하는 데 자신의 자손들을 멀리 떼어놓지 못한다. 원래 있던 자리를 중심으로 둥그런 원을 그리며 번식하는 것이다. 이러한 동심원을 그리는 집락을 콜로니라 하는데 한 마리의 미생물은 하나의 콜로니를 만드는 것이다. 따라서 콜로니의 숫자를 세면 원래 있던 세균의 숫자인 것이다. 여러 가지 세균이 섞여 있다 해도 마찬가지다. 각각의 다른 종류별로, 또 개개의 세균별로 각각 하나의 콜로니를 형성하기 때문에 미생물마다 잘 맞는 염료를 써 구분을 하고 같은 색깔의 콜로니를 세기만 하면 종류별로 애초 시료에 들어 있던 세균의 숫자를 알 수 있다.

이를 위해서는 물론 하나의 사전 조작이 필요하다. 보통 미생물은 수가 너무 많기 때문에 시료를 채취하기 전에 여러 번에 걸쳐 10의 배수 단위로 희석해서 일정 부피의 시료로 만든 후 그 일부만을 배양하는 조작이 반드시 필요하다. 아주 옅은 농도로 시료를 만들어야 나중에 콜로니의 숫자를 세는 데 부담이 덜하고 확인된 콜로니의 숫자에 희석률의 역수를 곱하면 원래의 시료에 들어 있던 미생물의 숫자를 어림잡아 알 수 있는 것이다.

이는 우리 몸 안에 들어와 사는 대장균이나 결핵균 같은 세균이나 바이오 의약품 공장의 배양실에서 세포를 세거나 그 농도를 알고자 할 때 흔히 쓰는 방법이다. 여기서 알 수 있는 건, 아무리 작은 미물이라도 생물이 갖는 본질적 특성을 갖는다는 것이다. 다시 말하면, 작은 미생물도 본래적으로 고독한 존재로 태어나 하나의 개체 단위로 스스로 독립적으로 생장 증식해가는 존재이며 그러한 외로움을 잊기 위해 끼리끼리 모여 산다는 것이다.

여러 종의 세균이나 세포가 섞여 있다 해도 마찬가지다. 동종의 세균이나 세포라 하더라도 각자의 콜로니를 만들어내는데 종이 다른 세균이나 애초 다른 세포는 두말할 필요가 없을 것이다. 그렇지만 그러한 작은 생물도 하나의 콜로니만으로 살아가는 것 같지만 크게 보면 반드시 그런 것은 아니다. 아니 그렇게 살아갈 수가 없다. 서로 연결돼 하나의 넓은 생태계를 만들며 살아간다. 다만, 주변에 어떤 영향을 미치며 어떻게 교류하느냐의 문제만이 콜로니마다 약간씩 차이를 보일 뿐이다.

서로 다른 종이라 하더라도 본래 배타적인 관계에서 출발하지만 서로 협력이 필요할 때가 되면 균형을 이루며 살아간다. 같은 종의 세균 하나하나 단위로는 살아갈 수가 없기 때문이다. 유용미생물군EM 같은 경우 한쪽에서는 광합성을 하는 세균들이 아미노산을 만들어내고, 다른 한쪽에서는 2차적 생리 대사를 통해 항생제를 만들어 나쁜 세균들을 퇴치하는 방선균이 서로 의지하는 공생 구조를 갖는다. 그러한 유익한 상호작용은 결국 그들 미생물만이 아니라 제3자에 불과한 사람에게도 유익한 환경을 만들어준다. 모두가 공동의 적이라 할 유해균을 퇴치해 자신들의 영역을 확보하며 살아가도록 해주는 것이다.

이러한 유용 미생물은 매우 유익한 약리작용까지 가져 발 냄새를 없애거나 피부 소독을 하는 정도에 그치지 않고 약으로 잘 치료가 되지 않는 무좀이나 아토피 같은 만성적인 피부질환을 서서히 치료하는 능력도 발휘한다. 이는 서로에게 좋은 반려자로 남는 게 얼마나 아름답고 위대한 결단인지를 생각하게 한다. 물론 한 조합의 세균총이 반드시 사람을 위해서 그런 공생 콜로니를 만든 것은 아니지만 결과적으로 그런 효과를 내는 것이고, 인간은 그러한 미생물의 힘을 이용해 항생제를 만들기도 하고 아미노산 같은 영양 자원을 얻는 기회를 얻는다.

주변에는 하나의 작은 콜로니 의식에 매몰돼 배타적 의식 속에서 집단의 이익만을 따지며 행동하는 사람도 많다. 또 전통적 유교 문화 영향 때문인지 가문이나 지역, 학교 등을 놓고 '○○ 출신'이라는 꼬리표를 붙여 편을 가르는 일이 자주 일어난다.

민주화된 이후에도 정권이 바뀌면 특정 지역 출신이 권력기관을 장악하는 일이 반복되고 있고, 특정 부처 출신이 산하 공기업이나 은행 같은 민간 기업의 고위직을 독식하는 일도 비일비재하다. 끼리끼리 해먹다 보면 결국엔 큰 탈이 생기는 걸 지난 세기말 IMF 구제금융 사태를 겪으면서 뼈저리게 터득했으면서도 말이다. 작은 미생물조차도 자신들의 콜로니 속에서만 매몰돼 있지 않고 어떤 경우에는 탈콜로니 정신으로 승화시켜 다른 콜로니와 상호 교류하는 지혜를 발휘하며 그러한 의식을 스스로 체화해 살아가고 있다는 걸 발견하게 되면 인간에 대한 실망감은 더욱 커지게 된다.

지역 감정

그러한 실망 가운데 가장 고질적인 문제가 바로 지역감정이다. 선거 때만 되면 떠오르는 지역감정 외에도 혈연이나 학연, 심지어는 동호회나 계 모임 등 갖다 붙일 꼬리표만 있으면 편을 갈라놓는 배타적 콜로니 의식이 우리 사회에 팽배해 있다. 특정 지역에서 태어났다거나 무슨 학교를 나왔다는 것만으로 자기들끼리 뭉쳐 다니며 다른 지역이나 학교 출신을 따돌리며 투표라는 행위로 그러한 표심을 드러낸다. 대통령 선거뿐만 아니라 동네 통반장을 선출하는 데도 그러한 '팔이 안으로 굽는' 비정치적 정치 행위가 뿌리 깊게 자리 잡고 있다.

　단지 정치인을 뽑는 선거만이 아니라 각종 사단법인이나 협회 같은 이익단체의 선거도 대의명분이나 이성적 판단보다는 출신 학교 같은 것에 크게 좌우된다. 문제는 그러한 편 가르기가 서로 같은 문제를 공감하고 소통하는 데 그치지 않고 상대편에 대한 배려는커녕, '왕따'시키거나 무차별적으로 적으로 간주해 극단적인 행동으로 쉽게 치닫는다는 것이다. 때문에 선거가 끝나도 승자와 패자가 서로 동화되기 어려울 정도로 상처를 입게 된다.

　지나친 연대 의식의 또 다른 문제는 동일한 유전 코드를 갖는 클론을 양산한다는 것이다. 특정한 속성의 유전자를 공유하는 개체들만이 같은 공간에 뭉쳐 살다 보니 다른 속성이나 개성, 또는 능력을 가진 개체는 그들 속에 끼어들 여지가 없다. 설령 외부 유전자가 끼어든다 해도 거기서 생존할 수가 없다. 한 개의 개체에서 증식돼 나온 후손 세포나 세균이 모여 자신들에게 필요한 것만을 만들어가며, 다른 한편으로는 2차적 생리 대사를 통해 다른 종족의 세균이나 세포가 끼어들지 못하도록 배척하기 때문이다.

이러한 옹졸한 행태는 그러나 외부의 환경 변화에 능동적으로 대응해 살아남을 수 있는 생존력과 적응력을 잃게 되는 결과를 초래하고 만다. 외부에서 공급되던 영양물질이 고갈되어 끊어진다거나 자신들이 만들어낸 대사 물질을 스스로 처리하지 못해 그대로 쌓이게 되면 콜로니는 지옥이 된다. 결국 모든 콜로니는 다른 종의 콜로니와 교류해 대사 물질을 주고받아 상생하는 공생 구조를 가질 때 더욱 안정적이고 더욱 큰 생태계를 형성할 수 있다는 게 정설이다.

장 세균총

우리 주변에서 여러 종류의 세균이 모여 각각의 콜로니와 그것들이 모여 하나의 생태계를 형성한 사례로 소장 대장 결장 직장 등에 형성된 미생물 조합을 들 수가 있다. 장 속에는 크게 보면 유산균 같은 유익균과 그것을 견제하는 유해균이 각각의 영역을 확보하며 전체적으로 하나의 세균총을 형성하고 있다. 비교적 산성에 잘 적응하는 유산균은 소장 쪽에 모여 살고 산성을 싫어하는 유해균은 반대로 대장과 직장 쪽에 모여 산다. 이러한 세균을 모두 합해보면 그 종류가 무려 400여 종에 이르고 그러한 미생물을 합한 무게가 우리 몸의 뇌와 비슷한 약 1킬로그램 이상에 이른다고 한다.

또 태어날 때 한번 형성된 미생물 총조합은 큰 질병에 걸려 항생제를 장기간 투여받거나 지독한 설사병을 오래 앓는 것 같은 특별한 일이 없는 한평생 거의 변함없이 그대로 유지된다. 예를 들어 유익균에 해당하는 유산균은 비교적 산성 환경에서 살면서 여러 가지 당을 분해해 젖산으로 만드는 일을 주로 한다. 대장균 중에도 그러한 일을 일부 하는데 대장균은 포도당이나 젖당을 분해해 젖산이나 초산 같은 다른 성분을 만들어내는 것도 있다. 이에 반해 어떤 대장균은 항원성을 갖고 있어 장벽을 통과해 흡수될 경우 치명적인 독소나 병원성을 드러내 보이기도 한다.

주로 대장 안에 사는 대장균은 모두 250여 종에 이른다. 일부 균은 병원성을 갖기도 하지만 대부분의 대장균은 장내에서 여러 가지 비타민을 만들기도 하고, 남은 유기물을 분해해 대변으로 만들어내는 필수적인 역할도 한다. 한마디로 대장균은 유해균과 유익균에 걸쳐 있는 세균이고 종류별로 다르다.

이에 반해 웰치스균 포도상구균 같은 유해균은 비교적 알칼리 환경에서 잘 자라고 육류 등을 좋아해 냄새가 무척 고약한 암모니아나 인돌 스카톨 같은 유해 성분을 만든다. 그 양이 많아지면 2차적으로 설사와 변비 등을 일으키며 종양을 유발하기도 한다. 이처럼 유익균과 유해균은 노는 '물'이 완전 다르고 대사 결과물도 서로 상충된다.

따라서 유익균과 유해균의 종류와 그 수와 분포, 또는 그 비율 등에서 정상 범위를 벗어나게 되면 우리 몸은 건강한 모습을 잃게 된다. 외부 영양물질을 제대로 받아들여 분해하지 못하거나 내보내지 못해 여러 가지 부작용을 낳게 된다. 그러한 부작용으로는 작게는 소화 배설의 문제를 일으키는 원인이 되지만, 크게는 면역력의 저하를 가져와 각종 면역 질환을 일으키는 원인이 된다. 장관벽을 구성하는 세포들이 우리 몸에 필요한 면역 기능의 약 70퍼센트 이상을 담당하는 중요한 역할을 하기 때문이다.

이러한 장내 세균총이 타고날 때부터 건강하지 못하면 두고두고 건강에 문제를 키우는 결과를 초래한다. 사람마다 다른 체질도 알고 보면 이러한 미생물 조합의 차이에 연유하는 바가 매우 크다. 특히 미생물이 만들어내는 것 중에는 비타민 같은 필수 성분도 많아 우리 몸의 건강은 사실 장내 세균들에 달려 있다고 해도 과언이 아니다. 그러한 세균총이 다양하지 못하거나 어느 한쪽의 클론이 너무 과잉번성하게 될 때 여러 가지 문제가 발생하는 원인이 된다. 같은 샘에서 나온 유전자와 그 집합체, 그리고 같은 자원을 가진 개체끼리 모여 있다 보니 변화에 대한 유연한 개방성과 확장성, 적응성이 없기 때문이다.

따라서 이들 순혈종을 고집하는 콜로니들은 찰스 다윈의 자연선택의 원리에 의해 도태되는 게 필연이다. 생태 환경이 바뀌어 콜로니 유지를 위해 다른 물질이나 자원을 필요로 하게 될 경우 동종교배에 의해 생겨난 순혈종은 더 이상 변화를 극복할 새로운 유전적 자원이 없기 때문이다. 그래서 콜로니를 넘어선 생태적 교류가 반드시 이뤄져야 그러한 치명적 위험으로부터 스스로의 콜로니를 그나마 보전하고 살아가는 데 도움을 받을 수가 있는 것이다.

생태계 건강

세포 하나가 됐든 작은 미생물이 됐든 끼리끼리 모여 사는 게 우선 편하고 자연스러운 건 주지의 사실이다. 어떤 생물체든 자기들끼리 모이고 뭉쳐 사는 걸 선택할 땐 그만한 이유가 있을 것이다. 자신들이 필요로 하는 영양물질이나 환경을 서로 나누고 지키고 공유할 수 있어 최소한의 환경 조건에서도 번식과 활동을 보장할 수 있는 최선의 방책이 될 수도 있다. 그러나 배타적 순혈주의를 강조하는 콜로니만으로는 우리 몸의 생태계가 건강을 유지할 수 없다. 어느 특정 콜로니가 이상 번성하게 되면 다른 콜로니는 상대적으로 왜축될 수밖에 없고, 결국에는 전체적인 생태 균형이 깨져버리기 때문이다.

예를 들어 유산균은 식이섬유를 좋아하고 유해 대장균은 육류를 선호하는데 육류를 장기적으로 과다 섭취하게 되면 상대적으로 유산균의 식생은 약화될 수밖에 없게 되고, 이어 당 분해를 통한 에너지 대사는 그만큼 줄어들고, 대신 암모니아나 인돌 같은 독한 냄새가 나는 독소가 많아지면 결국 건강을 해치는 결과가 되는 것이다. 어떤 질병에 걸려 강력한 항생제를 두 달 이상 계속 먹어야 하는 경우도 마찬가지다. 독한 항생제에 의해 장내 미생물이 모두 사멸하고 나면 종전과는 다른 체질로 변하거나 전에 없던 알레르기 같은 면역 이상이 생기게 된다.

이른바 '균주 교대' 현상이 발생한 때문으로 항생제에 의해 종전에 살던 균주가 모두 죽고 새로운 미생물이 자리를 잡게 된 데서 빚어진 일이다. 그때가 되면 이미 장내 세포벽에 위치한 유기 음이온 전달 단백질 QATPs 같은 수송체도 항생제에 의해 손상을 받게 돼 특정 음식이나 약물을 흡수하는 데 어려움에 처하는 기질성 변화를 겪는 경우가 많다. 한동안 건강했던 사람도 이런 사태를 겪고 나면 이전의 건강을 회복하는 게 여간 어려운 일이 아니다.

이러한 사태는 미생물이 외부의 강제적인 환경 변화에 적절한 대응력을 상실하면서 빚어진 일로 건강의 요체인 다양한 장 세균의 콜로니 생태계가 무너져 방어 기전이 깨진 데 따른 것이다. 결국 특정 세균의 콜로니만이 아니라 크게 봐서 콜로니를 유지시켜온 환경 생태계가 무너지면서 미생물만이 아니라 몸 전체의 항상성이라는 안정된 구조가 깨지는 결과를 초래한 것이다.

이러한 사태는 우리가 살아가는 사회에서도 매우 우려되는 일이다. 지역감정이나 학연 혈연 같은 인연을 고리로 하는 집단들이 '남이 아닌' 자기들만의 세상을 내세우며 콜로니를 공고히 형성할 때, 그러한 사회는 사회 생태적인 관점에서 보면 매우 불안정한 사회가 되고, 언젠가는 전체 생태계의 항상성을 깨트리는 결과를 초래할 위험 요인을 안게 된다. 큰 나라건 작은 나라건 하나의 국가가 망하거나, 한때 융성했던 문명이 역사 속에서 사라지는 건 이러한 콜로니 간에 균형이 깨지면서 초래되는 결과라고 할 수도 있을 것이다.

약   이
들 려 주 는
세상 이야기

2

편

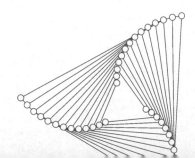

사랑을 하게 되면 신경전달물질과 여러 호르몬의
변화가 나타난다고 한다. 페닐에틸아민 계열의
세로토닌 암페타민 도파민 같은 여러 가지의 마약성 뇌
신경전달물질이 서로 상승작용을 일으켜 사랑 뒤에 숨어
있는 고통에 눈멀게 한다.

육체적 고통의 대부분은 염증 반응에서 온다. 흔하게 겪는
긴장성 스트레스성 두통이나 얼굴 한쪽에 지속적으로
여기저기 나타나는 군발성 두통, 또는 편두통 같은 통증도
염증 현상이 저변에 깔려 있다.

통증은 그 원인을 거슬러 올라가면 혈관을 조절하는
평활근이 너무 이완된 때문이고 그러한 이완은 결국
평활근을 조절하는 신경계의 이상에서 온 것이다.

육체적 통증은 치료의 본래 대상이 아니다. 겉으로 드러난
증상일 뿐이지 원인이 사라지지 않으면 언제든 반복된다.
통증을 치료하려면 오히려 염증이 충분히 생기도록 해서
상처 난 조직을 재건하는 과정이 필요하다. 원래 상태대로
회복하진 못하더라도 상처가 아물도록 해야 하는 게 진짜
치료이기 때문이다.

통증

아픈 만큼 성숙?

베스트셀러 작가로 등장한 김난도 교수가 쓴 《아프니까 청춘이다》란 책이 있다. 그 책의 표지에 이런 글이 나온다.

> 불안하니까 청춘이다.
> 막막하니까 청춘이다.
> 흔들리니까 청춘이다.
> 외로우니까 청춘이다.
> 두근거리니까 청춘이다.
> 그러니까 청춘이다.

이는 이 시대에 20대 젊은 청춘들이 충분히 공감할 만한 이야기다. 아니 20대 말고도 3, 40대, 그리고 5, 60대 중장년층도 그 시절을 떠올리면 누구나 공감할 것이다. 막연해서 너무 불안하고 가진 것도 없어 힘들었던 시절이지만 그래도 인생을 회고하면 가장 아름다운 때가 청춘이라고 하니 아이러니가 아닐 수 없다.

흔히 아픈 만큼 성숙해진다고 한다. 구모 가수가 부른 유행가 가사 제목이기도 하다. 사랑하다 헤어질 때 느끼는 이별의 통증은 오래 기억이 남는다. 지난 세기 80년대 이별에 가슴 아팠던 청춘들이 기댈 곳은 아픔 이후에 찾아오게 될 성숙이란 언덕이었을 것이다. 그런 만큼 이 노래는 대히트를 기록했다.

살다 보면 주위 친구나 선후배로부터 배신이나 사기 한번 당하지 않고 살기가 힘들다. 나중에 보니 배신이요, 사기였는데 당시에는 그걸 알기가 힘들다. 이런 아픈 기억을 갖게 되면 마음이 무뎌지고 감정이 무감각해진다. 그만큼 아픔이란 게 그 사람의 마음을 닫게 만들어버렸기 때문이다.

그러나 아픈 경험이라는 게 사람의 마음에서 열정을 빼내 식게 만들고 무디게 하는 것이라면 성숙이라 할 수 있을까. 정신적인 아픔은 아픈 과정을 통해 아픔을 견디는 능력이 생기고, 반복되는 아픔에 대해서도 의연해질 수 있게 될 때 비로소 그 사람은 성숙했다고 할 수 있을 것이다. 단순히 육체적인 성장과는 다른 의미에서 아픔은 정신적 성숙을 위해 필요한 약이라 할 것이다.

사랑의 아픔

사랑을 하게 되면 신경전달물질과 여러 호르몬의 변화가 나타난다고 한다. 페닐에틸아민 계열의 세로토닌 암페타민 도파민 같은 여러 가지의 마약성 뇌 신경전달물질이 서로 상승작용을 일으켜 사랑 뒤에 숨어 있는 고통에 눈멀게 한다. 그러다 몇 달이 지나 그러한 호르몬이 줄어들면 사랑의 콩깍지가 벗겨지며 사랑의 열정이 식게 되어 상대에 대해 보다 냉정하게 바라볼 수 있게 된다.

사람에 따라서는 몇 달이 아니라 평생을 가도 사랑 호르몬이 사랑의 아픈 통증을 억눌러 매우 성숙된 사랑을 이어가게 하는 경우도 물론 있다. 상대의 허물이나 잘못을 포용하는 데서 오는 아픔을 더욱 큰 사랑으로 바꿔버리는 것이다. 그러나 대부분의 생물학적인 사랑은 짧게는 석달, 길어야 3년이 지나면 대개는 첫눈에 반한 사랑은 식게 마련이다. 그때부터는 옥시토신이라는 안정을 추구하는 다른 호르몬이 나와 사랑의 깊이를 더해가야만 사랑이 깨지지 않게 된다.

평생 한 사람을 사랑하기 위해서는 어떠한 희생도 감내하며, 애증을 함께할 각오를 다지고, 자신의 모자란 단점과 함께 상대방의 장점을 크게 보고, 자신이 감수해야 할 고통을 넘어서 모든 걸 '올인'해야 그 사랑이 가능한 것이다. 그럴 겨를이 없이 사랑이 날아가면 그때는 이별의 고통이 뒤따르게 되고, 사랑 뒤에 감춰진 고통이 이별의 과정에서는 물론, 이후 오랫동안 아픔의 흔적을 남긴다. 시작과 그 과정이 힘들면 힘들수록 이별의 고통도 비례한다. 또한 거기에 환상과 좋은 추억이 깨지는 고통을 수반하기도 한다.

반대로 그저 가벼운 마음으로 사랑하게 됐다면, 아니 평소 성격이나 생각이 단순하고 말초적이거나, 어떤 일에 그다지 애착이나 몸을 사리지 않고 정성을 기울이는 체질이 아니라면 상대방과 상관없이 그러한 이별의 고통은 크지 않을 것이다. 그들에게는 하룻밤에 사랑을 쌓았다가도 다음 날 허물고, 다시 새로운 사랑을 시작할 수 있기 때문에 고통도 덜하다. 일종의 계절성 감기 같은 것이다. 열이 내리면 다 낫는 것이지 병은 아닌 것이다.

이러한 가벼운 사랑에는 사랑의 대상이 누구인가가 그다지 중요하지 않다. 누군가 사랑을 하고 있다는 의식만이 필요한 때문이다. '사랑하는 것'을 사랑할 뿐인 것이다. 때문에 육체적 쾌락에 취한 나머지 마음이나 뇌에 사랑과 고통의 공감 중추가 형성되는 성숙의 과정이 제대로 일어나지 않는다. 여기서 나온 말이 사랑은 아픈 만큼 성숙해진다는 것이다. 상대방의 허물이나 아픔까지도 껴안아 함께 공감하면 할수록, 아니면 사랑의 열병을 심하게 앓으면 앓을수록 그 헤어짐이나 사랑의 아픔이 가져다주는 정신적인 성숙도는 더욱 커진다는 얘기다. 누군가를 진정으로 사랑한다면 상대가 주는 달콤함과 함께 그가 안고 있는 멍에도 함께 짊어질 수 있어야 가능한 얘기다.

육체적 통증

이에 반해 육체적 고통은 성숙과는 거리가 멀다. 우리가 느끼는 육체적 고통의 대부분은 염증 반응에서 온다. 흔하게 겪는 긴장성 스트레스성 두통이나 얼굴 한쪽에 지속적으로 여기저기 나타나는 군발성 두통, 또는 편두통 같은 통증도 염증 현상이 저변에 깔려 있다. 이러한 두통은 대부분 혈관이 확장되는 데서 시작한다. 뇌혈관이나 두개골 하 정맥 같은 혈관이 염증 등의 원인에 의해 부풀어 올라 주변을 지나가는 신경을 압박하면서 통증이 나타난다.

이러한 통증은 그 원인을 거슬러 올라가면 혈관을 조절하는 평활근이 너무 이완된 때문이고 그러한 이완은 결국 평활근을 조절하는 신경계의 이상에서 온 것이다. 내분비 물질은 대개 우리를 즐겁게 해 편한 상태의 항상성을 유지하는 데 기여함을 목적으로 한다. 어떤 이유에서든지 안정과 쾌락을 목표로 작용하고자 한다. 그러나 그러한 물질 간에 균형이 깨지게 되면서 문제가 생겨난다.

이들 내분비 물질은 긴장과 흥분이란 한 축과 이완과 진정이란 또 다른 정반대의 한 축 가운데 어느 한 축을 향해 작용하도록 돼 있다. 지금까지 알려진 신경전달물질들도 크게 둘로 나누면 긴장을 높이는 것과 이완시키는 것, 두 가지로 나눌 수 있다. 앞서 예로 든 세로토닌이나 암페타민 니코틴 에피네프린 같은 성분은 긴장을 불러오는 물질이고, 아편이나 GABA 대마초 술 같은 물질은 이완을 가져오는 성분이다.

우리 몸은 긴장과 이완이라는 과정을 주기적으로 순환하도록 설계돼 있다. 아침에 일어나면 서서히 긴장이 높아지고 맥박과 혈압이 올라가면서 새로운 일거리를 찾아 하루를 시작한다. 보통 오전 10시쯤에 혈압이 최고도에 이르는 것으로 돼 있다. 그러나 혈압은 개인차가 심해 오후에 높은 사람도 있다. 반대로 해가 지고 하루 일과를 마치면 아침에 올라갔던 맥박과 긴장도는 풀리고 이완돼 저녁 잠자리를 준비하는 모드로 전환하게 된다. 그러한 사이클에 맞춰 해당 물질들이 적절한 시간대에 나와주면 정상적인 생체리듬 시계를 가진 것이다.

그러나 그러한 정상 주기를 유지하는 게 쉽지가 않다. 일생을 통해 봐도 20대 시절에 긴장과 흥분도가 높은 반면에 노년층에 갈수록 이완되어 편안하고 안정감을 갖는 게 정상적인 주기지만 그렇게 항상 유지되기가 쉽지 않은 것이다. 나이가 들수록 몸은 점점 아픈 데가 많아지고 아픈 통증에 잠을 못 이루는 날이 많아지는 게 현실이다. 20대에 아픈기는 생의 마감기에 느끼는 정신적 육체적 통증에 비하면 아무것도 아니라는 생각이 저절로 들게 한다. 이는 한국이 OECD경제협력개발기구 회원국 중 노인 자살률 1등을 거의 10년째 이어오고 있는 중요한 이유이기도 하다. 그래서 점점 술에 의존하는 경향도 나타나게 된다. 술이야말로 아편이나 GABA만큼 강하지는 않지만 긴장 완화를 위해 애용하는 신경안정제라 할 수 있을 것이다.

통증은 결국 크게 보면 그러한 긴장과 이완이라는 주기적 과정을 적당한 밴드 안에서 통제할 수 있어야 하는데 그렇게 할 수 없어 발생한다고 정리할 수 있다. 긴장할 때는 적당한 정도의 세로토닌이나 에피네프린이 분비돼 마음 상태를 어떤 일이나 뚜렷한 목표를 향해 적당히 긴장하며 유지할 수 있는 경우에 한해 그러한 긴장은 쾌락이 되고 행복이 된다.

그러나 너무나 과도한 양이 일시에 배출되거나 너무 오랜 시간 동안 이들 긴장 물질이 생기고 이를 멈출 수 없게 되어 Substance-P 등의 통증 물질이 나오기 시작하면 그때부터 우리 몸은 쾌락에서 멀어지게 된다. 요즘 청소년들 사이에 문제가 되고 있는 게임 중독도 결국 너무 오랜 시간 집중한 데서 오는 통증을 유발하는 원인이 되기 때문에 문제가 된다.

또 일명 스트레스 호르몬이라 불리는 코티졸이 부신피질에서 과다하게 분비돼도 긴장성 통증의 원인이 된다. 코티졸이 염증 반응을 원천 차단하면 프로스타글란딘과 트롬복세인, 류코트리엔 같은, 모세혈관이나 기관지의 수축과 이완이나 위액 분비, 혈구 응고에 관여하는 여러 생리 물질의 생성이 어려워지면서 2차적인 부작용을 낳게 된다.

흔히 염증 물질이라고 알려진 프로스타글란딘은 식품에서 섭취한 오메가6 계열의 불포화지방산인 아라키돈산이 캐스케이드폭포 반응을 통해 생성되는 여러 이형질체를 통칭해서 부르는 성분이다. 그러나 코티졸 등에 의해 염증 반응이 원천 차단되면 그중에는 점막 재생이나 혈관 수축과 이완 같은 생리 대사에 필수적인 프로스타글란딘 E와 F, I 같은 생리 활성 물질도 생성이 되지 않게 되는데 그러한 상태가 너무 오래 지속되면 속쓰림이나 두통 같은 통증을 유발하기도 한다.

이밖에도 교감신경의 신경전달물질인 노르에피네프린이 과다한 경우가 되면 교감신경이 너무 항진되면서 그러한 긴장과 흥분으로 관상동맥이 좁아져 협심통을 느끼게 되고, 이어서 뇌혈관도 좁아져 혈류가 부족하게 되면 충분한 산소 공급이 안 돼 긴장성 두통을 불러오게 된다. 거기서 그치는 게 아니라 수족을 움직이는 원심성 운동신경과 골격근도 교감신경의 우세 속에 부교감신경의 전달 물질인 아세틸콜린이 상대적으로 부족해져 운동 감각이 둔해지고 움직이기 어려워지고, 근육에 힘이 빠지거나 마비되는 것과 같은 상태가 되는 것이다. 그 정도가 심해지면 파킨슨 증후군으로 발전하기도 한다.

반대로 이완 과정이 과도해도 마찬가지다. 자율신경의 경우 이완을 담당하는 부교감이 항진되면 동공은 축소되고 기관지는 좁아져 숨쉬기가 곤란하거나 힘들어지며 심장근육은 늘어져 심박수가 내려가 맥이 없는 상태가 된다. 이러한 상태도 결국 쾌락의 상태와는 거리가 먼 것으로 위산이나 침 같은 내분비 물질이 이상적으로 과다 분비되면서 2차적인 아픔을 가져오기도 한다.

정신적 통증

우리 몸에 발생하는 통증은 그 원인을 찾아 치료하는 게 상책 중에 상책 이고, 원인을 모를 때는 내적 치유력을 높이는 과정을 통해 상처가 스스 로 아물도록 환경을 조성하는 게 치유 원칙이다. 또 육체적 통증이라 해 도 반드시 신체 부위의 이상에서만 오는 것이 아니라 신경전달물질의 분비나 그 주기 등의 이상을 불러오는 원인으로 정신적인 아픔이 관련 돼 있는 경우가 대부분이다.

그러한 통증을 막거나 예방하기 위해 진통소염제 같은 약을 흔히 찾 는다. 그러나 일시적인 경우라면 몰라도 장기적으로 그런 약을 먹다보 면 몸이 추구하는 건강한 쾌락과 편안함에선 점점 멀어지게 된다. 그 과 정에서 약물에 대한 의존도는 점점 심해지게 돼 결국엔 통증의 원인은 치유되지 않은 채 남아 만성적인 통증을 유발하게 된다.

다시 말해 통증은 긴장과 이완이라는 생리 대사의 균형이 깨지는 데 서 출발한다. 긴장이나 이완이 어느 한쪽으로 과항진되거나 적절한 범 위 내에서 변화하는 순환 사이클이 통제되지 않게 되면 육체적 통증이 생기는 것이다.

그러나 그 이면에는 정신적인 원인도 크게 작용한다. 정신과 육체 간 의 부조화가 정신적 아픔과 함께 육체적 통증까지 유발하게 된다는 얘 기다. 사랑과 이별의 아픔이란 게 그런 것이다. 사랑의 줄다리기에서 팽팽하던 줄이 끊어졌을 때 편두통이나 협심통의 원인이 되는 정신적 통증이 생기고, 그러한 아픔은 곧바로 전반적인 육체적 통증의 원인이 되고, 원인은 그대로 놔둔 채 우선 통증을 잊기 위해 약물에 의존하다 보면 결국엔 사랑에 실패한 폐인이 된다.

통증 치료

관절이 아파서 병원을 들락거리는 연로하신 어르신이 주위에서 흔히 목격된다. 낙상이나 교통사고 같은 크고 작은 사고로, 또는 너무 오랜 기간 힘든 일을 많이 하다 보면 연골이나 인대 같은 근육조직이 닳거나 찢어지고 너덜너덜해져 신경을 건드려 아프다. 또 그렇게 손상된 조직에서 염증 반응이 계속 일어나니 주변 세포들이 모두 붓게 되고, 심하면 물이 차 주사기로 빼내고, 진통소염제나 소위 '뼈 주사'라고 하는 스테로이드 주사나 약을 복용하게 된다. 그러면 씻은 듯이 통증이 사라지고 다 나은 것처럼 얼마 동안은 통증에서 해방된다.

그러나 그건 진정으로 아픔이 없어진 게 아니다. 아픈 원인은 전혀 없어지지 않고 치료도 되지 않은 채 그대로 남아 있다. 약기운이 떨어지면 다시 통증은 제자리로 어김없이 찾아온다. 우리는 이런저런 이유로 진통소염제를 이런저런 질병의 치료약으로 알고 먹으면서 살고 있다. 일단 먹으면 아픈 게 없어지거나 덜하게 되니깐 그렇게 생각하고 만다.

그러나 이런 육체적 통증은 치료의 본래 대상이 아니다. 겉으로 드러난 증상일 뿐이지 원인이 사라지지 않으면 언제든 반복된다. 정신적 통증은 아픔을 넘어선 새로운 단계로 승화시켜 성숙을 가져오기도 하지만 몸으로 느끼는 통증은 아픔의 결과이지 그걸 통해 다른 단계로 진입하거나 그 병인病因을 줄여주거나 이겨내도록 도와주지도 못한다.

정말로 아픈 통증을 치료하려면 오히려 염증이 충분히 생기도록 해서 상처 난 조직을 재건하는 과정이 필요하다. 원래 상태대로 회복하진 못하더라도 상처가 아물도록 해야 하는 게 진짜 치료이기 때문이다. 염증은 그러한 치유의 한 과정이라 할 수 있는 것이다.

우리는 너무 아픈 것을 참지 않고 곁가지만을 치는 것으로 위안 삼고 원인 치료에는 관심조차 두지 않는 경우가 많다. 정말로 중요한 것을 무시한 채 앞만 보고 달리는 바쁜 시대에 살고 있기 때문이다. 요즘 유행하는 통증을 전문적으로 치료하는 통증 클리닉은 그러한 시대적 흐름을 반영한 것이 아닌가 한다. 통증도 이제는 정신적인 것에서 육체적인 것까지 그 원인과 종류가 너무 많아서 건강보험 같은 데서는 이미 각각의 질병 코드를 달아 관리하며 질병으로 대접하는 시대에 사람들은 살고 있다.

중독, 통증으로부터의 도피

독

중독은 독에서 시작한다. 독성을 가진 물질과 접촉이 많아져 독성에 대한 방어 기전으로 내성이 생겨나고 완전히 해독이 안 된 상태에서 그 대사물이 몸에 쌓이게 되면 중독 현상이 일어난다. 처음에 소량일 때는 일어나지 않거나 문제가 되지 않던 것이 시간이 지나고 누적, 반복되면서 독극물에 대한 감각의 역전 현상이 일어나 처음에 거부반응에서 시작된 방어기제가 의존성과 습관성을 획득, 두고두고 그에 대한 갈망을 일으키는 현상을 중독이라 한다.

독에는 크게 신경계에 작용하는 신경독을 비롯, 혈관이나 혈액을 변성시키는 혈액독과 세포 대사를 교란시켜 세포를 죽게 하거나 변성시키는 세포독이 있다. 이 가운데 혈액독과 세포독은 우리가 보통 말하는 의존성과 습관성을 갖는 중독과는 크게 관련이 없다. 신경계 독이 바로 중독을 일으키는 주범이다. 여기서 독과 약은 본질적으로 같다는 점에서 중독 물질은 대부분 약으로 사용되는 독이 원인이다.

중독의 기초

신경계는 자율신경과 체세포 신경, 그리고 중추신경으로 크게 나뉜다. 이 가운데 모든 중독에 전형적으로 나타나는 현상이 근육의 마비다. 모든 중독에는 1차적으로 자극에 둔감해지다가 나중에는 서서히 마비되는 과정이 기본적으로 깔려 있다는 얘기다. 먼저 자신의 의지대로 움직이는 골격근의 마비와 연관된 신경계는 체세포 신경이다. 중독 증상이 심해지면서 자율신경과 중추신경에도 그 영향이 나타나고 그 회복이 갈수록 어려워지게 된다.

신경섬유는 크게 축색돌기와 수상돌기로 구분된다. 신경섬유의 말단에는 손가락 모양의 촉수를 뻗치고 있는 수상돌기가 나와 있다. 신경말단과 수상돌기의 연결 부위를 시냅스라 한다. 시냅스에는 일정 폭의 간극이 존재하고, 이곳을 통해 신경섬유를 따라 전달된 전기적 신호에 의해 여러 가지의 신경전달물질이 분비돼 정보가 전달된다. 다음 시냅스로 연결되는 망구조를 갖추게 된다.

그런데 신경계에 작용하는 독은 크게 두 가지로 나뉜다. 그중 하나는 신경세포막에 존재하는 나트륨 채널 같은 일종의 게이트를 열어젖혀 대량의 신경전달물질이 들어가게 함으로써 오히려 정보 전달을 막아버리는 방식이다. 여기서 중요한 건 '대량'의 이온이 '한꺼번에' 연속적으로 들어간다는 것이다. 예를 들어 나트륨이온이 대량으로 세포 안으로 들어가게 되면 세포의 안과 밖의 전위 차에 의해 발생하게 되는, 세포막을 사이에 두고 움직이는 전위 차활동 전위가 봉쇄된다는 것이다.

　나트륨이 세포 안으로 들어감으로써 생기는 세포 안의 높은 전위를 해소하기 위해 나트륨 대신 칼륨이온이 빠져나오면서 이를 해소하는 과정이 세포막을 사이에 두고 연속적으로 이뤄지면서 전기적 신호가 전파되는 과정이 일어난다. 하지만 한꺼번에 너무나 과량의 +전하를 가진 나트륨이 무한정 들어가면 같은 +전하를 가진 칼륨이온이 빠져나올 틈이 생기지 않아 신호 전달이 마비 상태에 이르게 되는 것이다. 전위 차가 정상 상태와는 다른 탈분극 과정이 너무 과해 그 해소 과정이 없이 그대로 유지되기 때문이다. 이로 인해 신경과 근육 간에 아무런 상호작용이 이뤄질 수 없는 상태가 돼 근육은 수축과 이완을 할 수 없는 마비 증세를 나타내게 된다. 이러한 작용을 하는 물질로는 나트륨이온 외에도 염소이온 같은 무기물에서 아세틸콜린 같은 신경물질, 호르몬 등 다양하다.

　이와는 반대로 채널을 아예 막아버려 정보 전달을 원천 봉쇄해버리는 또 다른 방식이 있다. 이 역시 전기적 신호전위 차의 변화가 발생하지 않기 때문에 정보 전달이 안 돼 수의근에 해당하는 골격근을 움직이려 해도 마음대로 되지 않고 꼼짝할 수 없게 된다.

　두 방식의 작용 기전이 그 원인과 방식이 완전히 다르지만 그 결과는 '마비'라는 동일한 결과를 낳는다. '극과 극은 통한다'는 우리의 경험칙은 신경계의 작용 원리에도 그 뿌리를 두고 있다. 과거 화살에 묻혀 사냥에 쓰기도 했던 부자附子, 일명 투구꽃라는 한약재에 포함된 아코니틴이 독으로 작용하는 방식이 전자에 해당하고, 복어 독의 주성분인 테트로도톡신은 후자에 속한다.

부자라는 한약재의 주성분인 아코니틴의 경우 매우 위험한 약으로 반드시 단독으로 복용해서는 안 되고 구증구포九蒸九曝, 아홉번 찌고 아홉 번 말리는 한약의 포제 방법의 과정을 거쳐 약성을 순화시켜야만 약으로 사용할 수 있다. 그렇지 않으면 아코니틴의 주 효능에 의해 호흡 근육마저 마비돼 사망할 수 있기 때문이다. 이 같은 성질 때문에 과거 왕정 시절엔 임금이 내리는 사약으로도 쓰인 적이 있다.

독버섯에 속하는 광대버섯이 갖는 독은 작용 기전에서 복어 독과 비슷하지만 작용하는 물질이 다르다. 광대버섯은 독 성분 중에 무스카린이란 물질을 갖고 있는데 이는 골격근을 움직이는 체성계 수용체는 물론 자율신경계의 콜린성 수용체에도 달라붙어 동공이 축소되고 안구 조절 기능이 풀어져 경련을 일으키며 심하게 되면 근육이 풀려 혼수상태에 이르게 하는 독성을 갖고 있다.

무스카린이란 성분은 우리의 자율신경계 중 아세틸콜린을 신경전달물질로 이용하는 콜린성 신경계에 존재하는 수용체일명 무스카린 수용체에 매우 잘 결합하기 때문에 주로 부교감신경계를 흥분시키는데 그 세기가 너무 크기 때문에 정상적인 조절 기능이 상실돼 마비 증상을 보이게 된다. 무스카린이 아세틸콜린과 비슷한 구조를 갖는 데서 빚어진 일이다.

자율신경계의 신경전달물질인 아세틸콜린을 대신해 무스카린이 콜린성 수용체를 점거해버리면 신호를 전달해야할 아세틸콜린이 분비된다 해도 제대로 작용할 수가 없게 된다. 중독이 심할 경우 호흡 마비와 함께 환각까지 일으키게 된다. 아세틸콜린의 작용이 방해를 받기 때문에 기억력이나 골격근의 움직임에도 장해가 초래된다.

담배

요즘 들어 규제 강화 여부를 두고 끊임없이 논란이 되고 있는 담배도 대
표적인 중독 물질이다. 주성분으로 알려진 니코틴은 담배라는 작물 외
에도 토마토나 가지 등 주로 가지과 식물의 잎에 축적돼 저장된다. 이러
한 식물에서는 니코틴산을 피롤이라는 구조와 결합시키는 대사가 일어
나 비로소 니코틴을 합성하게 된다.

여기서 니코틴산은 인간에게도 필요한 물질로 지방 대사에 관여해 몸
에 나쁜 콜레스테롤을 낮추고 좋은 콜레스테롤을 올려준다. 에너지를
생성하고 세포호흡에 중요한 역할을 하는 비타민B3, 나이아신의 한 이
형체이다. 비타민B3는 나코틴산 말고도 니코틴아마이드 형태로도 존재
한다. 니코틴 아마이드는 지질 대사에는 관여하지 않고 손상된 유전자
를 치료하거나 비타민C를 도와 항산화 작용과 세포 재생 작용을 하고,
세포막과 미토콘드리아에서 에너지를 만드는 일에 관여한다.

담배의 독성 물질로만 알려진 니코틴이라는 해로운 독성 물질이 분
해되어 생성되는 두 형제 물질이 몸 안에서 하는 일은 너무 다르다. 마
치 니코틴이라는 독성 알칼로이드가 그 원료에 해당하는 나이아신과는
전혀 다른 일을 하듯이 말이다. 그 정체가 천사인지 악마인지 구분이 안
될 정도로 그 역할이나 정체가 그때그때 달라진다. 마약 등 중독 물질은
대개 그런 모습을 하고 있어 처음에는 천사의 미소로 다가와 종국에는
악마의 발톱을 드러내 한 생명을 파국으로 몰아가는 옴므파탈 같은 모
습과 흡사하다.

니코틴은 강한 친유성을 가진 알칼로이드 성분이라 중추신경인 뇌세

포까지 곧바로 도달돼 도파민 같은 신경전달물질을 나오게 해 행복감을 들게 하는 능력을 갖고 있다. 아울러 자율신경에도 작용해 콜린성 신경계 중에서 니코틴이 잘 결합하는 자율신경 중간절의 니코닌 수용체에 결합해 중추신경에 대한 각성 효과와 함께 혈관 수축을 통해 혈압을 상승시키게 된다. 독버섯의 무스카린과는 결합하는 수용체가 다르다.

그러나 다량의 니코틴이 들어오게 되면 이 같은 자율신경의 흥분 상태가 완전히 역전돼 일종의 자율신경 마비 상태를 경험하게 된다. 이때가 되면 혈관은 확장돼 혈압과 심박 수는 오히려 낮아지고 중추의 명령 기능이 저하돼 호흡이 곤란해지고 심할 경우엔 호흡 긴장 또는 마비 상태에 빠지게 된다. 담배의 니코틴은 흥분과 이완이라는 두 가지 타입의 작용을 양에 따라 각각 달리하는 독특한 성질을 갖고 있다. 이 때문에 그 정체를 두고 마약인지 아닌지를 구분하기가 어려워 아마도 지금까지 마약 규제를 피하게 된 것이 아닌가 한다.

환각성이나 진통성이 약해 딱히 마약으로 구분하기가 애매한 점도 있지만 의존성이나 습관성 등으로 표현되는 중독성은 마약 못지않다. 이러한 중추와 자율신경계 작용이 합해져 담배의 주성분으로 알려진 니코틴은 흥분과 각성, 그리고 둔화 또는 약한 마비 상태와 같은 복잡 미묘한 기억을 만들어낸다. 이후 중독 상태가 깊어진 상태에서 담배를 끊을라 치면 흡연자는 앞서 가진 누적된 접촉에 의해 갖게 된 기억에 사로잡혀 엄청난 정신적 육체적 금단증상에 시달리게 되는 것이다.

담배를 하나둘, 점점 늘려가다 보면 자율신경절의 수용체에 달라 붙는 니코틴이 너무 많아지면서 내성이 생기게 되고, 흥분과 각성이 도를 넘게 돼 더 많은 니코틴을 섭취하게 되면 이제는 반대로 자율신경절을 통한 정보 전달은 차단돼 마비되는 감각의 역전 현상이 벌어지게 된다. 이러한 마비 증세와 감각의 역전 현상이 바로 중독을 일으키는 주범이다.

프로포폴

프로포폴도 요즘 대표적인 중독 물질로 문제가 되고 있다. 일부 사회계층을 중심으로 암암리에 퍼져 사건화되면서 종종 언론에 소개되는 수면 마취 유도제로 유명하다. 비슷한 작용을 하는 미다졸람은 내시경 검사에 많이 사용되곤 하지만 그 효능이 개인별로 큰 차이를 보이는 데다 투약 후 최대 반감기가 4시간에 달해 원하는 시간에 깨어나도록 조절하기 어려워 프로포폴만큼 유행하지는 않는 모양이다. 신경 안정이나 항불안 목적으로는 별로 오용되지 않는다.

이들 약은 한 가지 공통점을 갖는다. 마취 과정에 대한 기억을 방해해 불안함을 없애준다는 점이 그것으로 신경 안정이나 불안을 없애주는 항불안 효과를 갖고 있다. 마취에 들기 위해 약물을 투입하는 과정을 전후해 갖게 되는, 불편하거나 괴로운 선행 기억에 대한 차단 효과가 바로 중독자가 끊이지 않는 요인이다.

여기서 선행 기억이라는 건 수면 유도 과정에서 의식은 살아 있으면서 마취 단계로 진입하지만 그 과정에서 발생하는 불편한 감정이나 이후의 기억을 말하는데 프로포폴은 그러한 기억을 전혀 되살려내지 못하게 한다. 기억을 만드는 뇌의 구조단백질이 어떤 형태 변화 등을 일으켜 기억을 만드는데 프로포폴은 기억을 만들고 되살리는 역할을 하는 중간 과정을 방해해 의식은 있으나 그 기억을 나중에 불러올 수가 없게 된다는 기전으로 설명된다. 기억을 되살리는 어떤 물질이나 경로에 대한 정보를 없애버리기 때문으로 추정된다.

다시 말해 어떤 행위 시점으로부터 과거의 장기 기억에는 영향을 미치지는 않지만 그 시제 이후의 미래 기억을 되살리지 못하는 것이다. 일정 시간의 뇌 활동의 공백이 생겨나는 셈인데 그 시간에 뇌는 푹 잠에 든 것 같은 착각을 하게 된다. 기억이 없기 때문에 물리적 시간보다 훨씬 오랜 시간 잠에 빠져 숙면을 취한 것 같은 생각이 들게 된다. 잠에서 깨고 나면 아무 기억은 없지만 아주 개운한 상태가 되기 때문에 약물을 다시 찾게 되는 강력한 유혹으로 작용한다.

바쁘게 돌아가는 외부 세상으로부터 불과 몇 시간만이라도 어떤 자극이나 간섭에서 벗어나 뇌가 피로함에서 벗어나고 편안해지고 싶어 하는 강한 욕구가 이러한 마취 비슷한 수면 유도 약을 찾게 만드는 요인이 된다. 그러나 이 약도 진통과 마비라는 중독 현상을 동반하고 있어 그 중독성이 사회적 파탄을 불러올 만한 위험 요인이 많아 종종 사건을 일으키는 원인이 되고 있다.

중독의 시작

우리 사회의 기성세대에게는 지난 세월을 돌이켜보면 가끔씩 생각나는 공통된 추억 하나가 있다. 꿈 많던 20대 청춘 시절 학교 주변이나 시장의 선술집이나 국밥집 같은 음식점에 모여 한잔 걸치면서 익숙지도 않은 담배 한 대 물고 밤새 열변을 토하던 추억 말이다. 다시는 돌아가기 어렵지만 참으로 피가 끓고 열정이 넘치던 시절이 누구에게나 있다. 그런 아련한 추억이 없다면 어찌 그걸 청춘이라 할 수 있겠는가.

당시 주안상에 오른 안주는 단지 삼겹살이나 순대 노가리만이 아니었다. 세상의 모든 기성이 이제 갓 피어나 세상의 싸늘한 공기를 호흡하기 시작한 청춘들에겐 씹어대야 할 안주거리들이었다. 가슴 절절했던 첫사랑의 추억이나 성인 의식도 제대로 치르지 못한 상태에서 떠맡아야 할 가족이나 사회적 기대, 그리고 세상에 짊어져야 할 의무감 같은 것도 청춘들에겐 숨이 막히는 듯한 부담으로 다가왔다.

그러한 아픔과 격정, 분노를 술잔에 담아 삼키다 보면 멀리서부터 중추신경으로 서서히 전해오는 구심성 감각신경이 둔해지고, 함께 피워대던 담배는 어느새 각성 효과를 넘어 호흡중추에서부터 자율신경까지 마비시키는 역전 현상에 진입하게 된다. 과거 군대에 가면 의무적으로 피우라며 던져주던 면세 담배나 청춘 시절 열변을 토하면서 사회로부터 배운 담배는 그렇게 중독자를 만들어냈다.

앞서 니코틴은 에피네프린이나 노르아드레날린 같은 교감신경 흥분 물질을 나오게 해 각성 효과를 갖는다고 했는데 그건 소량의 니코틴만을 취했을 때의 경우다. 시간이 가면서 그 양이 더해지다 보면 너무 많은 신경 물질이 분비돼 세포막 수용체에 달라붙게 돼 전기신호의 전달이 둔해지는 역전 현상이 일어나게 된다. 처음에 강렬하게 다가왔던 각성 작용이 오히려 떨어지게 되고, 그러한 니코틴의 흡입이 줄어들거나, 아니면 흡입량이 누적돼 너무 과량을 섭취하게 되면 감각이 둔해져 그에 대한 반작용이 일어나 더욱 강렬한 갈망으로 나타나게 되는 것이다.

이쯤 되면 담배와 술은 서로 상승 작용을 일으키기 시작한다. 중추에서부터 수의근에 해당하는 팔다리 근육에 이르기까지 모두 서서히 마비시키는 마취제가 되기도 하고, 중추신경에서 도파민 분비도 줄어들어 만족감이나 충만감보다는 울분이나 슬픈 감정이 뇌를 지배하게 된다.

또 하나, 이러한 담배와 술의 합동 공연은 신경계의 민감도를 저하시킴으로써 처음엔 강한 거부반응을 보이게 했던 독성 자극이나 통증에 대해서도 그 감도가 낮아져 뇌의 중추신경에 작용해 편안하고 안정감을 갖도록 하는 복합적이며 미묘한 감각의 역전을 가져온다.

감각의 역전

이러한 감각의 역전과 꼬임 같은 현상이 중독을 만들어내는 징후라 할 수 있다. 그러한 감각의 역전에는 우선 통증을 못 느끼는 진통 작용이 깊게 연관돼 있다. 통증을 둔하게 느끼다 보면 처음에 도파민이나 노르아드레날린 같은 신경 물질이 만들어내던 흥분이나 행복감 만족감 편안함 같은 기억은 점점 더 강렬하게 남아 있게 되고, 그 후에 찾아온 진통과 뒤이은 무감각의 단계로 진입하는 순차적인 과정에 의해 잊히거나 아예 지워진, 초기의 흥분과 함께 찾아온 통증은 제대로 느끼지 못하게 돼 결국에는 처음의 흥분과 도취감을 다시 찾게 되는 정신적 갈망 또는 의존성을 키우게 되는 것이다.

원래 중독의 원조 격인 마약도 이러한 진통 효과를 첫 번째 속성으로 갖는다. 지금도 말기암 환자나 수술 같은 극단적인 통증을 억제하기 위해 사용되는 모르핀은 원래 진통제로 사용되던 천연 물질이 마약으로 변질된 경우다. 모르핀은 양귀비의 씨방에서 흘러나온 액체의 주성분으로 네 종류 이상의 진통 채널뮤, 카파, 시그마, 델타을 통해 진통만이 아닌 복합적인 환각을 만들어내는 것으로 밝혀져 있다. 작게는 항불안 작용에서 진정, 기억상실 등을 동반한 마취, 희열감Euphoria, 환각Hallucination, 탐닉성 등이 그러한 복합 감각 작용에 속한다. 각 수용체마다 일부 중복되기는 하지만 관여하는 작용이 다르다.

예를 들어 마약 중에서도 날로핀과 펜타조신은 진통과 진정κ, 카파 채널, 환각성Σ, 시그마 채널이 있고 페치딘은 진통 희열 팀닉성이μ, 뮤 채널, 엔케팔린은 매우 강한 진통 효과δ채널를 강하게 갖고 있다. 이들 마약은 대부분 진통 작용을 갖지만 그 외에 중독으로 갈 수 있는 환각성과 탐닉성, 그리고 뇌의 기능상의 의존성과 그에 따른 금단증상의 폐해를 부수적으로 남긴다.

여러 수용체별로 갖고 있는 서로 다른 효과가 복합적으로 작용하기 때문에 그러한 수용체마다 적절한 치료 효과를 낼 수 있는 치료약이 없어 모르핀 계열은 물론 다른 종류의 마약중독도 완치하기가 매우 어려운 요인이 되고 있다.

담배나 마약중독은 어떠한 약물로도 치료가 사실상 어렵다. 결국에는 강력한 정신력을 발휘해 금단 의지를 불태워야만 하지만 이미 그러한 합리적 판단과 의지력을 관장하는 중추신경이 약물의 진통 작용을 통해 상당 부분 무너진 상태여서 중독 물질로부터의 탈출을 감행하기 어려운 경우가 많다. 이미 환각에 가까운 편안함과 안정감 같은 장기 기억이 대뇌피질 등에 깊숙이 자리를 잡아 그에 대한 강력한 탐닉성에 빠져 있기 때문이다. 결국 마약중독이란 시작은 가볍고 쉬울지 모르나 그 소굴에서 빠져나오는 문은 매우 좁고도 캄캄한 것이다.

중독의 조건

우리 사회에는 세계 어디에서도 찾아볼 수 없을 정도로 잊고 싶은 일들
이 자주 발생한다. 선진국 클럽이라는 OECD 회원국 중 부동의 자살률
1위 자리를 10년째 지켜오고 있고, 다른 한편에서는 출산율이 세계 최
하위 수준으로 떨어진 지 오래다. 출산율이 급속히 낮아지면서 노인층
의 비중은 높아져 이미 고령화 사회에 진입했고, 향후 몇 년 안에는 초
고령화 사회로 진입할 것으로 예측되고 있다.

이 상태로 가면 향후 2, 30년 내에 생산 인구는 절반 가까이 낮아지고
반대로 피부양 인구는 두 배가량 높아져 전체적으로 역삼각 구조의 역
전 현상 조짐을 보이고 있다. 나라의 존립이 위태로워질 정도의 폭발력
을 갖는 시한폭탄을 안고 있는 사회가 바로 오늘날 한국이다.

그뿐만 아니다. 우리 사회의 평균 은퇴 나이가 점점 줄어들고 있다. 서
울 시민의 평균 은퇴 나이가 52세라는 조사 결과가 나온 적도 있는데 이
마저도 평생 종사해온 직업이 아닌 질 낮은 다른 일자리로 옮겨 몇 년간
은 버티고 버텨 나온 결과다.

사정이 이렇다 보니 은퇴 후 30여 년을 어떻게 살 것인가가 20대 청
년 실업 문제와 함께 요즘 우리 사회가 안고 있는 최대 고민거리로 등장
한 지 오래다. 이렇게 난제가 쌓인 나라에서 자살률이 내려가고 출산율
이 올라갈 것을 기대하는 게 어쩌면 무리일지 모르겠다. 그 와중에도 마
약에 관해서는 세계 모범국 수준에 들어 있다는 게 신기할 정도다. '마
약 청정국'이란 호칭이 의심스러울 지경이다.

중독으로부터의 자유

이처럼 험난한 세월을 살다 보면 중독에서 자유로워지는 게 매우 힘들
다. 너무나 독한 생활의 궁핍이나 고민거리에서 벗어나기 위해 한 가지
정도의 중독에 빠져드는 게 다반사다. 그러한 궁핍은 정신적인 것과 육
체적, 물질적인 강박이나 결핍을 모두 포함한다. 매일매일 생활의 전선
에서 겪게 되는 짜증스러운 일이나 뉴스 등에 슬슬 화나기 시작하고, 직
장에서 층층의 상사로부터 유무언으로 전해지는 통제와 그로 인한 충
동, 그리고 시대마다 새롭게 전개되는 사회 갈등에서의 쟁취와 피탈 등
중독을 일으키는 일들이 천지에 쌓여 있다.

그러한 위험 요인들로부터 중심을 잃지 않고, 내 자신을 지켜내며, 자
신의 내면적 성찰을 통해 세상과 자신의 도덕적 기준을 가능한 일치시
키려 노력하며 살아가기가 여간 어려운 일이 아니다. 그러한 사회경제
적 구조에다 주변의 가까운 친구나 가족들로부터 받는 무거운 기대와
책임감이 더해지면 일개 자연인은 일탈을 꿈꾸지 않을 수 없는 상태가
된다. 그러한 반구속 상태에서 벗어나기 위한 방편으로 다른 수단을 찾
아 영혼 또는 자아의 자유를 잠시나마 추구하다 보면 거기에는 하나의
중독이 기다리고 있게 되는 것이다.

지금으로부터 3, 40년 전은 이념의 시대였다. 중국식 사회주의냐 소
련식 공산주의냐를 놓고 노선 투쟁을 벌였고, 비판 이론으로 무장한 프
랑크푸르트 학파의 사회 개조 또는 유토피아 사상이 젊은이들을 매료시
켰다. 문화 예술 분야는 물론 심지어 종교에 이르기까지 '해방' 같은 거
창한 이데올로기가 들어가야만 하는 시대였다.

한 세대가 흐른 요즘은 경쟁의 시대다. 아이들은 태어나면서 앞서는 스펙을 갖추기 위한 전선에 밀쳐진다. '원정 출산' '출산 이민' 같은 조류가 생겨나고, 중고등학교 시절부터 대학에 이르기까지 순위가 매겨진 성적에 의해 줄 세워진다. 직장에 들어가는 것도 스코어링된 온갖 스펙을 채우는 데 내몰리고, 대학 입학시험은 물론 입사 시험이나 임용 시험에도 소수점 아래 몇자리 점수로 당락이 갈리는 냉혹한 정글에 팽개쳐진다.

이 같은 가혹한 경쟁은 조급증 중독을 낳는다. 대학에 들어가기 무섭게 공무원 시험이나 스펙 쌓기에 몰두하고, 더 안정된 직업을 갖기 위한 직업학교에 대한 선호가 갈수록 커지고 있다. 4년제 대학을 나오고도 다시 2년이나 3년 과정의 일종의 기능적 직업학교에 들어가는 일이 자주 목격되기도 한다. 스마트폰이나 단말기 같은 현대 정보사회의 터미널 기기는 조금이라도 빠른 제품이라야 비로소 평가를 받는다. 나머지는 시장에서 하루아침에 도태당한다. 한국만큼 그 사이클이 짧은 나라도 드물다. 모두가 조금이라도 빨리 경쟁에서 승리하고자 하는 욕심에서 빚어진 일이다.

건강을 위해 달리는 조깅도 남보다 더 많이, 더 오래, 그리고 더 빠르게 뛰어야 직성이 풀린다. 그러한 조깅도 자주 하다 보면 점점 강화돼 마라톤 대회마다 찾아다녀야 하는 중독에 빠지게 된다. 이른바 '러너스 하이Runner's high'를 맛봐야만 비로소 만족감을 느낀다. 그때가 돼야 마약성 모르핀 구조를 가진 엔돌핀 같은 신경전달물질이 쏟아져 나와 행복감이 한순간 극도로 올라가기 때문이다.

매일 아침 편안한 마음으로 봐야 하는 신문도 빨리 봐야 하고 밥 먹는 시간도 10분을 넘기기 힘들다. 모든 게 경쟁인 사회에서 아파트 평수가 됐든, 자동차 배기량이 됐든 무슨 기준에서든지 남보다 경쟁에서 앞서고 있다고 해야 비로소 느끼는 행복감도 1등급을 끊어야 한다고 생각한다. 그것이 중독인 줄도 모른 채 앞만 보고 달리다 어느 순간 그러한 돌이킬 수 없는 중독에 빠져든 상태로 살고 있는 자신을 발견하게 되고 그때서야 허탈감을 갖지만 거기에서 빠져나오는 게 쉽지 않은 일이 된다.

그러한 중독에서 벗어나는 건 매우 힘든 일이다. 대중의 인기를 한 몸에 받던 인기 연예인의 자살이 종종 사회 문제화되는 것만 봐도 그렇다. 경쟁을 뚫고 살아남기 위해 온갖 피나는 고통을 참고 견뎌내지만 정상에 오르고 나면 그제야 허무함을 느낀다. 또 깃털과 같은 팬덤이 사라진 후 잘나가던 시절의 기억을 잊지 못하면 '스포트라이트' 중독에서 벗어나기 힘들다.

중독은 예술적 사조에서부터 이데올로기, 권력, 시대적 담론을 거쳐 일상생활에 이르기까지 도처에 존재한다. 한 시대를 풍미했던 어떤 이데올로기도, 정치권력도, 정의감에 불타던 저항도, 예술적 전위도 거기에 너무 빠져 탐닉하다 보면 중독된다. 지난 세기 중반 히피 문화에 젖었던 일부 베이비붐 세대는 평화와 저항이라는 코드에 중독됐다. 그들은 '전쟁에 반대하고 평화를 사랑하는' 지극히 아름답고 자유로운 생각에서 출발했다.

그런 그들이 빠져든 것은 LSDLysergic Acid Diethylamide라는 마약이었다. 환각성이 다채롭고 예술적 상상력을 자극하는 데 뛰어나 현실에 저항하다 좌절한 젊은이들의 취향에 딱 맞았다. 현실에 대한 저항과 좌절, 거기서 오는 무력감을 벗어나기 위해 마약에 빠져든 것이다. 그들의 이념은 출발에선 좋았지만 그들이 저항했던 현실의 벽에 부딪혀 결국 실패했다. 그들은 대신 LSD에 중독됐고 중독은 그들을 현실에서 도피하게 만들었다. 이로 인해 탄생한 히피족은 세상의 변화에 무감각해지고 현실에서 더욱 도태되는 반전현상을 보이며 사라져갔다.

한편 이 마약을 합성한 스위스의 화학자 알버트 호프만은 자신이 직접 먹어보고 치료용 흥분제로 쓰면 좋은 약이라고, 정말 순진하게 생각했다고 한다. 나중에 사회문제를 일으킨 장본인이란 오명을 뒤집어쓴 자신을 보고 많은 회한을 남겼다 한다.

중독은 통증에서 시작한다. 그러한 통증은 정신적 육체적 결핍이나 부조화에서 온다. 통증의 원인이 되는 결핍이나 부조화를 벗어나기 위해 진통성 약물이라는 다른 수단에 의존하는 데서 중독은 시작한다. 현실의 고통을 잊기 위한 도피의 수단으로서 진통, 그리고 중독이 이어지는 것이다. 또 다른 '치癡'에 빠져 드는 것이다.

그러다 보면 고통과 불안에 몸부림치던 초기의 기억, 초심을 잊게 된다. 마치 마취제에 취하다 보면 수술 직전의 공포에서부터 수술 시 내 몸 안에서 이뤄지는 좋지 않은 기억을 모두 잊어버리듯이 말이다. 결국 중독에서 자유로운 삶을 살기 위해서는 순수함을 잃지 않고 아픔에서 자유로운 영혼이 돼야만 가능하다는 얘기가 된다. 어쩌면 이게 더 몇 배나 어렵고 힘든 일일지도 모르겠다.

내성의 이중성

포용

모든 약물은 내성을 갖는다. 어떤 신약이라 할지라도 환자가 계속 복용하다 보면 그 약물에 대해서 더 이상 약이 듣지 않는 상태가 온다. 이 같은 상태를 약물에 내성이 생겼다고 표현한다. 앞서 얘기한 중독도 내성이라는 단계를 거친다. 중독은 다만 내성이 깊어지는 것에 그치지 않고 의존성과 습관성, 탐닉성에다 환각성까지 갖는다.

마약 같은 중독성 강한 약은 대부분 환각성이나 불편한 현실감각에 대한 기억을 일정 시간 지워버리는 몰아적 특성을 갖기 때문에 내성의 관점에서 보면 매우 취약한 약물이다. 자신이 절대 알 수 없는 경로에 의해 중독을 가져오기 때문이다.

심지어 헤로인 같은 경우는 한번 손댄 후 나중에 다시 빠지게 되면 거의 두 배의 용량을 먹어야 같은 효과를 낼 수 있을 정도로 내성이 엄청나고 탐닉에 빠지게 하는 중독성이 매우 강한 약물이다. 약물 자체의 환각 유도 효과 같은 중독성이나 진통 효과 면에서도 모르핀보다 2~8배에 달할 정도로 엄청나지만 약물에 적응하는 내성 측면에서는 추종을 불허할 정도로 대표적인 내성 마약으로 분류된다.

약에서 내성이란 한마디로 몸에 익숙해지는 것을 말한다. 정신적으로나 육체적으로 모두 그렇다. 아무리 큰 고통이라도 반복적으로 겪게 되면 처음보다는 충격이 덜해지는 것 같은 현상도 내성이 원인이다. 모든 고통에는 역치라는 게 있게 마련이고 역치를 넘어선 고통은 신경계에 더 이상 자극이 아니다. 자꾸 접촉하다 그러한 역치가 서서히 올라가는 과정에서 내성이 생기고, 여기에 금단증상이 더해지면 중독에 이르는 것이다.

1980년대 정치적으로 강압적인 사회 분위기 속에서 경찰과 정보기관의 고문이 자행됐던 적이 있다. 대상자를 칠성판에 꽁꽁 묶어놓고 팔과 다리를 비틀고 급소를 향해 자행한 무자비한 고문 기술이 뒤에 알려지기도 했다. 그런 고문도 시작한 지 20분 정도가 지나면 역치에 도달한다고 한다. 공포감도 한계 상황에선 사라지고, 통증을 느끼는 신경도 역치를 넘어 마비돼 고통에서 벗어난다는 증언을 들은 적이 있다. 하지만 그러한 강한 고문보다는 잠을 안 재우는 식의 보다 부드러운(?) 고통에 대부분 무너진다고 한다.

약물도 그런 식이다. 처음에는 강한 독성에 거부 반응을 보이다가도 서서히 경험이 쌓이다 보면 그러한 독성에 익숙해지는 것이다. 익숙해지다 보면 경계심이 무너지고 그만큼 약물을 잘 받아들이게 되는 것이다. 그러다 보니 동일한 효과를 보기 위해서는 더 많은 약물을 받아들여야 한다는 의미가 약물이 갖는 내성이란 단어에 맨 먼저 포함돼 있다.

우리는 살면서 내성에서 자유로울 수가 없다. 나이가 들고 세월이 변해가는데 어린 왕자처럼 항상 새로운 꿈을 꾸고 그걸 찾아 방랑하며 살수가 없다는 것이다. 아무리 순수한 영혼도 세월의 '씻김'을 받아들여야만 자연스러운 것이 된다. 그런 의미에서 내성이 갖는 1차적 의미는 포용성Tolerance이다.

여기서 포용이란 의미는 원래의 '나'가 '타자'를 받아들인다는 것이다. 약물의 세계로 들어가서 좀더 구체적으로 설명해보면, 약물이 내 몸 안에 있는 '나의 것'에 의해 받아들여진다는 의미로 해석할 수 있다.

예를 들면 살아 있는 세포의 표면을 구성하는 이중 지질막에는 외부와 물질교환을 위한 많은 종류의 수용체가 존재하는데 그러한 수용체가 약물의 작용 타깃이 된다. 또한 혈액이나 림프액 같은 체액에 섞여 몸속을 돌아다니는 수많은 효소나 면역반응에 관여하는 많은 사이토카인 같은 염증 물질도 약물을 받아들이는 수용체 역할을 하는 '나의 것'에 해당한다.

외부로부터 몸 안에 들어와 살게 된 바이러스나 세균 같은 미생물이나 그러한 미생물이 내 몸의 세포 속으로 들어와 유전체를 변형시켜버린 암세포 같은 외생 물질이나 내적 변형물이 아닌, 순수한 '나의 것'이 약물에 익숙해지는 것을 포용성이라 정의할 수 있다.

저항

내성은 저항성을 또 다른 얼굴로 갖는다. 약물을 잘 받아들이면서 생기는 포용성과는 전혀 다른 의미를 가진 저항성이란 개념이 약물이 갖는 내성의 다른 한 축을 형성한다. 우리의 몸이 비록 동일한 유전자를 가진 세포들로 만들어져 탄생했지만 살아가는 과정에서 세상의 다른 유전자를 가진 세포나 외생 생물이 일부 존재하게 되고, 그러한 기생충이나 미생물 같은 외부 생명체와 암세포 같은 변형 세포에 의해 생기는 약물에 대한 저항력 또한 내 몸 안에 생기는 내성으로 보이게 한다.

사람의 몸은 순수한 혈통의 유전정보만으로 살아가는 단일체가 아니라 그만큼 여러 계통의 세포 단위의 생명이 모여 하나의 개체로서 살아가는 복합체이자 유기체인 것이다. 바이러스에 감염돼 변형된 암세포도 더 이상 내가 아니다. 나를 위해 존재하는 게 아니라 저 살자고 나를 해치는 바이러스의 아바타나 '웬수'에 다름 아니다.

따라서 암세포를 죽이는 어떤 약물이 갖는 내성은 다른 의미로 바라봐야만 한다. 그 약물을 원래의 내가 받아들여 익숙해지는 게 아니라 외부의 침습을 받은 암세포가 어떤 약물에 저항성을 획득함으로써 내성을 갖게 된다고 해석되는 것이다. 달리 얘기하면 암세포나 발병 원인이 되는 바이러스가 약물을 잘 받아들이는 포용성을 획득한 것이라고 말할 수도 있겠다.

그러한 저항력을 가진 의미로서의 내성에는 바이러스와 같은 외부 생명체가 개입된다. 암세포도 우리 몸의 순수 유전체가 돌연변이를 통해 다른 유전자를 일부 갖고 스스로 분열하고 증폭되는 세포라는 점에서 순수한 '내것' 아닌 타자에 해당한다.

바이러스가 병의 원인균으로 입술 주위에 주로 생기는 포진이나 손발에 생기는 사마귀 같은 질환에는 각각 '어사이클로비어'와 '플루오르우라실'이란 약이 특효약이다. 이들 약은 바이러스의 유전자 서열에 끼어 들어가 증식을 비가역적으로 막는다. 유전자의 전사가 안 되기 때문에 복제가 되지 않아 결국엔 세포와 함께 사멸되는 원리다. 여기서 비가역적이란 일단 약물이 바이러스의 유전자 중 염기 부분에 결합하면 다시 결합 이전의 상태로 돌아가지 않고 바이러스 유전자가 활동하지 못해 번식을 하지 못하게 된다는 의미다.

이 같은 강력한 항바이러스 연고제에도 불구하고 바이러스성 질환은 재발해 쉬 낫지 않는 경우가 많다. 이는 바로 병원체인 바이러스가 해당 약에 저항성을 갖게 돼 약물과의 결합을 회피하는 수단을 새로 취득하기 때문이다.

특히 플루오르우라실5-FU이란 항바이러스 약은 암세포의 유전자에 결합해 복제를 막는 능력을 갖고 있어 결장암이나 유방암 위암 등 여러 가지 암에 쓰이는 항암제다. 한낱 사마귀를 잡는 약에도 항암제 정도의 강력한 약물이 쓰일 정도로 약의 세계가 점점 강해지고 있다는 건 내성 가운데서도 인간의 몸 안에 둥지를 튼 미생물의 내성, 그중에서도 저항성이 그만큼 커지고 있다는 반증이라 할 것이다.

우리가 흔히 걸리는 무좀이나 사마귀 같은 피부 질환에도 곰팡이균의 세포막이 됐든 바이러스의 유전자가 됐든 신종 약물이 나와 강한 공격을 하면 할수록 그들의 저항 또한 만만치 않게 세진다는 점에서 저항성이 세지는 추세는 결코 바람직한 것은 아닐 것이다.

무좀균은 테르비나핀 같은 항진균제를 바르게 되면 세포벽의 주성분인 맥각스테롤 형성이 저지된다. 그러나 곰팡이균들은 대부분 약물의 공격을 받게 되면 포자를 만들어 뒤집어쓰고 숙주의 세포 안으로 깊숙히 들어가 숨어버린다. 이렇게 되면 웬만한 약에도 끄덕하지 않는 방패

막을 갖는 셈이어서 약물이 해당 균의 내부로 침투할 수 없게 된다. 그 만큼 약에 대한 균의 저항력이 커졌다는 것이다.

이처럼 저항성이 커지는 대표적인 기전 중 하나는 '20세기 흑사병'으로 알려진 후천성면역결핍증AIDS에서 전형적으로 나타난다. HIV 바이러스가 분비하는 효소가 약물과 접촉하게 되면 영리하고 간교한 에이즈 바이러스는 곧바로 약간의 유전자 변이를 거친다. HIV 바이러스는 숙주에 해당하는 에이즈 환자의 몸에 침투하게 되면 RNA를 DNA로 바꿔 자신의 유전정보를 숙주세포의 DNA에 심어 숙주세포가 분열할 때 자신의 정보를 가진 세포들을 기하 급수적으로 늘려나가는 역전사RT효소를 필수적으로 갖고 있다.

HIV 바이러스는 인간의 면역세포 중 외부에서 침입하는 병원균을 죽이는 데 관여하는 T임파구의 유전자를 주로 공략해 무력화하기 때문에 일단 발병이 되면 면역력이 떨어져 정상적으로는 걸리지 않을 폐렴 같은 기회성 질병에 대한 위험이 기하급수적으로 커지게 된다. 지금까지 에이즈를 치료하고자 하는 목적으로 개발된 약들 가운데 상당수가 바로 이러한 역전사효소를 타깃으로 해 그 기능을 무력화시키는 작용 기전을 갖고 있다.

그러나 이들 약들이 나오기가 무섭게 에이즈 바이러스는 내성을 획득하는 게 현실이다. 그러한 약에 대해 바이러스 입장에서 보면 저항력을 갖게 된 것이다. 그 방식은 질환의 심각성과는 달리 아주 간단하게 이뤄진다. HIV 바이러스는 자신이 만드는 역전사효소를 구성하는 수많은 아미노산 중 딱 한 가지나 몇 개만을 바꿔 자신의 숙주인 사람들이 어렵게 만들어낸 신종 약물과의 결합을 벗어나버리는 식이다.

일종의 단백질인 효소는 보통 수백 개에서 수천 개의 아미노산이 펩타이드 결합으로 연결돼 형성되는데 바이러스는 그러한 효소 단백질의 극히 일부인 몇 개의 아미노산만을 바꿔버리는 돌연변이를 통해 신약과의 결합을 하지 않음으로써 약의 효능을 무력화시키는 것이다. 아미노산의 구성이 변하게 되면 약물이 결합해야 하는 타깃이 된 부위의 단백질 구조가 달라지기 때문에 약물이 들어가 결합할 수가 없게 돼 결국에는 바이러스의 역전사효소는 약물의 포위망을 뚫고 활동을 시작하게 되는 내성을 획득하는 것이다.

예를 들어 얼마 전까지 에이즈 특효약으로 알려진 지도부딘AZT에 대해서는 그래도 역전사효소의 몇 개 아미노산을 바꿔 내성을 획득했다. 그러나 그 뒤에 나온 약인 라미부딘에 대해서는 발린이나 아이소루신 같은 아미노산을 메치오닌이란 유황을 가진 아미노산으로 바꾸는, 단 한 가지만의 변화를 통해 약을 무력화시켜 연구자들을 허탈하게 한다. 그러면 연구자들은 또 메치오닌의 황에 잘 달라붙는 약물을 찾아 또다시 특효약을 만들어내는 식으로 끝도 없이 반복적인 사투를 벌이는 것이다.

이런 식의 싸움 방식으로는 인간이 결코 바이러스를 이길 수가 없을 것이다. 대응 방식을 바꾸지 않고는 말이다. '천형'으로 불리는 에이즈가 아직 완치 약을 개발할 수 없는 게 이러한 바이러스의 돌연변이 때문이다. 자신이 만들어내는 효소의 구조를 바꾸거나 외부 표면을 구성하는 외피 단백질의 구조를 바꿔 약물이 착상할 수 없도록 하는 변이 능력을 주특기로 삼고 에이즈 바이러스는 지금도 변이를 계속하고 있다.

30여 년 전 처음 발견될 당시에 이 병은 섹스를 매개로 한 성병의 일종인 것처럼 알려지면서 좋지 않은 이미지를 가졌지만 내용을 들여다보면 그렇지가 않다. 우리 몸의 세포 속의 주인 노릇을 하는 유전자의 집합체인 유전체를 바꿔버리는 바이러스 질환이라는 점에서 사마귀 같은 질환과 비슷한 질환으로도 볼 수 있는 것이다. 바이러스가 변이를 통해 인간의 면역 백혈구의 일종인 보조 T세포를 파괴하는 능력을 획득함으로써 면역력을 떨어뜨리는 치명적인 병원체가 된 것일 뿐이다. 이 바이러스가 성소수자들을 통해 감염이 많은 것은 직접적인 접촉이 있어야만 하기 때문이라는 설명이다.

또 다른 극단적 사례가 최근 몇 년 전부터 심심찮게 언론에 등장하는 슈퍼박테리아 문제다. 메치실린이라는 오래된 페니실린계 항생제에 대한 내성균MRSA이 처음 문제가 됐다. 요즘에는 반코마이신 같은 아미노글리코사이드 계열 항생제에도 죽지 않는 신종 슈퍼박테리아VRE까지 등장했다. 오죽하면 몸이 아파 입원한 병원에서 오히려 이러한 치명적인 세균에 감염되는 일이 많아 병원 감염Nosocomial Infection이란 용어가 생길 정도다.

다행히도 VRE 같은 경우 그 내성 기전이 밝혀졌다. 무적의 병원체란 존재 자체가 위협적인지라 연구를 위한 펀딩이 잘된 탓인지 많은 연구를 통해 그 속성이 비교적 빠르게 밝혀졌다. 그 결과를 보면 내용은 아주 간단한 것이어서 실소가 나올 지경이다. 그람음성균은 맨 바깥쪽에 펩티도글라이칸이란 단백질과 탄수화물의 복합체로 이뤄진 외막을 갖고 있는데 그 외막의 구성 아미노산 중에 한 가지 종류의 아미노산만이 다른 성분으로 바뀌어 있었다. 그렇게 간단한 변이만으로도 세균계의 공포의 제왕 자리를 차지하다니 허탈하지 않을 수 없는 노릇이다.

이들 슈퍼 세균은 펩티도글라이칸이란 당단백질 구조 중에서 발린이란 아주 작은 아미노산을 탄수화물이 분해돼 나오는 젖산으로 바꿔치기한다. 이러한 간단한 변이만으로 최첨단 과학과 연구자들의 땀으로 만들어진 항생제를 모두 물리치는 괴력을 발휘한 것이다. 반코마이신이란 항생제가 원래 세균이 갖고 있는 발린이란 아미노산의 갈라진 특수한 구조체와 수소결합을 통해 결합해 세균의 활동을 억제하는 것으로 설계됐지만 발린이 빠지고 3개의 탄소만을 가진 젖산으로 바뀌어 있는 상황에선 항생제가 전혀 쓸모가 없게 된 것이다.

이 같은 결과는 인간이 과연 세균이나 바이러스 같은 미생물과의 전쟁에서 이긴다는 게 얼마나 가당찮은 일인지를 알려주는 대목이라 아니할 수가 없다. 세균과의 싸움 자체가 애초 성립이 안 되는 얘기라는 것이다. 실제로 항생제 신약 개발이 40~50년 전부터 사실상 거의 중단 상태에 들어간 것도 이 같은 세균과 바이러스의 내성 기전 때문이기도 하다.

인류가 만들어낸 최초의 항생제로 알려진 페니실린에 대한 내성은 세균이 직접 약물 구조를 파괴하는 효소를 생산하는 방식으로 저항성을 형성하는 경우다. 베타$_\beta$ 락타메이즈라는 효소를 생성해 페니실린계 항생제의 기본 구조를 깨뜨려 항생제의 효능을 떨어뜨린다.

따라서 아무리 많은 페니실린을 써도 내성을 가진 세균은 스스로 베타$_\beta$ 락타메이즈란 효소를 만들어 페니실린이 갖는 베타락탐이란 유기화학적 구조를 손쉽게 깨뜨려 분해해버린다. 당연히 페니실린이란 항생제가 쓸모없어진다. 페니실린은 원래 곰팡이균이 자신을 보호하기 위해 만들어낸 대사 물질이다. 외부의 다른 균의 침해를 막거나 다른 균으로부터 자신을 보호하고 자신만의 영역을 확장하기 위해 스스로 2차 생리 대사를 통해 만든 항생물질인 것이다.

그렇게 곰팡이균이 애써 만들어낸 대사 산물을 가져다 다른 세균을 제압하는 데 쓴다. 진정한 이이제이以夷制夷 전략을 구사한 것이다. 세균과 직접 전쟁을 벌이는 것이 아니어서 훨씬 효과적인 전략이라 할 수 있다. 그러나 작은 세균에 불과한 미생물도 만물의 영장이라 스스로 칭하는 인간의 이러한 원모원려遠謀遠慮에서 나온 전략을 벌써 알아채고 그보다 한수 위의 방책으로 대응하며 간단하게 벗어나는 일이 계속 이어지고 있는 것이다.

흔히 인슐린 저항성이 당뇨의 가장 고질적인 원인이라는 말을 자주 듣는다. 이는 인슐린이나 아니면 인슐린이 작용하는 세포 수용체에 대한 항체가 생겨 있기 때문이라 한다. 그러한 항체가 인슐린 수용체를 '내 것'이 아닌 외부 물질로 인식해 거기에 달라붙어 인슐린이 제대로 작동하지 못하도록 하는 것이 저항성의 내용이다.

그런 의미에서 인슐린은 우리 몸의 항상성 유지에 도움이 되지 않는 소외된 외부 물질로 간주되고, 그러한 인슐린을 주로 받아들이는 수용체는 주로 지방세포에 많아 운동 부족으로 인한 지방 축적이 결국 당뇨의 근본적인 원인으로 지적되는 이유다. 이러한 상태에서는 돼지의 체장 같은 데서 뽑아낸 인슐린이나 인체 내 인슐린을 생물공학적 방법으로 증폭시켜 만든 휴먼 인슐린을 아무리 맞아도 항체에 의해 수용체가 점거된 상태에서는 인슐린의 기능은 무력화돼버린다.

이렇게 되면 혈액에 포도당이 증가해도 이와 결합한 인슐린이 포도당을 세포 안으로 끌고 들어가지 못해 혈당은 떨어지지 않게 되고, 간에서는 높아진 혈당에 맞춰 글리코겐을 분해해 포도당을 만드는 과정을 억제해야 하는데 인슐린의 피드백 조절 기능이 작동되지 않아 결국에는 고지혈에 고혈압 같은 혈액병이나 대사 질환을 연쇄적으로 불러오게 되는 것이다.

인슐린이란 단 한 가지 요인에 대한 저항만으로 온몸의 신진대사 체계가 무너지는 지경에 이르는 것이다. 당뇨는 고혈압과 고지방혈을 동반하는 트리오 고질병의 처음이자 끝인 것이다. 저항은 한때 멋있는 것처럼 보이지만 함부로 덤빌 일이 아닌 것이다. 모든 걸 걸고 흐름을 바꿀 만한 일이 아니면 잘 적응하고 순응하는 법을 터득하는 게 생명에는 도움이 되는 일이다. 단지 적과 아군을 구분하지 못해 췌장에서 분비되는 인슐린 한 가지를 적으로 잘못 알고 날뛰다 온몸이 망가지는 일이 생겨나는 것이다.

내 성 , 포 용 + 저 항

지금까지 설명한 내용을 종합해보면, 포용과 저항이란 두 가지의 모순된 의미가 내성이란 단어에 녹아 있다. 두 가지의 전혀 다른 의미가 내성이란 개념에 오버랩돼 잠재한다. 내성이라 쓰고 포용받아들이기 더하기 저항무찌르기으로 읽어야만 한다. 논리학적 세계에서는 도저히 성립할 수 없는 함수값이다. 서로 어울릴 것 같지 않은 두 첩이 한집 살이Cohabitation를 하는 꼴이다. 하지만 결코 녹록지 않은 현실 세계에서 그러한 모순도 안고 살아가야 할 때가 있는 것 또한 우리의 삶이다.

양자역학의 세계에서도 인간의 관찰 능력상 그런 모순되는 상황이 벌어진다. 한 개의 양자가 두 개의 위치에 동시에 존재하기도 하고, 입자이면서 동시에 파장으로서 그 존재를 확인할 수밖에 없는 모순이 자연 세계에서도 발견되는 것이다. 약물에 대한 내성도 그런 의미에서 대단히 이중적이고 모순적인 상황으로 설명되고 있다.

포용성 하면 떠오르는 대표적인 약물이 헤로인과 메쓰암페타민필로폰이다. 이 가운데 헤로인은 특히 포용성이 뛰어나다. 모르핀에 두 개의 아세틸기를 붙여 지용성이 좋아진 헤로인은 뇌와 척추 등 중추신경으로 빠르게 흡수돼 진통과 함께 도취감과 환각 등을 일으키는 뇌의 보상회로를 자극, 중독에 빠져들게 한다. 마시면 행복해지는 것 같은 보상을 주는 것으로 느껴지기 때문이다. 여기서 약물복용을 중단하게 되면 정신적 공허 내지 무력감에 스스로 비참해지는 느낌을 갖게 돼 금단현상을 보이고 그러한 의존성에 말려 약물을 다시 찾다 보면 탐닉하게 되는 중독성이 매우 강한 마약이다.

헤로인은 그러나 다른 한편에서 보면 방어 기전이 아주 잘 작동되는 약물이다. 때문에 약물이 반복해서 들어오게 되면 그 작용을 무력화시키는 효소의 활동이 더욱 활성화된다. 이로 인해 그 효과가 반감되기 때문에 같은 효과를 얻기 위해 사용량이 점점 큰 폭으로 늘어나게 되는 것이다. 한편에선 환각이나 쾌감을 유도하는 보상작용이 강해 탐닉에 빠지게 하고, 다른 한편에선 약물의 효과를 반감시키는 방어 기전이 발달해 내성 또한 뛰어난 합성 마약이 바로 헤로인인 것이다.

이에 반해 필로폰은 세로토닌이나 에페드린, 아드레날린 같은 내분비물질과 카테콜이란 공통 구조를 갖고 있어 중추신경계와 자율신경계의 말단 시냅스에 아주 잘 결합해 흥분을 일으키는 약물이다. 게임 중독에서 전형적인 흥분과 집중이란 도파민 보상 기전을 자극하는 대표적인 중독물질이다.

특히 필로폰에서 메칠기-CH3 하나 빠진 암페타민은 집중력을 높여주는 효과가 뛰어나 현재도 이와 비슷한 구조를 가진 메칠페니데이트란 약물과 함께 주의력 결핍성 과잉 행동 장애ADHD나 우울증 치료약으로 쓰일 정도다. 한때 '공부잘하는 약'으로 알려져 중고교 수험생들 사이에 암암리에 퍼지기도 했던 마약이다. 그러나 그 공포감이나 편집증 같은 부작용이 너무 세기에 오래전에 마약으로 지정된 1세대 마약에 속하며 요즘에는 필로폰을 소지한 것만으로도 헤로인과 함께 가장 엄하게 처벌받는 대표적인 마약으로 분류된다.

이들 마약은 약물의 구조가 우리 몸 안의 신경물질과 워낙 비슷해서 세포 내 수용체들이 너무나 잘 받아들이거나 인체의 적응이 너무 빨라 그만큼 쉽게 중독이 일어나는 것으로 해석할 수 있다. 헤로인은 행복 호르몬 엔돌핀과 닮은 모르핀을 변형한 것이고 필로폰은 대표적인 교감신경전달물질인 노르아드레날린과 매우 유사한 구조를 갖는다.

이 가운데 필로폰은 중추신경 말단에서 신경전달물질인 도파민 유리를 촉진시키는 작용을 한다. 두뇌에서 피로감을 없애고 작업 능력을 증진시키는 등의 효과를 갖는다. 그러나 자주 오래 쓰게 되면 필로폰메쓰암페타민이 달라붙는 뉴런세포의 수용체는 증가하는 대신 약물에 의해 유도 분비되는 신경전달물질인 도파민에 대한 수용체는 급격히 감소한다. 억지로 도파민 분비가 많아지니까 그만큼 수용체를 줄여 그 효과를 감쇄하는 것이다. 장기 사용자의 경우 도파민 수용체가 50퍼센트 이상 줄어드는 세포 단위의 변화를 가져온다. 이렇게 되면 도파민이 주는 흥분과 집중 같은 보상 효과가 줄어들게 돼 동일 효과를 내기 위해 더 많은 양의 약물이 필요해진다. 그래서 복용 횟수가 증가함에 따라 내성 또한 그만큼 생겨나 사용량은 점점 더 많아지게 되고 중독된 후엔 한 번에 먹게 되는 약물의 양은 더욱 많아져 나중에는 아주 빠르게 치사량에 가까워진다.

한마디로 필로폰은 약물의 위험성을 재는 지표로 쓰는 치료 지수TI가 비교적 큰 편으로 안전한 약물로 보이지만 충동 조절이 안 되는 상태가 되면 1회 복용량이 치사량 수준까지 빠르게 늘어나게 돼 위험하다. 약물의 구조가 내인성 신경 물질과 비슷해 몸이 잘 적응할 수 있어 그 중독성이 약한 것 같지만 문제는 그만큼 내성이 빨라 쉽게 복용량이 늘어나는 마약이다.

여기서 TI 지수Therapeutic Index란 약물이 효과를 내는 유효량ED 대비 약물의 치사량LD의 비를 말하는 데 유효량이 작을수록, 아니면 치사량이 클수록 치료 계수는 커져 그만큼 약으로서 사용하는 데 안전성이 커지는 것이다. 이러한 내성의 기전은 코카인이나 에페드린 세로토닌 등 다른 중추신경계 약물에도 대부분 민감하게 작동된다.

앞서 얘기한 헤로인은 연속해서 복용하게 되면 그때마다 약효가 거의 절반 이하로 급강하하는 동시에 무기력증이나 환각성 같은 부작용이 생기게 되고, 감기약에 들어 있는 슈도에페드린은 심박동 증가 같은 흥분성 교감신경계 부작용이 더욱 커질 위험을 안는다. 이 같은 내성은 약물을 몸에서 처리해 배설하는 대사 능력이 증가하거나 아니면 그 반응을 전달하는 신호체계의 핵심인 수용체 자체가 줄어들어 같은 양이라도 그 반응성, 즉 실제로 나타나는 약 효과는 약해짐으로써 빚어지는 것이다. 이는 결국 같은 효과를 얻기 위해 더 많은 약물을 필요로 한다는 의미다.

이와는 반대로 수용체 수가 증가하는 현상도 있다. 일명 아나필락틱 쇼크 같은 유해성 과민 반응도 일종의 수용체라 할 수 있는 항체가 어떤 항원에 대해 과도하게 반응함으로써 벌어진다는 점에서 매우 유사하다. 그러나 그 원인과 과정을 보면 완전히 다르다.

대부분의 고혈압 약은 수용체가 증가하는 유형에 속한다. 따라서 프로프라놀롤이나 아테놀롤 같은 고혈압 약의 경우 오래 먹게 되면 중지하는 게 매우 어려워진다. 오랜 기간의 투약으로 심장박동이 억제된 환자에게 투약을 갑자기 중단하면 그동안 약으로 억제되던 혈압이 갑자기 세지면서 협심증이나 초고혈압 같은 심각한 상태의 쇼크가 일어날 수 있기 때문이다.

그 이유는 이들 약물이 갖는 속성과 작용 기전을 보면 알 수 있다. 이들 약들은 심장의 근육세포에 있는 수용체에 잘 달라붙는 구조를 갖고 있지만, 결합만 하지 정작 심장근육을 움직이는 전달 물질이 하는 일을 제대로 하지 않는다. 심장박동의 증가를 늦추거나 그 힘을 낮추는 길항 약인 것이다.

약물의 구조를 자세히 들여다보면 결합 부위 외에 다른 구조물을 갖고 있어 수용체에 비교적 느슨하게 결합하며 일을 하는 척하지만 정작 수용체 자리만을 차지하고선 노르아드레날린 같은 다른 리간드수용체에 결합하는 상대 물질가 결합하는 것을 방해하기 때문이다. 리간드가 수용체에 제대로 결합해야 심장근육 수축이라는 신호가 전달돼 심박출력이 올라가 혈액이 혈관을 타고 힘차게 순환하게 되지만 이들 유형의 고혈압 약은 그러한 작용을 못하도록 방해해 너무 높아진 혈압을 끌어내리는 작용을 하는 것이다.

그렇기 때문에 이들 약을 계속 먹다 보면 심근세포에는 제대로 기능을 못하는 수용체가 늘어나게 되고 우리 몸은 항상성 유지를 위해 심장 세포막에 다른 수용체를 많이 만들어내게 된다. 수용체가 늘어나야 몸에서 필요로 하는 심장박동을 늘릴 수 있기 때문이다.

이렇게 되면 결국 약을 끊는 게 어려워진다. 약을 먹지 않게 되면 늘어난 수용체가 갑자기 줄어들 수도 없기 때문에 그동안 눌려왔던 심장박동이 많아진 수용체 덕에 갑자기 상승하는 위험을 안게 되기 때문이다. 그래서 고혈압을 비롯 당뇨 같은 만성질환의 경우 한번 약을 먹기 시작하면 평생 먹어야 한다는 얘기가 나오는 것이다.

이러한 현상은 일상생활에서 비슷한 사례를 찾아보면, 용수철을 예로 들 수 있다. 일정 기간 눌렀다가 놓으면 튀어 오르는 용수철의 탄성 효과는 눌려진 힘에 비례해 커지는 것과 마찬가지다. 보통의 내성이 약물에 대한 적응성이 커져 동일한 효과를 위해 더 많은 약을 필요로 하는 경우라면 이러한 과민 상태에서 벌어지는 내성은 약물이 조금이라도 줄이게 되면 그에 대한 반응이 매우 예민해져 있는 상태라 약을 끊거나 줄일 수없는 '음陰의 내성'인 것이다.

앞서 얘기한 아나필락틱 쇼크 같은 알레르기 반응은 외부에서 원인 물질이 주어질 때 일어나는 것이지만 음의 내성은 약물이 줄어들면 생긴다는 점에서 차이가 있다. 어찌 됐든 음의 내성이 생긴 몸은 발병을 억제하거나 조절하기 위해 더 이상 약을 끊거나 심지어는 줄일 수도 없는 만성적인 트랩에 빠진 것이다.

약물에 대한 내성이란 그 약물의 단위 용량에 대한 한계 효력이 점차

체감한다는 의미와 함께 반대로 약물을 끊을라 하면 그로 인한 반작용
이 매우 커져 더 이상 끊거나 줄이기도 어려운 상태라는 의미도 함께 갖
고 있다.

따라서 약은 처음 먹게 될 때 항상 신중히 선택해야 하고, 특히 당뇨
같은 만성질환의 경우엔 생활 습관이나 식이요법을 충분히 개선한 후에
그래도 병이 낫지 않는다면 완급을 조절하면서 적절한 약을 선택해 꾸
준히 복용하는 게 최선이다.

결론적으로 내성이 갖는 의미를 세분해서 나눠보면 몸이 외부로부터
주입된 약물을 잘 받아들인다는 의미의 포용성과 내 안에 안고 있는 미
생물 같은 부속물이나 세포 단위가 어떤 약물을 접하면서 획득하게 되
는 저항성이라는 두 가지 의미를 동시에 갖는다.

이러한 내성의 속성은 우리 사회에서 종종 벌어지는 각종 독직 비리
사건 같은 부패 사슬에서 전형적으로 나타난다. 권력과 재산, 그리고 명
예라는 3대 유혹에서 자유로울 수 있는 사람은 많지 않다. 그러한 유혹
에 이끌려 한발 들여놓다 보면 처음에는 내 안에 부족하거나 잃어버린
부분을 채워주고 회복시켜 만족과 성취감을 주기도 하지만 계속 거기에
의존하다 보면 그러한 유혹을 받아들이는 수용 능력, 내성이 이미 크게
증가해 결국 그로부터 헤어날 수 없는 것이다. 지금도 약국에 가면 만성
질환을 가진 노인 환자들이 약을 찾아 병원과 약국을 매일같이 오가며
'약 쇼핑'에 나서면서 이렇게 말한다.

"약 없는 세상에 살고 싶다. 약이 잘 듣지도 않는다. 그런데 약 없이는
하루도 편히 살수가 없다."

약은 달콤한 유혹과 같은 것이다. 그러나 오래 함께할 친구도 아니다.

적절한 거리를 유지하며 내 안의 모순을 관리하고 스스로 병에 대한 저항력을 키울 수 있도록 도와주는 범위 안에서 약은 친구가 되는 것이다. 그러나 그러한 조건을 달고 친구로 받아들이는 일은 매우 힘들다.

만성화와 노화

약을 오래 쓰다보면 우리 세포막이 변해 약이 잘 듣지 않게 되는 내성 기전도 있다. 세포막에 형성된 표면 전하 같은 전기적 특성이 바뀌어 전에는 잘 결합하던 약물도 이를 오래 쓴 환자에서는 잘 결합하지 못하게 돼 약이 내성을 갖게 되는 식이다. 이러한 일은 곧 세포막을 통해 많은 대사 물질들이 들락날락하면서 그 통로를 구성하는 구조체에서 변성이 오는 일종의 '노화' 과정을 통해 벌어지게 되는 것이다.

이러한 노화 과정은 모든 세포에서 진행되는 것이지만 그중에서도 위나 장에서처럼 많은 대사 물질이나 영양물질이 들고 나는 세포나 인슐린 같은 내분비 물질이 포도당을 저장하고 꺼내 쓰도록 하는 근육세포나 간세포 등에서 자주 일어난다. 이 같은 원인으로 노화된 세포가 늘어나게 되면 위장관의 세포벽을 뚫고 흡수돼서는 안 되는 물질이 들어가 면역 반응을 일으키기도 하고, 세포 밖으로 분비돼서는 안 될 성분이 너무 나와 위산 과다나 위염과 장염 같은 질환을 일으키게 되는 것이다.

세포가 이 같은 상황에 처하면 약도 그 활성이 떨어질 수밖에 없게 된다. 이른바 만성화의 단계를 맞이하게 돼 질병이 잘 낫지 않게 되고 약에 대한 내성은 그만큼 커지게 되는 것이다. 앞에서 설명한 여러 가지 방식으로 다양한 기전의 내성이 생기게 보면 결국 약물 사용이 늘어난다. 그러나 약을 늘려 사용하더라도 병인을 완전히 제거해 회복할 수만 있다면 그나마 다행일 것이다. 반복되는 약물 사용으로 세포가 늙고 몸 안의 병원체들의 저항력만 키워 결국엔 어떤 약도 효험이 없는 상황이 오게 된다면 그만큼 환자에게 괴로운 일은 없을 것이다.

사회적 내성과 치유

우리는 일상생활에서 흔히 어떤 약물에 내성이 생겼다는 얘기를 자주 사용하고 자주 듣는다. 하지만 그 정확한 의미를 헤아리기엔 역부족인 경우가 많다. 약물의 세계에서 '내성'만큼 이중적이고 미묘한 개념도 없기 때문이다. 내성은 앞서 얘기한 저항성이란 맥락에서 파악한 것과 포용성의 의미로 한정 지어서 말한 약물에 대한 내성의 세계에만 머물지 않는다. 내성의 진정한 의미는 단지 내 몸 안에 머물지 않고 불특정 다수의 자연인이 모여 만든 사회적 단계로까지 확대 적용할 수 있다.

우리 사회도 앞서 설명한 바와 같은 내성의 과정을 반복하고 있다. 먹이사슬처럼 연결된 부패 고리가 완전한 구조를 형성, 사회적 갈등과 모순을 해결하는 데 걸림돌이 되고, 그로 인해 치유와 해결책에 대한 내성은 점점 강해져 만성적인 피로감을 키워내게 된다.

사실은 그러한 문제가 생기지 않도록 예방하는 일이 무엇보다 중요하고, 문제가 생기기 시작하면 곧바로 그에 상응한 근원적인 대책을 수립하는 게 원칙이다. 하지만 현실적으로는 사회제도상의 장벽이나 저항이 만만치 않아 미봉적인 대증요법에 그치는 경우가 많고, 그러다 보면 문제는 제대로 해결되지 않은 채 사회적 피로감과 만성화라는 병적 상태에서 헤어나오기 힘들어지는 것이다.

안에서 생기는 포용성과 밖에 뿌리를 둔 저항성, 그리고 반복되는 과정에서 몸의 변화로 찾아오는 노화와 만성화로 우리 몸이 변하고, 뒤이어 그에 대한 대책으로 찾게 되는 약의 활성은 점점 떨어지게 되는 약의 내성 기전이 정치·사회적 차원에서도 그대로 재현되는 것이다.

특히 힘 있는 기관이나 조직, 좀 더 크게는 특권계층은 그들이 갖는 권력과 물질적 보상에 취해 새로운 변화 요구를 쉽게 받아들이지 못하고, 주변에서 일어나는 아픈 자극에 대해서도 너무 당연시하는 매너리즘에 빠져 사회적 내성의 주류가 되는 경우가 많다.

한 개인의 몸이나 그 집합체인 사회나 한결같이 내성에서 자유롭지 못하다. 그러한 내성의 발생 기전은 결국 병적인 현상을 더욱 심화시키는 요인이 되고 진정한 치유로부터 멀어지게 하는 원인이라 할 수 있다. 그렇다고 내성만을 걱정하며 사회적으로 병든 부분을 도려내고 미래의 환경 변화에 대응하기 위한 새로운 대안을 준비하는 자세와 노력을 게을리할 수도 없다. 약물의 세계에서 언제 나타날지 모를 신종 플루 같은 새로운 질병에 대한 백신이나 슈퍼 항생제 같은 신약을 만들 수 있는 능력을 키우지 않고 '약 타령'이나 일삼으며 주저앉아 있을 수만도 없는 것과 마찬가지다. 또 면역력을 키워야 한다는 식의 장기적이고 원칙론적인 담론만을 읊어대기에는 현실적으로 너무 고통스럽고 막막하다.

우리 사회에서 그러한 싸움의 최전선에서 밤을 밝히며 언젠가 쓰일지도 모를 신약을 개발하는 것처럼 눈에 띄지 않은 자리에서 묵묵히 세상에 쓰일 뭔가를 위해 노력하고 있는 숨은 공로자를 찾아 그들이 활력을 잃지 않도록 하는 게 무엇보다 중요하다.

　많은 사람의 선행과 피와 땀이 모아지면, 어떠한 질병에도 내성을 극복하고 훌훌 털고 일어설 수 있는 새로운 처방은 어디엔가 준비돼 있다고 본다. 온 세상을 뒤엎을 것처럼 번지는 우리 사회의 거악도 때가 되면 '절대' 망하는 때가 온다. 그때가 되면 단지 악이 사라지는 것에 그치지 않고 그에 대한 반성으로 우리 사회가 한 단계 더 성숙되는 것처럼 우리 몸에 생긴 내성도 전혀 새로운 차원의 대안을 갖고 극복해야만 뿌리 깊은 질병의 고통에서 제대로 벗어날 수 있을 것이다.

즉자 대자, 그리고 타자

사회적 탄생

흔히 인간은 '사회적 동물'이라고 한다. 지금으로부터 약 2500년 전 인류 역사상 최초의 문화적 르네상스라 할 그리스 시대에 철학자 아리스토텔레스가 한 말이다. 당시 그리스인이 사는 현실 세계는 꿈같은 신화나 설화가 깊숙이 개입해 들어와 있는 '신들의 세상'이었지만 아리스토텔레스는 아마도 그러한 세상 속에서 삶의 의미를 사람들이 모여 만든 사회라는 구성체에서 찾을 수 있다는 화두를 던진 것이다.

그가 남긴 이 말은 그로부터 2000년 가까이 지나 사회학이라는 하나의 학문 영역으로까지 확대된다. 인간은 누구나 사회라는 환경에서 태어나, 사회와의 끊임없는 상호작용을 통해 소통하면서, 사회 속에 녹아 있는 문화를 학습하고, 그에 따라 행동하며 살 수밖에 없는 존재이기 때문에 사회학이란 학적 체계가 생기는 것은 어찌 보면 당연한 귀결이다.

사람은 태어나 자아의식을 갖추게 된 후엔 반드시 '사회적 탄생'을 거치게 된다. 자신 안에 들어차 꿈틀대는 무정형의 욕망과 무의식 같은 세계와 '나' 아닌 타자들로 구성된 공동체로서의 사회와의 끝없는 갈등과 대립, 그리고 지양의 과정을 통해 새로운 사회적 주체로서 자아의식이 성립되는 것이다.

아마도 아리스토텔레스가 인간을 사회적 동물이라고 정의했을 당시, 그는 군중의 힘에 이끌려 점점 타락해가는 중우적 민주주의를 보고 인간 본연의 존재적 성찰과 함께 사회 구성원으로서의 의무와 자세 등에 관해 일종의 경종을 울리기 위해 이 말을 했을지도 모르겠다. 인간은 내 자신의 생각이나 욕심만으로는 살 수가 없고, 사회라는 범주 안에서 마음과 생각을 나누고, 사회 속에서 보편과 합리화된 이성을 배우고, 그러한 이성과 보편을 기반으로 형성된 체제와 전통을 세대를 이어 영속시켜가야만 한다는 의미에서 사회적 존재를 상정했을 것이란 얘기다.

헤겔적 사회관

사회를 어떻게 바라보아야 하는가 하는 문제는 근대 철학에서도 중요한 화두였다. 헤겔은 자신이 집대성한 정신현상학에서 사회와 역사 발전의 주체로 이성을 지목했다. 그는 인간의 이성에 관해 역사 발전의 주체로서 인간 모두가 갖고 있는 자기의식과 그를 둘러싼 세계, 즉 사회와의 사이에 부정과 지양이라는 과정이 점철된 결과로서 얻어지는 통일된 자기의식이라고 보았다.

자기의식이란 사물과 세계를 받아들이고 동시에 외부 의식과 현상이 자기의식 속에 체화돼 또 하나의 대상으로 파악하는, 이른바 상호 주관적 관점에서 파악되는 성숙한 의식을 말하는 것이다. 사람은 누구나 태어나면서 당연히 갖게 되는, 순전히 즉자an sich적으로 형성된 본래의 자기의식과 자신의 의식 세계를 객관적 실체로 파악해보는 대자für sich 적인 요소가 함께 작용해 통일된 자기의식을 형성하게 된다는 것이다.

이러한 상호 보완적인 자기의식이 서로 조화를 이룰 때 인간이 갖게 되는 의식, 즉 정신세계는 우리가 사는 세계의 모습을 반영한다고 보는 것이고 합리화된 의식만이 역사를 이끌어가는 주체라는 것이다. 또 그렇게 형성된 자기의식은 사회의 법률이나 규범, 제도라는 개인을 추상한 보편성과의 상호작용 속에서 구체적으로 자신의 의식 세계를 사회 속에서 재현해가는 실천적 이성으로 나타나 완성된다고 헤겔은 보았다. 인류 역사가 시작된 이래 수천 년 동안 고민해온 이러한 철학적 사고의 틀과 그 결과물은 생물체의 세계를 보는 인식에도 도움이 된다. 마찬가지로 우리가 말하고자 하는 내성의 개념을 완성시키는 데도 필요하다.

유전체 역사주의

지구 상의 어떤 생태계나 생물체의 세계도 완전히 즉자적인 자원으로만 구성되어 독자적이며 자기완성적인 모습으로 존재하지 않는다. 일부 동물이나 식물의 세계에서 자웅동체이거나, 아니면 자웅이체지만 일정한 때가 되어야 개체 스스로 어느 한쪽의 성으로 각각 분화해서 스스로 자손을 만들어내는 생물체가 존재하기는 하다. 그러나 그러한 생물도 진화 과정에서 두 가지 성이 하나의 개체로 융합된 것이거나 그들 나름의 사회적인 틀 속에서 주어지는 성 역할을 수행하는 정도지 사회와 동떨어져 개체 단위로 스스로 자기 완결적인 존재들은 아니다.

또한 지구상에 존재하는 모든 생물체는 세포 안에 갖고 있는 유전체에 순전히 '자기 것'만을 갖고 있지 못하다. 자신의 유전체로 돼 있지만 이미 오래전에 외부에서 유입돼 융합돼버린 다른 생물체발 유전 서열 정보가 들어 있는 것이다. 또한 오늘의 세포 안에 과거의 역사가 숨어 들어와 있는 것이다. 따라서 오늘의 현존에는 항상 과거 역사의 사실적 귀결이 녹아 있다는 역사주의의 관점을 무시할 수 없는 이유다.

우리가 살아가면서 어떤 경험을 하게 되고 논리적 추론과 종합의 과정을 거치면서 어떤 결론을 내리게 된다. 그러한 과정과 사실이 오늘의 역사를 만들었고 오늘에는 과거의 흔적이 남아 있다는 것이 역사주의의 믿음이다. 그런 의미에서 오늘날의 생물체의 모든 세포는 하나의 역사주의의 산물이고 그러한 산물은 과거와 맞닿아 있다는 점을 부정할 수 없는 것이다.

앞서 아리스토텔레스에서 시작해 헤겔의 근대 철학이나 사회학 역사학 등에서 논의된 바 있는 것처럼 생물 유전자의 세계도 자기와 사회의 상호작용 속에서 자기 안에 사회적인 타자가 들어와 자신의 생각과 의식을 구성하고 있는 것이다. 한마디로 정리하자면 즉자적인 것과 대자적인 것이 합해져 한 생물체의 유전체를 형성하게 된다는 얘기다.

바이러스와 인간

바이러스라는 생물체는 생물 분류체계상 인간을 포함한 생물과 무생물의 경계선에 있는 존재다. 기껏해야 수백 개 정도의 뉴클레오티드 핵산

염기+당+인산으로 이뤄진 간단한 유전정보와 외피 단백질이 바이러스를 구성하는 전부라 할 수 있다. 살아 있는 생물체 내부로 침투해서는 생장하고 번식까지 하지만 생물체 밖에서는 거의 활동을 하지 않는다. 외피를 뒤집어쓰고 꼼짝하지 않고 번식할 때를 기다린다. 거의 살았는지 죽었는지 모를 존재다.

그렇지만 분명 죽어 있지는 않은 생명체다. 지금까지 알려진 바로는 수백만 년 전에 생성된 호박송진화석 속에서 바이러스가 발견된 적도 있다. 물론 그러한 바이러스가 살아 있는 건 아닐 것이다. 반면에 인간의 지놈Genom 유전체는 전체적으로 30억 쌍의 염기서열을 갖고 있다. 이 가운데 실제로 아미노산을 만드는 유전정보를 가진 '진성' 유전자는 5퍼센트 정도에 불과하다. 나머지 95퍼센트는 실제로 아미노산을 합성해 단백질을 만들어내는 일을 하지 않는 것으로 알려져 있다. 이는 유전자로 보이지만 실질적인 기능은 하지 않거나 아직은 그 용도나 역할을 파악하지 못한 미지의 유전자로 분류된다.

진성 유전자는 지난 세기말 미국 주도하에 수행된 지놈 프로젝트에 의해 밝혀졌다. 그 숫자는 약 3만 개로 알려져 있다. 3개의 뉴클레오타이드가 하나의 아미노산을 만드는 코돈을 형성하므로 30억 개의 염기서열은 뉴클레오티드 단위를 기준으로 하면 약 10억 개의 코돈이 되고 그러한 코돈이 수십에서 수백, 또는 수천 개가 모여 하나의 기능을 하는 물질이나 세포를 만드는 유전자가 되는데 그 수가 불과 3만 개에 불과하다는 것이다.

유전자의 염기서열 또한 만물의 영장이라 하는 인간이나 원숭이나 99퍼센트 똑같고 단세포 생물의 유전자와도 그 전체 숫자에서는 크게 차이가 나질 않는다고 한다. 진성이 아닌 나머지 유전자는 인체에서 실제 필요한 것은 아니지만 오랜 기간에 걸쳐 외부에서 들어오거나 자체적인 변이에 의해 형성됐으나 쓸모가 없어진 역사의 기록을 가진 유전적 단편들이다.

1개의 코돈을 구성하는 3개의 염기 자리에 A아데닌 G구아닌 C시토신 T티민 등 4개의 염기가 올 수 있다. 그러므로 1개의 코돈은 이론상 4×4×4=64종류가 만들어질 수 있다. 64종류의 아미노산이 가능하다는 얘기다. 인체를 구성하는 기본 물질인 아미노산에 대한 대수적 원리는 4진법인 셈이다. 이 가운데 인체 안에서 실제 작동하는 아미노산은 20여 개에 불과하다. 나머지 40개의 유전정보를 가진 코돈 배열은 DNA에서 단백질로 발현되는 과정에서 전사의 시작이나 종결과 같은 정보를 담고 있거나 아니면 이론상에만 존재하고 실재하지 않는 것들이다.

결국 염기의 배열 차이로 형성된 다른 종류의 아미노산이 다시 배열 차이에 의해 각각 다른 단백질을 만들고, 이들 단백질은 우리 몸의 뼈대나 조직을 구성하거나 효소나 조효소 보인자Cofactor로서 생명 유지 역할을 하게 된다. 아미노산보다 한 단계 위인 단백질은 20진법에 의한 서로 다른 아미노산 배열이 가능해 어마어마하게 다양한 종류를 만들어낼 수 있다. 우리 몸 안의 아주 작은 일부의 유전자만으로도 얼마나 많은 단백질을 만들어내어 진화할 수 있는지, 그 가능성을 보여준다. 그러한 다양한 단백질은 곧 생물체의 다양성을 의미하는 것으로 볼 수 있기 때문이다.

불편한 진실

여기에 하나의 불편한 진실이 있다. 다름 아닌 인간의 유전체 안에 하찮게 보이는 바이러스 유전체가 숨이 있다는 것이다. 지금까지 밝혀진 바로는 바이러스와 동일한 유전자 서열이 인간 유전체의 약 8퍼센트를 차지한다. 바이러스가 불멸의 존재인지는 관찰의 한계상 확언할 수는 없지만 바이러스 유전체가 다람쥐 같은 설치류에서 원숭이 같은 영장류, 그리고 인간의 몸속에서 계속 생명을 이어가는 것이다.

이러한 논의가 시사하는 바는 사람이 세상을 살아가는 데 있어 앞서 말한 포용성이나 저항성과는 근본적으로 다른 차원으로 내성의 영역을 확대시켜야만 한다는 점이다. 종전까지 설명한 약물학이나 생물학적 내성이 포용성과 저항성을 의미하는 것에 한정된 것이라면 외부 세계로부터 어떤 자극이나 이질적인 요소에 대해 감내하고 새로운 상황에 적응해 가는 의미로 확장될 필요를 갖게 된다는 것이다.

여기에 인문사회학적 설명을 곁들이자면 인간의 유전체가 보여주는 진실은 한마디로 더 이상 너와 내가 서로에게 타자로만 머물지 않고 '나' 안에 '너'가 있고 '너' 속에 '나'가 있다는 것이다. 이미 인간 유전체 안에 바이러스라는 타자의 유전체가 들어와 있는데 이는 아주 오래전에 바이러스의 유전자를 감내하고 감내하다가 어느 순간 타협과 적응 과정을 거치거나 내 안에 끌어들이는 회유의 과정을 통해 서로 융합되는 과정을 거쳤다는 것을 의미하는 것이다.

바이러스의 유전체가 더 이상 타자가 아닌 자신의 일부가 되었다는 것은 그 과정에서 바이러스와 인간 간에 엄청난 상호작용과 극복 과정을 통해 또 다른 의미에서의 내성을 획득한 것으로 설명할 수 있을 것이다. 이 같은 내성을 전형적으로 보여준 사례가 지난 2009년 말에 대유행한 신종 플루의 경우다. 당시 영유아와 10대 청소년이 매우 위험해 사망자가 속출한 반면 50대 이상 중장년층은 상대적으로 피해자가 적었다. 이미 바이러스의 돌연변이 같은 돌발 사태에도 이겨내고 적응할 수 있는 내성을 가진 간접 면역 체계가 막강하게 형성돼 있었기 때문이다. 비록 이들 중장년층도 신종 인플루엔자 바이러스에 대해 직접적인 항체가 없는 것은 마찬가지였지만 돌연변이를 가진 바이러스에 대해 동원할 수 있는 예비 면역 자원이 청소년층에 비해 충분했다는 얘기다. 오랜 세월을 견디며 살아오면서 학습 과정을 통해 획득한 또 다른 의미의 내성이라 할 것이다.

A형 간염이나 수막염도 마찬가지다. 요즘 청소년은 성장 과정에서 위생 상태가 좋아 대부분 항체가 없다. 인위적으로 백신을 맞아야만 면역이 되는 것이다. 반면에 과거 세대는 성장 과정에서 한번쯤 앓고 지나가 면역 주사를 맞지 않아도 대부분 항체가 존재한다. 오랜 시간에 걸쳐 온갖 바이러스를 직접 경험하면서 축적하게 된 결과로 그만큼 경험적인 노하우와 면역 자산이 폭넓게 자리 잡고 있기 때문인 것이다.

즉자 대자, 그리고 타자

요즘 학생들 사이에 존재하는 문화 코드 중 과거에는 존재하지 않았던 두드러진 특징 가운데 하나가 바로 '왕따' 문화다. 과거에는 마을 단위 또는 지역 단위로 서로 경원시하고 배척하는 마을 공동체 의식이 있었지만 요즘은 그러한 공동체의식이 약해진 대신 또래 집단 내에서 소수자를 완전히 격리시키는 이상한 문화가 자리 잡고 있다.

친구들 사이에 놀이처럼 벌어지는 집단적인 따돌림에 자살이란 극단적인 선택을 하는 희생자도 많다고 한다. 여기에는 왕따라는 심리적 이상 현상도 문제이지만 그러한 일시적인 따돌림이나 경제적 빈곤 같은 어려움을 꿋꿋이 버텨내는 근성이 부족한 탓도 큰 것으로 보인다. 물질적인 풍요 시대에 정신적으로 나약해지고 빈곤해지는 역설이 팽배해 있는 것이다.

우리 몸이 사마귀 바이러스가 감염됐다고 우리 몸 전체의 유전체가 영향을 받는 게 아니다. 감염 부위의 세포가 일정 부분 사마귀의 유전정보에 영향을 받겠지만 언젠가는 그러한 변이세포는 면역 기전이나 바이러스의 활동을 억제하는 항바이러스 약물의 도움을 받아 정상화되거나 사멸될 수가 있다. 아니면, 반드시 약물의 힘만이 아니어도 면역 체계가 균형을 찾게 되면 아무리 독한 균도 이를 알고 적절한 수준에서 타협하는, 일종의 관해 상태에 도달하기도 한다.

주로 대장 안에 들어와 사는 대장균도 그렇다. 이미 인류의 탄생과 함께 오래전부터 공생관계를 유지해오고 있다. 대장균은 거의 우리 몸의 일부라 할 수 있을 정도로 몸과 타협돼 있다. 대장균 중에는 우리 몸의 면역이 약해질 때 혈관벽을 뚫고 들어와 신장이나 허파 등에 염증을 일으켜 여러 가지 치명적인 질병의 원인이 되는 종도 있다. O-157 같은 치명적인 대장균이 그 대표적인 사례다.

하지만 대장균을 비롯한 장내 세균들이 정상적인 세균총을 형성하고 있지 않으면 우리 몸은 살모넬라나 포도상구균 같은 더 위험한 다른 세균에 의한 감염의 위험에 직면하고 만다. 장내 세균들은 또 사람이 만들지 못하는 비타민 B5판토텐산, B12시아노코발라민 등 비타민 B군 상당수를 비롯, 비타민 K와 비타민H바이오틴 등을 합성해 공급해주기 때문에 반드시 필요하기도 하다.

그러한 비타민이 부족하면 지방과 단백질 대사가 불안해지고 면역항체 생성이 줄어드는 것과 함께 혈액응고가 잘 안 돼 한번 상처가 나면 지혈이 어려우며 모발 생성에도 문제가 생기게 된다. 이들 장내 세균은 이미 오래전부터 우리 몸의 일부로 자리 잡아 거의 공생 관계에 있는 또 다른 '나'의 일부인 것이다.

지구 상의 어떤 생물체도 자신의 순수한 자원만으로 독립적으로 살아갈 수 있는 종은 없다. 수많은 생물이 서로 자원과 정보를 주고받으며, 다른 한쪽으로는 치명적인 상처를 입히기도 하고 받기도 하면서 살아가는 것이다. 내 안에 갖고 있는 본래적인 어떤 요소가 '나' 아닌 다른 존재에게는 치명적인 독이 돼 원하든 원하지 않든 상처를 주기도 하고, 반대로 다른 생물체로부터 피해를 당하기도 하면서 살아가는 것이다.

그러한 원인과 과정, 그 결과에 대해 어느 정도까지는 그저 그런 것으로 치부하고 이겨내고 견뎌낼 수 있어야만 한다. 그렇지 못하다면 하루하루가 투쟁과 반목으로 점철돼 뜻하지 않은 더욱 큰 피해를 입거나, 아니면 자신이 이루고자 하는 더욱 큰일을 그르치게 되고 말 것이기 때문이다. 나이가 더해지면서 그러한 감내하는 지혜, 달리 말하면 세상의 찌든 때도 견디어내고 필요한 요소는 내 안으로 적당히 받아들이는 문화적 심리적 내성도 필요한 것이다. 약물에 대한 내성이 병을 더욱 심화시켜 그 치료를 어렵게 하는 것이라면 문화 또는 심리적 측면에서의 내성이란 개념은 오히려 외부로부터의 위협이나 불안한 요소에 의해 흔들리거나 병적 상태에 빠지는 것을 막아주는 이로운 측면이 있어 험난한 삶의 여정에 반드시 필요한 것이라 할 수 있다.

우리의 몸과 마음은 순수한 자기 안에 타자의 요소를 적절하게 받아들여 세상의 거친 풍파에 대한 적응력을 키우고 생존력을 갖춰가야만 더 넓은 세상을 품을 수 있는 건강성을 얻을 수 있게 된다. 외부 세계에 열려 있는 개방성과 적응성, 그리고 문화 심리적 측면에서 즉자, 대자와 타자가 상호 관련성 속에서 획득해가는 유연한 내성이야말로 자연 생태계 속에서 벌어지는 가장 자연스러운 생명 현상이다.

생명과 계면

고 체 , 액 체 , 기 체

세상의 모든 물질은 고체와 액체 그리고 기체로 그 모습을 달리하며 존재한다. 온도를 올리면 대부분의 물질은 고체에서 액체로, 다시 기체로 그 상을 달리하며 물리화학적 특성 또한 변하게 된다. 반대로 압력을 가해주면 기체는 액체로, 다시 고체로 변하게 된다. 여기에 원자핵과 전자가 분리돼 +전하와 -전하가 분리된 상태의 물질 상태인 플라즈마가 제4의 물질 상으로 거론되지만 이는 어디까지나 강한 자기장을 필요로 한다는 점에서 자연의 물질 상은 아니다.

크게 보면 자연계의 물질도 주어지는 조건과 변수에 따라 세 가지 다른 세상을 순환하며 살아가는 것이다. 세상에 존재하는 이러한 세 가지 물질 상相, Phase 사이에는 경계면이 존재하기 마련이다. 한 공간에 두 개 아니면 세 가지의 물질 상이 존재하게 되면 반드시 그들 사이에 경계면이 생기는 것이다. 액체 안에 녹아 있는 기체 상의 경우도 눈에 보이지는 않지만 분자 단위로 보면 그들 사이에 경계면이 존재하게 된다. 같은 성분의 물질이라도 상에 따라 경계를 달리한다.

이러한 경계면이 생기는 이유에 관해 달리 말하면, 같은 상을 가진 물질들이 서로 뭉쳐서 서로를 끌어안고 있기 때문으로 설명할 수 있다. 같은 상으로 존재하는 물질들이 친화력이 훨씬 커서 서로 어깨동무를 하고 다른 물질 상들을 밀어내 배척하기 때문에 다른 물질 상이 그사이를 비집고 들어가기 어렵게 되고, 이렇게 형성된 다른 상들은 계면을 중심으로 각각 다른 공간적 배경에서 존재하게 된다.

여기서 두 물질 상이 전혀 이동하지 않고 아무런 상호작용도 하지 않으면서 경계면으로 완벽하게 분리될 수 있다면 그것은 살아 있는 생명체의 세계는 물론 자연계에 존재하는 물질의 세계도 아니다. 우주라는 공간에서, 아니 작게 말해 지구라는 공간에서 그렇게 홀로 존재하는 물질은 없다.

아무리 경계 면을 공고히 차단하고 철조망을 치고 닫아놓아도 그 경계를 뚫고 두 물질이 갖고 있는 전기력이나 열 형태의 에너지, 그리고 하나의 물질에서 나온 에너지가 외부의 다른 물질들에게 미치는 어떤 영향, 물리적으로 표현하면 일 에너지라는 물리량을 서로 주고받게 된다.

그렇게 전달된 에너지는 두 물질 상에 서로 영향을 미쳐 결국에는 화학적 변화를 일으키는 원인이 되는데 그러한 상태 변화를 이끄는 원인 변수 중 하나로 엔트로피의 변화를 들 수 있다. 여기서 엔트로피란 공간에 들어차 있는 물질들이 얼마나 작은 단위로 나눠져 서로 구애받지 않고 잘 섞여 분산돼 있는가를 나타내는 물리적 변수다.

이러한 엔트로피는 자연계에서 항상 증가하는 방향으로 물질 간의 변화를 이끈다는 게 열역학제2법칙에서 나온 결론이다. 같은 상을 가진 두 가지 이상의 물질이 섞여 있거나 서로 다른 상을 가진 물질 간에는 일정한 공간에서 농도 평형을 통해 구조 또는 분포상의 변화를 일궈가려는 화학적 퍼텐셜에너지위치에너지가 그러한 엔트로피의 변화를 이끌게 되는 것이다. 따라서 자연계의 모든 물질은 계면을 넘어 서로 섞이면서 엔트로피를 키우는 방향으로 항상 작동된다.

철조망 장벽

오래전에 방영된 TV 드라마 중에 뇌리에 남아 있는 강렬한 드라마가 있다. 드라마의 배경은 일제 강점기를 시작으로 해방과 그리고 6.25전쟁을 다룬다. 한국 현대사의 질곡의 시대를 사는 두 남녀 주인공이 만주 벌판과 남태평양 그리고 지리산 등으로 배경을 달리하며 겪는 비극의 스토리를 발빠르게 그려낸 대서사 드라마다. 당대 최고의 제작비에다 유명 남녀 톱스타가 다수 출연하며 최고의 시청률을 기록했던 〈여명의 눈동자〉란 드라마다.

화면 속에서 그려진 최고의 명장면은 남녀 주인공이 철조망을 타고 올라가 벌인 키스 장면이다. 당시로서는 텔레비전에서는 금기시되었던 장면이라 당연히 검열을 감수하고 만들어진 키스 장면은 드라마의 뭉클한 진정성에 밀려 엄격한 심의도 피해 그대로 방영됐다.

일본 군대의 관동군으로 끌려간 남자 주인공 최대치는 마침 위안부로 끌려와 있던 여주인공 윤여옥을 우연히 만난다. 극지라는 조건 속에 두 주인공은 서울에서 미적미적했던 사랑의 불꽃을 절박한 조건에서 다시 살려낸다. 그러나 그것도 잠시, 대치는 패색이 짙어가는 태평양전쟁 막바지에 동남아의 버마 전선에 투입되게 된다.

마침내 출정 전날 대치와 여옥은 철조망을 사이에 두고 우연히 마주친다. 서로 물끄러미 바라만 보며 애절한 눈빛만을 잠깐 마주치며 이별을 고한다. 둘 사이에 마주친 눈빛이 멀어져 가는 순간, 대치는 갑자기 행진 대열을 벗어나 돌아서며 둘 사이를 갈라놓고 있는 철조망을 타고 올라간다. 전쟁터라는 극한 상황 속에서 죽음을 감수하며 한치 앞의 운명을 알 수 없는 상황 속에서 두 청춘은 철조망을 넘어 서로에게 입을 맞춘다. 주연배우의 실감나는 연기가 아니어도 TV 드라마 사상 최고의 '키스 컷'으로 기억될 수밖에 없는 명장면이다.

이 장면의 백미는 철조망 위에서 두 남녀가 만난다는 점이다. 대치가 소속된 군막과 여옥이 끌려와 있는 유곽은 죽음과 삶의 두 영역을 역설적으로 상징한다. 내일이면 죽음의 전쟁터, 그것도 남의 나라 전쟁에 총알받이 징집병으로 끌려가야 하는 남자와 인간성과 여자로서의 모든 자존심을 짓밟히는 대신 생존해야만 하는 여자의 애상이 철조망 위에서 만난다. 철조망이라는 경계 면에서 일어난 키스 장면은 그 뒤로도 오랫동안 회자되며 여운을 남긴다.

계면현상

자연계에서 벌어지는 현상 중에 계면현상이란 게 있다. 서로 너무도 다른 물질 상 사이에 어떤 보이지 않는 힘과 에너지가 작용, 두 물질이 겉으로는 배척하는 듯하지만 속으로는 계면을 통해 내밀한 교환을 이루는 과정을 일컫는다. 그러한 교환은 전쟁터와 같은 강렬한 긴장 속에서도 어김없이 이뤄지고 그러한 경계 상에서의 긴장이 크면 클수록 그러한 교환은 힘들어지긴 하지만 결국에는 진행된다.

몸에서 일어나는 가장 중요한 계면현상은 호흡이다. 코 점막을 거쳐 들어오는 공기에 녹아 있는 산소는 허파꽈리의 모세혈관 막을 통해 헤모글로빈에게 전달되고, 그 대신 혈액에 녹아 있던 이산화탄소는 얇은 경계막 너머 공기로 내뱉어진다.

폐포라는 모세혈관 꽈리의 아주 얇은 경계막이 그러한 가스 교환을 가능하게 한다. 혈관의 굵기가 매우 가늘어져 혈액 속의 내부 압력이 커지면서 녹아 있는 이산화탄소의 배출을 돕는다. 또 음식물을 흡수하는 위와 장의 점막도 마찬가지의 계면현상에 노출돼 있다. 외부로부터 섭취한 음식이 단위 영양물질로 분해된 후 영양물질은 소장 점막에 발달한 융모 표면의 경계 면을 통해 몸 안으로 흡수되고 남은 찌꺼기들은 소장과 대장의 연동운동을 통해 밖으로 배출된다.

반대로 내부에서 만들어진 위액과 담즙 같은 물질은 비록 몸 안에 들어 있는 것 같지만 실제로는 몸의 내부가 아닌 외부라 할 수밖에 없는 위장관으로 배출된다. 음식물의 분해와 소화, 그리고 흡수를 돕기 위한 것으로 이러한 과정도 분비선을 통해 나오지만 어디선가는 세포막이란 경계면을 통과해야만 한다.

간에서 대사되고 남은 독성 물질이나 해독을 위해 산화시키거나 환원시킬 수 없는 약물들도 담즙과 함께 소장으로 배출된다. 우리가 먹는 약물이나 음식물은 소장에 이르면 대부분 거기에 연결된 간문맥을 통해 간으로 이동해 간의 처리 과정을 거친 후에 혈액에 녹아 들어가 전신을 순환하다가 신장이나 호흡, 또는 피부의 땀구멍으로 배출되기도 하고 답즙과 함께 소장을 거쳐 대변으로 배출되기도 하는 것이다.

폐와 위장관은 통과하는 물질이 각각 기체와 액체 또는 고체라는 차이가 있을 뿐 경계 면을 통해 흡수와 배출이라는 같은 기능을 동시에 수행하는 기관들이다. 오줌을 걸러 내보내는 신장도 계면현상의 원리로 움직이는 대표적인 신체 기관이다. 이러한 흡수와 배출은 모두가 얇은 막을 가진 계면을 통해 이뤄진다. 공기 호흡이 일어나는 허파의 꽈리나 노폐물 배출이 일어나는 신장의 사구체에 들어 있는 혈관의 막은 그중에서도 가장 얇은 막으로 구성된다.

그래야만 흡수와 재흡수 또는 배출이라는 물질의 교환 작업이 미세하지만 정교하게 일어날 수 있기 때문이다. 그러한 막이 고장이 나 섬유화하거나 막 구조가 파괴되면 재생이 어려워 대부분 약으로 치료하기 어려운 매우 심각한 질병에 걸리는 것이다. 계면 활동이 어려워지면 생명 활동 또한 난관에 봉착하고 마는 것이다. 그만큼 폐와 신장 같은 막 구조를 가진 기관은 신체 내 장기 중에서도 손상을 받기도 쉽지만 치료 또한 어려워 특별한 관리가 필요한 장기에 속한다고 할 수 있다.

약은 위를 거쳐 주로 소장에서 흡수Absorption되어 혈류를 타고 전신으로 분포Distribution되며, 간에서 대사 과정Metabolism을 거쳐 대부분 신장과 방광을 통해 배설Excretion되는 소위 'ADME 과정'을 거친다. 이 가운데 흡수와 배설이 계면을 사이에 두고 일어나는 과정이다. 보통 이중의 지질막으로 이뤄진 세포막을 사이에 두고 두 영역 사이에 약물 같은 필요 물질이 물리적 확산을 거치거나 농도 차이에 따른 삼투현상이나 여과 과정을 거쳐 흡수된다.

그러한 물리화학적 요인만으로 이동이 어려울 때는 세포 내 에너지를 써서 일정한 채널이나 구멍Pore을 통해 강제적인 수송이 일어나기도 한다. 경계를 사이에 두고 원하는 물질이 세포 에너지에 의해 강제로 이송되는 것이다. 이러한 경계에서 일어나는 상호 교환 과정이 모든 생명 현상의 시작이다. 그러한 교환이 없이는 어떤 생명도 이어갈 수가 없다. 계면에서 일어나는 현상이 그만큼 중요한 것이다.

질병 치료를 위해 먹는 약도 결국엔 계면에서 흡수가 어떻게 되느냐에 따라 그 치료 효과가 정해진다. 또 흡수가 잘 되는 약은 그만큼 복용량을 줄일 수도 있는 장점을 갖는다. 이 때문에 개발 단계에서부터 용해도가 좋은 화학적 구조와 그에 따른 제형을 갖도록 약물을 디자인하게 된다. 약물은 몸의 안과 밖의 경계 면을 넘나들며 균형을 찾아주는 아주 중요한 메신저인 것이다.

흡수

계면현상에는 여러 법칙이 작용한다. 우선 계면을 중심으로 양측의 농도차이에 의해 화학적 퍼텐셜이라는 위치에너지 차이가 주요 동력이 된다. 한마디로 농도가 짙은 곳에서 농도가 낮은 곳으로 물질이 이동해 두 영역 간에 농도 차이를 없애려는 자연적인 힘이 작동된다는 것이다. 그러한 잠재 에너지는 두 개의 서로 다른 계 사이에 평형을 이루려는 확산 운동으로 나타나 두 영역 간에 녹아 있는 물질이 고루 분산되는 엔트로피 증가 법칙으로 이어진다.

자연계에서 일어나는 자연스런 반응은 엔트로피를 증가시키는 방향으로 일어나는 게 일반 원칙이어서 계면을 사이에 둔 확산 운동은 아무리 말리려 해도 말릴 수가 없다. 이러한 원리에 의해 산소와 영양소, 그리고 약물 등도 점막을 통해 몸 안으로 흡수된다. 그러나 계면에서 일어나는 물질의 이동이 반드시 농도 차에 의해서만 일어나는 건 아니다. 그것 외에도 장점막의 세포막을 구성하는 이중 지질막에 대한 친화력에 의해 흡수가 일어난 경우도 있고, 어느 정도 극성을 띤 물질들은 세포막 표면을 구성하는 아미노산이 갖는 전자기적 인력에 의해 끌려가 세포와 세포 사이의 간극을 통해 흡수되기도 한다.

음식이나 약물 모두가 마찬가지다. 여기서 중요한 것은 전기적 인력이 너무 세게 되면 아예 세포막에 딱 달라 붙어버려 세포막 안으로 비집고 들어가기 어렵게 되고, 너무 약하면 점막세포로 가까이 접근하지 못해 흡수가 잘 안 되게 되는 것이다. 또 물질의 크기가 너무 커도 흡수가 안 되고 물에 잘 녹지 못해도 흡수가 안 된다. 한마디로 물에 잘 녹지 않아도 안 되고 물에 일단 녹으려면 일정 정도의 극성이나 전기력을 가져야만 하지만 너무 극성을 갖게 되면 반대로 세포막으로 접근해도 세포막에 있는 많은 틈이나 통로 안으로 끌려 들어가지 못해 흡수가 안 된다.

흡수를 위해서는 최적의 극성과 전기적 특성, 아니면 경계 면인 세포막에 대한 친화성 같은 물리화학적 조건을 그때그때의 상황에 따라 적절히 갖춰야만 하는 것이다. 이러한 조건을 만들기 위해 입을 통해 흡수된 음식은 위장에서 위산과 소화액아밀라제 등에 의해 단위 물질예를 들면 아미노산로 분해되고 소화돼 반죽이 이뤄진다. 최대한 흡수가 잘 될 수 있는 작은 단위의 영양소로 분해되고, 그러한 화학적 분해를 위해 위산이 분비돼 음식물의 화학적 반응성을 높이는 역할을 한다. 대개 어떤 물질이 분해되는 반응은 높은 산성 조건에서 잘 이뤄지기 때문이다.

역으로 얘기하면 우리 몸이 흡수할 수 있는 조건을 갖춘 상태로 만들기 위해 그러한 강한 산성의 위산과 담즙 같은 유화제가 몸 밖으로 배출되는 것이다. 우리 생존에 중요한 음식의 소화와 흡수라는 작업을 위해 그만큼 여러 단계에 걸쳐 미세하고 정교한 조정과 변화가 필요하게 된다.

여기에는 아주 작은 실수나 과오도 용납이 안 된다. 예를 들어 담즙이 적절하게 분비되지 않는다면 단순히 지방 소화가 잘 이뤄지지 않는 것에서부터 황달이나 GOT, GPT 같은 아미노산 전이효소 수치 상승에 따른 간염 같은 다른 간질환으로 연결될 가능성이 매우 높아진다. 우리가 세상을 살아가면서 어떤 작은 실수 하나가 남은 인생을 송두리째 바꾸는 전환점이 되듯이 말이다.

어쨌든 탄수화물은 글루코스포도당로, 단백질은 펩타이드 결합이 모두 잘려 아미노산 상태로, 그리고 지방은 소장에서 지방 분해 효소인 리파아제에 의해 지방산과 글리세롤로 분해되어 마침 담관을 통해 분비된 담즙산의 유화 과정을 거쳐 상피세포를 통과해 흡수된다. 지방 성분은 일단 흡수된 뒤에는 곧바로 다시 결합해 덩치를 키우게 된다. 소장의 상피세포를 통과한 다음에는 너무 작은 분자로 나눠져 있게 되면 삼투압이 너무 세져 콜레스테롤이나 중성지방이 이동하는 관이 터지질 수 있기 때문에 다시 자기들끼리 뭉치는 포합 반응을 통해 덩치를 키워 삼투압을 낮추는 것이다.

이로 인해 지방은 수용성이면서 작은 분자에 해당하는 포도당이나 아미노산과는 달리 간문맥의 작은 혈관을 통해 간으로 이동하지 못하고

관의 직경이 훨씬 큰 별도의 암죽관을 거쳐 림프관으로 흡수되는 경로를 택할 수밖에 없다. 지용성인 지방과 수용성인 다른 영양소와는 그 이동 통로부터 달라지는 것이다. 여기서 지방산은 수송체에 해당하는 킬로마이크론이라는 특수한 형태의 단백질에 둘러싸여 암죽관을 통해 이동하게 되는데 이때의 모습을 보면 겉으로 드러나 있는 극성을 가진 단백질 분자들이 계면활성제 역할을 해 비극성에 해당하는 지방 분자를 안으로 둘러싸는 둥그런 형태의 마이셀 구조를 갖추게 된다.

최대한 표면적을 줄여 지방과 림프액 사이의 경계면에서 기름 분자들이 갖는 긴장도인 표면장력을 최소화해서 주위의 수용성 물질과의 계면 접촉을 최소화하는 구조를 만드는 것이다. 계면의 면적표면적을 줄이는 게 서로 다른 성질을 가진 물질 간에 마찰을 최소화하는 최선의 묘책이기 때문이다. 이처럼 모든 영양소는 몸에 흡수되기 위해 분해와 재합성의 과정을 반복하며 그때그때 필요한 장벽을 넘어 몸에서 필요로 하는 곳으로 이동하고 거기서 필요한 물질로 변해 쓰이게 되는 것이다.

배출

흡수만이 아니다. 배출도 마찬가지다. 몸 안에 흡수된 약물은 간문맥을 통해 화학 공장인 간으로 가서 여러 가지 화학적 변화를 거친다. 구성 성분에 따라 산화와 환원 과정을 통해 덩치가 크거나 독성이 있는 물질은 더 작은 물질로 분해되거나 아니면 화합물 간 결합 반응을 통해 혈액 속에서 다른 물질들과 잘 섞일 수 있도록 하는 포합 반응이 주로 일어난다.

이들 반응은 결국 약이 혈액에 잘 녹아 아픈 곳으로 이동할 수 있도록 화합물의 극성을 키우고, 약리작용을 마친 약물은 수용성을 가져 신장의 원위 세뇨관에서 모세혈관으로 재흡수되지 않고 배설이 잘 이뤄지도록 하기 위한 것이다. 지용성인 약물은 신장의 근위 세뇨관에서 배출된다 해도 원위부에서 재흡수되기 때문에 배출이 어렵다. 또 크기가 너무 작은 물질도 흡수와 재흡수를 반복하기 때문에 배출이 어렵다.

소금에서 나온 나트륨이온은 이온 평형 때문에 배출이 어려운 경우에 해당한다. 세뇨관의 상피세포에 있는 나트륨-칼륨 채널에서 소금기인 나트륨이 몸 안으로 재흡수되면서 세포 안과 밖에 형성된 (+)전하 불균형이 발생하게 되고, 이를 메우기 위해 아미노산과 포도당이 더불어 이동하고, 뒤이어 다른 무기질 이온도 재흡수되는 동반현상을 걷게 된다.

이러한 연쇄적인 재흡수과정은 나트륨 이온이 (+)전하를 띤 작은 입자로 신장원위부에서 재흡수되는 순간, 세뇨관의 막 사이에 전하의 불균형이 초래되는 것이 근본적인 원인이다. 이를 해소하기 위해 (−)전하를 띠는 탄산이온HCO_3^-이 재흡수되고 결국에는 혈액은 알칼리화하고 소변은 산성화하는 원인이 되기도 한다. 혈액이 탄산이온과 나트륨이온에 의해 알칼리화되는 경우 신장과는 아무런 관련이 없을 것 같은 폐에서 혈액 속에 녹아 있는 탄산이 분해된 이산화탄소의 배출이 늘어나는 파급효과를 미치게 된다.

탄산H_2CO_3은 물과 이산화탄소의 결합으로 이뤄진 것이기 때문에 몸속에 많아진 탄산이온이 분해되면 하이드록시이온OH^-과 이산화탄소가 늘어나 혈액은 알칼리 쪽으로 돌아가는 경향을 보이고 이산화탄소는 폐를 통해 배출되기에 이른다. 폐와 신장은 서로 아무런 관련이 없는 것처럼 보이지만 이처럼 상호 연관성 속에 서로 각자의 역할을 하면서 생리

적 협동 작용을 한다. 모든 신진대사는 이러한 항상성을 유지하는 목적
으로 이뤄지는 것이다.

또 몸에 흡수된 나트륨이온 한 분자는 여러 번에 걸쳐 흡수와 재흡수
를 반복해야 겨우 배출되기 때문에 신장에 많은 부담을 주게 된다. 소금
을 너무 과용하게 되면 사구체염이나 만성신부전 같은 각종 신장 질환과
부종 같은 병변 가능성이 높아지는 이유가 바로 이것이다. 한 번에 될 일
을 여러 번, 많은 경우 20회 이상이나 반복해야 하기 때문이다. 특히 나
트륨이 재흡수되는 과정에서 그에 대한 교환으로 칼륨이 과도하게 배출
되면 저칼륨혈증에 의한 부정맥 같은 심장병 위험이 커지는 원인이 되기
도 한다. 따라서 소금만 덜 먹어도 신장질환이나 그로 인한 부종, 그리고
연쇄적으로 심장병 같은 질환을 크게 예방하는 첩경이 되는 것이다.

소금은 세상에 없어서는 안 될 소중한 것이지만 너무 많이 섭취하게
되면 그 배출이 너무 어려워 그에 따른 부담은 신장에 그치지 않고 심장
과 허파에도 연쇄적으로 영향을 미쳐 건강에 적신호를 가져온다. 나트
륨이온이 많아지면 신장에서 나트륨 대신 칼륨 배출이 늘어나 신장뿐
아니라 심장의 부담이 커지게 되고 허파에서는 이산화탄소 배출이 늘어
나게 되기 때문이다.

간에서 대사된 노폐물이나 약물은 신장 외에도 크게 폐와 피부를 통
한 호흡과 담관을 통한 담즙 등 세 가지 형태로 배설이 이뤄지게 된다.
이 가운데 담즙을 통한 배설은 간에서 산화효소에 의해 분해되지 않는
일부 약물이나 지방 성분이 주로 배설되는 통로이기도 하다. 그렇지만
모든 물질이 한 번에 배설되는 것은 아니고 장간막 순환이라는 배출과
재흡수 과정을 반복하면서 간과 담관 소장으로 이어지는 순환 고리를

통해 영양물질은 철저히 걸러내 재사용하는 필터링시스템이 작동된다.

허파에서는 산소나 이산화탄소 같은 기체 말고도 적은 양이긴 하지만 유독한 페놀처럼 약물 등이 대사되고 남은 가스 성분이 교환 또는 배출된다. 액체나 고체화된 물질이 통과하는 위장관에 비해 폐포 꽈리 막이 더욱 얇고 섬세한 막 구조를 가져야만 하는 이유가 여기에 있다. 기체 분자는 훨씬 더 크기가 작고 가볍기 때문이다. 그렇지만 허파의 다른 조직들은 외부로부터 침입하는 세균이나 바이러스, 그리고 내부에서 면역 기전에 의해 생긴 염증 물질과 단백질 성분을 배출하기 위해서는 점액성 등을 함께 갖춰야만 한다.

폐의 기도에 점액성과 윤활성이 유지되어야만 그곳에 발달한 섬모들의 운동에 의해 외부로부터 들어오는 불순물을 걸러내 내부에서 생긴 세균이나 염증성 물질과 함께 외부로 배출하고 필요한 산소를 받아들이는 호흡이 가능해지기 때문이다.

우리 몸은 담즙이나 대장, 그리고 신장을 통해 음식물 찌꺼기와 대사물질, 노폐물 등을 내보낸다. 호흡과 피부의 모공을 통한 땀이나 피지로도 배출된다. 여기서 신장으로 배출될 것인지, 아니면 대장이나 담관 등어느 통로로 배출되는 것인지는 해당 물질의 타고난 속성에 따라 달라진다. 약물들은 대부분 간의 산화효소인 시토크롬 산화효소CYP 450에 의해 대사돼 약리작용을 나타내지만 간에서 그러한 산화효소를 갖고 있지 않는 일부 약물은 담관을 통해 배출되기도 한다. 이러한 약물은 사이즈도 큰 편이어서 신장의 모세혈관을 잘 통과하지 못하기 때문에 그대로 담관으로 배출될 수밖에 없다.

이런 약물은 담관의 기능에 이상이 있거나 담즙의 생성과 배설이 원활하지 않은 경우에는 주의해서 복용해야만 한다. 배설이 어려워 몸 안에 저류하면서 독성을 오래 지속할 수 있기 때문이다. 대표적으로 살탄 Sartan 계열의 고혈압 약이 그런 사례에 해당하는데 담관 기능이 좋지 않은 고혈압 환자들이 이러한 약을 복용하는 것은 세심한 주의가 필요하다.

계면의 교훈

지금까지 설명한 계면현상이 주는 교훈이 있다. 정상적이고 활발한 생명 활동을 유지하기 위해서는 외부와 접촉하는 경계 면에서 일어나는 교환현상이 매우 중요하다는 점과 그러한 활동이 잘 이뤄지기 위해서는 매우 미세하고도 정교한 화학적 변화가 필요하다는 점이다. 또 흡수와 배출이 일어나는 점막 조직은 매우 끈적끈적하고 촉촉한 점액성과 윤활성을 유지해야만 한다는 것도 시사하는 바가 매우 크다.

계면은 외부로부터 어떤 물질이라도 중화하고 순화해서 필요한 건 받아들이고 내부의 독성 물질이나 찌꺼기는 잘 내보낼 수 있어야 하기 때문이다. 그러한 점막이 건조하고 메마르게 되면 외부로부터 쉽게 침입을 받게 돼 궤양이 생기기 쉬워 결국엔 심각한 질병을 일으키는 원인이 되는 것이다. 우리가 사는 세상에도 다정다감하게 정을 나누며 살아가는 게 얼마나 필요한 일인지를 새삼 느낄 수 있게 하는 대목이다.

인생의 성공 여부도 계면에서 많은 변화에 상당 부분 의존한다. 10대에서 20대로 들어서면서 대학에 입학하거나, 아니면 사회에 진출한다든가, 싱글 생활을 접고 법적 제도적 사회적 규제가 뒤따르는 혼인 관계에 진입하는 것 등이 그러한 삶의 중요한 계면 활동에 해당한다. 그러한 경계를 넘어서는 과정에서 낙오하거나 잘못 판단해 실수를 저지르게 되면 나머지 인생에서 한동안 힘든 과정을 겪어야 함은 물론 그 대가를 반드시 치르게 돼 있다. 외부 세계와 접하는 경계 면에서 어떤 활동이 이뤄지고 그러한 활동의 결과물이 내부의 자원과 잘 조화되고 어떻게 활용되는가에 한 생명체의 운명이 걸려 있다고 해도 과언이 아니다. 다양한 음식을 섭취하고 거기서 몸에 필요한 영양물질을 받아들이고 대사를 통해 필요한 물질을 만들고 에너지를 생산해 활용한 뒤에는 남는 대사물을 잘 배출해내야 비로소 생명 활동이 완성되는 것이다.

계면에는 항상 장벽을 경계로 전혀 다른 두 가지 성격을 가진 두 영역이 존재한다. 때문에 물리적으로 표현하면 표면장력이 매우 높다고 할 수 있다. 그러한 표면장력을 낮추는 길이 생명의 기본에 해당하는 흡수와 배설 같은 이동 현상을 활발하게 하는 중요한 요인이 된다.

인간사에도 겉으로 너무 까칠하면 계면을 사이에 둔 주변과의 소통이 어려워진다. 반드시 사람과의 관계뿐만이 아니라 자연이나 사회의 구석구석을 바라보는 태도도 마찬가지다. 메마른 시각으로 분석적으로 따지고 코앞의 이익만을 너무 앞세우다 보면 나무는 보되 숲을 헤아리지 못하는 우를 범하는 실수를 하게 된다.

두 영역 간에 서로 소통하지 않을수록, 물리적으로 보면 엔트로피가 낮을수록 긴장감은 커지고, 긴장이 커지면 물질의 교환과 이동이 어려워지고, 생명 현상 또한 그만큼 힘들고 어려워지게 되는 것이다. 어쩌면 그러한 계면 활동의 종착역은 생을 정리하고 죽음으로 넘어가는 과정이 될 것이다. 인생의 마지막 순간, 계면에서 뒤에 남겨지는 후손들이나 사회 구성원들에게 어떤 행보로 자취를 남기느냐에 따라 한 인간의 삶의 무게가 결정된다 할 것이다.

아무리 차안此岸에서의 삶이 성공적이라고 해도 누군가 죽고 난 이후 그를 기억하는 추억이나 평가가 형편없는 비난과 무시로 이어진다면 현생에서의 순간적인 성공이 무슨 의미를 갖겠는가.

인생의 두 가지 상, 삶과 죽음이 서로 맞닿아 있는 계면에서 어떻게 이행하고 어떤 모습으로 남을 것인가 하는 화두를 항상 의식하며 살아가는 게 한 번뿐인 인생을 그나마 가치 있게 사는 길이 아닌가 한다. 자기 집 개가 죽어 문전성시를 이루다가 정작 그 주인이던 정승이 죽고 나니 아무도 찾지 않는 일이 당연시되는 세태만을 탓할 수는 없는 노릇이다.

왼손 약 오른손 약

거울의 마술

우리는 거의 매일 거울을 보며 산다. 자신의 모습을 확인하고자 하기 때문이지만 사실 따지고 보면 남에게 비칠 자신의 모습을 가다듬기 위해서 좀 더 자주 거울에 신경을 쓰는 게 아닌가 하는 생각이 든다.

물론 자신의 모습을 보고 정체성을 확인하며 스스로의 모습에 어떤 만족을 위해서 그렇게 하는 경우도 있을 것이다. 그렇지만 그런 경우라도 더욱 근원적으로 파고들어 생각해보면 결국엔 거울에 비친 모습을 알고자 하는 욕망은 자기애적인 면보다는 남의 시선을 의식한 데서 출발했을 것으로 보는 게 타당하다고 본다.

왜냐하면 거울에 비친 모습은 3차원의 공간에 드러난 모습을 2차원의 공간으로 해석한 것이며, 거울 면을 축으로 자기의 관점과 타자의 관점이 뒤바뀌어 있는 거울상이성질체를 형성한다는 점에서 어차피 자신의 본연의 모습과는 다른, 타자의 시선으로 본 모습에 가깝다는 점에서 그렇다. 거울에 드러난 자신의 모습은 원래 자기의 모습이 아닌 것이다. 왼쪽과 오른쪽이 자신의 세로 중심선을 기준으로 180도 회전시킨 모습이다. 좌와 우가 뒤바뀌어 있다.

따라서 거울에 비친 모습은 자신에 대한 자신의 의식을 반영한 것이라기보다는 자신의 실체에 대한 타인의 이미지 또는 인식을 반영한 것에 가깝다고 할 것이다. 거울은 그래서 자기를 위한 것이라기보다는 타인의 시선이나 의식을 통해 자신을 확인하고자 하는, 타인에 가까운 공간 주술사라 할 수 있겠다.

그리스신화에 등장하는 나르키소스는 연못에 비친 자신의 모습에 흠뻑 빠져든다. 물속에 비친 모습이 너무 매력적인 나머지 빗나간 짝사랑의 상대로 여긴다. 자신을 짝사랑한 요정 에코에게는 매정하게 대해 애간장을 태워 결국 죽게 만들어 한을 품고 산속의 메아리로 남아 있게 해놓고선 말이다.

나르키소스 신화는 동성애적인 요소를 담고 있다. 자신과 다른 이성을 그리워하는 대신 수면에 비친 자신의 거울상 존재, 자신과 비슷한 모습을 가진 다른 존재를 사모하고 결국엔 상사병에 걸려 연못에 뛰어들기도 하며 그를 향해 나아갔지만 그는 그럴수록 자신으로부터 멀리 도망치듯 모습을 감추어버리는 그런 존재를 끝없이 추구하며 가슴을 태운다.

인간의 의식은 어쩌면 그러한 거울상 의식 속에서 출발하는 것인지도 모른다. 프랑스 철학자 라캉에 따르면 세상에 태어난 아기는 자신의 모습에 대해 총체적 의식을 갖지 못하다 거울에 비친 모습을 보며 자신에 대한 통일적 의식을 형상화해간다고 한다. 자신의 모습에 대한 구석구석의 이미지를 종합하는 과정을 단계적으로 학습하고 내면화하면서 자신에 대한 통일적 의식을 갖는다는 것이다. 그러한 게슈탈트적 심리 형성 과정을 거치는 것은 인간의 태생적 한계로 규정된다. 자신의 진정한 모습에 대한 완전한 모습을 단번에 얻지 못함으로써 인간은 반쪽 모습을 통해 다른 반쪽을 향해 나아가야만 하는 불완전하고 중간자적 존재라는 것이 인간의 존재론적 한계인 것이다. 여기서 다시 한 번 생각해볼건 거울 속의 '나'는 나의 실제 모습과는 왼쪽과 오른쪽이 정확히 바뀐 모습이라는 점이다. 비슷한 사례로 '뫼비우스의 띠'라는 공간 개념을 떠올려볼 수 있다. 뫼비우스 공간에선 안과 밖, 또는 위와 아래가 서로 뒤바뀐다.

거울도 이와 비슷하게 피사체의 왼쪽과 오른쪽을 뒤바꿔놓는 공간 마술을 부린다. 사진도 그 과정을 잘 따져보면 현상과 인화라는 두 번의 과정을 통해 왼쪽과 오른쪽이 두 번 바뀌면서 원래의 피사체 모습으로 돌아오게 된다. 우리는 그러한 거울에 비친 자신의 모습을 매일같이 보면서 자신의 몸을 지배하는 통일적 의식으로 형상화한 모습을 자신일 것이라고 받아들이면서 생활하지만 사실은 실제의 나의 모습은 아니라는 얘기다.

따라서 얼굴의 왼쪽과 오른쪽의 모습이 똑같지 않은 대부분의 사람들은 자신의 실제 모습과는 다른 모습을 자신의 진짜 얼굴로 착각하고 산다. 나르키소스는 그중에서 극단적인 한 예에 불과하다. 이로 인해 인간이란 존재는 자신의 진정한 모습을 제대로 완전하게 살필 수 없도록 설계돼 있는 것이다.

우리는 가상 또는 허구의 모습을 자신의 모습으로 착각하고 살면서 실존적 자기에 대해서는 아예 까마득하게 잊고 사는 일에 너무나 익숙

하다. 그저 하루하루 지나가는 시간의 흐름 속에 자신의 허구적 의식을
내맡겨놓은 채 살다가 어느 날 나의 존재적 기반이 무너지고 나서야 그
실체적 모습에 괴로워하곤 한다.

나르키소스 운명

물질세계에도 이러한 거울 현상이 벌어진다. 지구 상에 존재하는 많은
유기물질은 탄소의 연결체다. 사람의 몸도 그렇다. 그런데 탄소에 다른
원소가 달라붙으면서 거울상의 나르키소스 현상에 걸려든다. 탄소와 탄
소 간의 배열과 탄소에 각기 달라붙은 다른 원소의 구성이 모두 똑같더
라도 탄소가 아닌 다른 원소가 탄소 간 결합을 사이에 두고 왼쪽과 오른
쪽, 또는 위와 아래 등으로 어떻게 붙는가에 따라 두 가지의 다른 물질
이 된다.

　내 얼굴과 거울상의 얼굴이 다르듯 이들 물질은 비록 구조식으로는
같아 녹는점이나 끓는점 같은 물리화학적 속성을 똑같이 갖는다 해도
공간 배열 상에서 반응이 일어나는 생화학적 조건에선 다른 물질이 된
다. 그 이유는 왼손과 오른손은 모양은 같지만 절대로 포개질 수 없는
것처럼 이들 이성질체들과 반응할 수 있는 상대방의 구조가 달라질 수
밖에 없기 때문이다.

　나르키소스가 거울에 비친 자신의 모습을 보고 다른 사람으로 착각해
연모하며 연못으로 뛰어들지만 결국에는 만나지 못하고 사랑에 실패하
듯 이러한 서로 다른 이성질체들은 대칭적 구조를 가져 절대로 포개질
수 없다. 이뿐만 아니라 그 입체 구조가 다르기 때문에 각각의 이성질체

는 서로 다른 물질과 짝을 이뤄 대사 반응을 할 수밖에 없는 갈라진 운명이 된다. 나르키소스와 연못에 비친 거울상 나르키소스는 각각 서로 다른 짝을 만날 수밖에 없는 운명이듯이 말이다.

글루코스 셀룰로오스

자연계에 존재하는 화합물 가운데 탄소를 중심으로 좌우가 바뀌는 변이 하나로 운명이 바뀐 대표적 사례가 알파-글루코스와 베타-글루코스다. 이 가운데 베타-글루코스는 서로 마주보고 물 분자 한 개가 빠지면서 수백 개, 수천 개가 서로 뭉치는 축합반응을 통해 축중합체인 셀룰로오스를 형성한다.

비록 알파와 베타, 두 가지 타입의 글루코스는 고리를 이룬 평면이 아닌 비틀린 고리 구조로 돼 있어 두 물질은 엄밀한 의미에서의 거울상은 아니다. 입체 구조 상으로 알파형의 글루코스는 베타형의 데칼코마니 구조를 갖지 못하는 비틀린 구조이기 때문이다. 알파 글루코스를 베타 글루코스 위에 포개 보면 두 글루코스는 환형의 고리 부문에선 포개지지만 1번 탄소에 붙은 수소 원자와 하이드록시기가 서로 정반대의 위치에 붙어 있다. 따라서 거울상이 되지 못한다.

거울상을 이루려면 두 개의 이성질체가 왼손과 오른손처럼 절대로 포개질 수 없는 구조여야만 한다. 왼손과 오른손을 서로 마주보게 하면 정확히 거울상을 이루지만 양손이 서로 포개어 놓았을 때 가운데 손가락을 중심으로 엄지와 새끼손가락, 집게손가락과 약지가 쌍이 될 뿐 절대로 포개질 수는 없는 것과 같은 것이다. 글루코스의 알파와 베타는 양손의 손가락 구조와 모양은 아니지만 어느 한쪽 손의 엄지손가락 하나가 달린 입체적 위치가 위아래로 서로 반대인 것 같은 구조가 된다.

이러한 변이 하나만으로도 두 종류의 글루코스는 유기 또는 생화학적으로 완전히 다른 물질이 된다. 왜냐하면 이들 두 글루코스와 결합하여 어떤 반응을 하려 한다면 전혀 다른 입체 구조를 가져야만 가능해지기 때문이다. 실제로 이들 두 글루코스를 소화하는 효소도 알파와 베타로 나뉜다. 이러한 단 하나의 변이가 녹말과 셀룰로오스의 운명을 마치 나르키소스의 운명과 그를 짝사랑하다 여신 헤라의 형벌 때문에 사랑 고백 한번 못하고 말라죽어 메아리만 남았다는 에코 요정의 운명처럼 완전히 바꿔놓는다.

녹말 등 탄수화물이 분해된 알파형 글루코스는 인간이 소화할 수 있지만 셀룰로오스를 구성하는 베타형 글루코스는 소와 양 같은 초식동물의 먹이가 된다. 들판에 지천으로 널려 있는 잡초를 포함해 모든 식물의 약 3분의 1이 셀룰로오스다. 이런 엄청난 셀룰로오스를 구성하는 베타형 글루코스의 6개 탄소 가운데 1번 탄소의 두 잔기의 위치를 뒤바꿔 알파형 글루코스로 만들 수만 있다면 인류의 식량 문제는 깨끗이 해결될 것이다. 따라서 인류의 생존과도 직결되는 무게를 가진 문제가 단 하나의 탄소에 일어난 변이에 달려 있는 것이다.

키랄 탄소

이 같은 엄청난 조화는 하나의 탄소에서 출발한다. 그중에서도 특히 탄소에 붙는 잔기 또는 원소가 모두 다른 키랄Chiral 탄소에서 벌어진다. 탄소에 결합되는 원소가 한 가지라도 중복되면 탄소 주변의 원소들이 회전할 수 있기 때문에 결국 같은 화합물이 되고 만다. 글루코스는 6개의 탄소 중 5개가 이러한 키랄 탄소에 해당하지만 그중에서도 1번 탄소의 위아래로 붙는 두 잔기의 변화에 따라 알파와 베타형이 된다.

좀 더 기하학적으로 설명하면, 키랄 탄소에 붙는 각각 다른 원자 또는 원자단이 왼쪽 방향으로 그 순서가 정해지느냐 오른쪽으로 정해지느냐에 따라 두 화합물은 구분된다. 글루코스처럼 원자 간 결합이 하나의 고리를 형성한 후 두 개의 결합 잔기 -H와 -OH가 위아래로 위치가 달라지면 결국 하나는 탄수화물의 보고가 되어 인간의 몸에 쓰이고, 다른 하나는 말이나 소 같은 채식동물의 위장으로 들어가 그 안에 있는 미생물이나 원생동물이 만드는 셀룰라제라는 효소에 의해 분해되는 운명으로 갈라진다. 탄소 하나에서 일어난 작은 차이로서는 너무 엄청난 변화라 아니할 수 없다.

여기서 키랄이란 그리스어로 $\chi\varepsilon\iota\rho$ cheir+$\mu o\rho\varphi a$ morfa의 합성어로 그 의미를 영어로 풀이하면 'hand form'이란 의미를 갖는다. 왼손과 오른손은 자연계에서 우리가 가장 보편적으로 접하는 키랄 형태다. 손은 어느 쪽이든 대칭 평면을 갖고 있지 않으며 왼손과 오른손은 서로가 거울상이어서 서로 포개질 수 없는 속성을 가진다.

왼손 약

자연계의 물질세계를 보면 이러한 키랄 형태가 큰 힘을 발휘한다. 같은 화학 성분이라도 거울상을 가진 물질은 어떤 키랄형을 갖느냐에 따라

쓰임새와 쓰이는 장소가 다르다. 예를 들어 마황이란 약재에 많이 들어 있어 감기약_{발한 작용}에 들어가는 에페드린은, 천연의 마황이란 한약재에서 추출하게 되면 모두가 l 체_{왼손 구조}만이 추출된다. 여기서 편의상 이를 왼손 약으로 부르기로 한다.

그러나 제약 공장에서 수많은 용기와 반응관을 통해 합성하는 경우 에페드린의 중간 원료가 서로 좌와 우가 동등한 확률로 화학 반응이 일어나기 때문에 l 체와 d 체_{오른손 구조}가 50 : 50의 똑같은 비율로 합성된다. 왼손 약과 오른손 약이 각각 절반씩 생산되는 것이다. 여기서 고민이 생긴다. 과연 우리가 마황에서 기대하는, 땀을 흘리게 하고 열을 빼내는 약리적 효과가 전혀 없는 d 체를 여과해서 버리고 l 체만으로 이뤄진 약을 뽑아내 만들 것인가, 아니면 그냥 그대로 d 와 l 체를 모두 사용할 것인가 하는 문제인 것이다.

마황의 경우엔 대부분 그대로 사용한다. l 체만을 분리하는 데 너무 많은 노력과 시간 그리고 가장 중요한 비용이 많이 들어가기 때문이기도 하지만 별로 쓸모없는 d-에페드린이 몸 안에서 아무런 부작용을 나타내지 않기 때문이다. d 체와 결합할 수 있는 상대 물질이 없기 때문에 아무런 반응이 일어나지 않는다.

이러한 사례는 무수히 많다. 우리 인체는 자연계와는 달리 거울상이 성질체 가운데 어느 한쪽만으로 된 화합물끼리 모든 반응이 이뤄질 수 있도록 설계되고 진화해왔기 때문이다. 그래서 사람의 몸에서 실제로 작용하는 화합물을 구분해보면, 탄수화물 범주에서는 d 체가 대부분이고 단백질이나 효소 같은 경우는 l 체가 대부분을 차지한다.

식물의 대사 과정에서 산출되는 중간 물질이나 최종 산물도 대부분

특정 거울상이성질체를 갖는다. 그러한 이성질체가 우리 몸에 들어왔을 때 인체의 대사 물질과 어떤 반응을 할 수 있는 입체 구조를 가질 때에는 특정 약리효과를 나타내게 된다. 그렇지 못한 물질들은 인체 내에서 아무런 작용을 하지 못하는 것은 물론 오히려 독이 될 수도 있다.

그러나 그러한 물질을 인공적으로 화학합성하는 경우에는 두 가지 거울상이 모두 생기게 돼 그로부터 약이 되는 하나의 이성질체를 뽑아내야만 약으로 쓸 수가 있는 번거로움이 있다. 그러한 점에서 수많은 과일이나 채소 등이 만들어내는 파이토케미칼Phytochemical이 인체 내에 유효한 효과를 갖는 경우가 많은 이유로 해석된다.

자연계의 식물들이 만드는 파이토케이칼은 대부분 하나의 거울상을 가지고 있어 몸의 대사 과정에 효율적으로 참여할 수 있기 때문이다. 이를 거꾸로 말하면 인간이 자연에 맞게 진화한 탓이기도 할 것이다. 또 인체 내 어떤 대사 물질과는 반응을 하지 못하더라도 몸에 들어와 있는 세균이나 곰팡이 같은 외생 생물의 대사 물질과 같은 공간 배열을 갖고 있기 때문에 탁월한 효과를 나타낼 수도 있다.

식물이 만드는 파이토케미칼은 플라보노이드나 안토시아닌 카로티노이드 리그난 페놀릭 화합물 같은, 다양한 색깔을 가지는 식물의 2차 대사 물질로 모두 뛰어난 항산화 효과에 소염 소독 기능이 있어 세포의 노화를 억제하고 염증을 완화해 마침내는 항암 작용까지 하는 뛰어난 면역 방어 물질이다. 따라서 사람은 식물이 만드는 파이토케미칼을 흡수해 완전하지 못한 대사 체계를 보충하면서 '힐링'을 받아야만 하는 운명을 안고 있다. 인간은 이들 물질을 직접 합성할 수 없기 때문이다.

오른손 약

거울상이성질체가 저마다 그 쓰임새가 전혀 다른 사례로 1930년대 세
계적인 악화 사고를 일으킨 탈리도마이드란 구토 치료제가 있다. 이 약
은 원래 입덧을 하는 임산부에게는 신기한 효과가 있는 특효약이었다.
그러나 문제는 공장에서 생산된 약의 거울상 화합물 가운데 d체가 마황
처럼 아무런 작용을 않는 게 아니었다. 기형아를 출산시키는 원인으로
몇 십 년 지난 뒤에야 밝혀져 세기적인 약화 사고라는 오명을 뒤집어쓰
는 홍역을 치러야 했다.

이 같은 일은 약이 작용하는 효소나 호르몬 신경전달물질 수용체 단
백질 등이 모두 특정한 이성질체 구조를 가지기 때문에 벌어진 일이다.
왼손 구조 화합물은 같은 왼손 구조 물질과는 정상적인 대사 반응을 하
지만 오른손 구조 물질과는 아무런 반응을 하지 않거나마황 서로 결합해
원치 않는 비정상적인 결과탈리도마이드를 낳게 되기 때문이다.

이에 따라 케미컬 드럭약은 실험실이나 공장에서 만들어진 약물을 그
대로 사용해선 안 된다. 부작용이 심한 약에 대해선 반드시 두 가지 거울
상 구조 가운데 한 가지만을 선택하도록 하고, 그러한 물질만을 필터링
해서 사용해야만 한다. 그 약물이 몸 안에서 작용할 때 결합하는 파트너
가 어떤 거울상을 갖는가에 따라 그 효과는 완전히 달라지기 때문이다.

따라서 인체 안에서 작용하는 약도 그러한 작용 타깃의 입체 구조에
맞춘 형태를 가져야만 한다. 효소와 같은 단백질이 약물의 타깃이라면
같은 l체 약물이 선호된다. 서로 다른 구조물에 방해받지 않고 포개져
결합할 수 있는 여지가 많아지기 때문이다. 그러나 반드시 그렇지는 않

은 모양이다. 대부분의 작용 타깃이 효소나 수용체 내인성 물질 등이 단백질 구조여서 l체가 우세하지만 경우에 따라서는 d체 약물도 사용되고 있다.

예를 들어 경련을 일으키는 약물인 스트리크닌이나 피크로톡신 같은 독성 물질은 왼쪽 약l체인 반면 진정 안정 효과와 함께 경련을 억제하는 바비츄레이트계 약물은 오른쪽 약d체에 속한다. 다시 말해 약리 목적상 어떤 경우엔 같은 입체 구조를 가진 약물이 이상적인 결합을 할 수 있어 효율적이지만 또 다른 경우엔 반대의 입체 구조 약물이 필요한 경우도 있다는 얘기다.

거울상의 착각

거울상에 비친 내 모습은 이제 더 이상 나의 참 복사판이 아니다. 그것은 수학적으로 얘기하면 역에 해당한다. 논리 함수로 따져보면 거울상은 나와 동등하거나 동류가 아니라 한 축을 기준으로 변환된 역함수이며 반대 영역인 것이다. 거울상은 나와 영원히 포개져 겹쳐질 수 없는 상대인 것이다.

나르키소스는 그리스어의 나르케무감각에서 유래한다. 나르키소스는 연못에 비친 자신의 모습을 자신의 거울상이 아닌 또 다른 연모의 대상으로 착각할 정도로 순수하게 현실에 무지무감각했다. 거울상을 자신이 아닌 다른 존재로 착각한 것이다. 아니 자신의 진짜 모습을 알지 못했거나 의식할 수 없는 존재였다. 그래서 갈망했다. 그러한 갈망이 결국엔 참사를 부른 것이다. 무의식 속에서 자신과 비슷한 모습이지만 완전히 다른 존재로 착각해 끊임없이 연모하고 추구함으로써 거울의 마술에서 헤어나지 못한 것이다.

인간계에서도 거울상은 끊임없이 서로를 향해 추구하지만 똑같아질 수 없는 세계를 보여준다. 본체와 거울상, 어느 한쪽의 불완전성을 전제로 완전함을 얻기 위해 서로 필요로 하는 상대라는 것이다. 여기서 중요한 건 절대로 같은 존재가 아니면서 비슷하기 때문에 상대방을 향해 하나가 되기를 끊임없이 추구한다는 것이다.

부모와 자식도 그런 관계가 아닐까. 부모는 자식에 대해 자신의 분신이란 허상을 갖지만 자식은 그 반쪽만을 부모에게 허용할 뿐 부와 모 누구와도 동등하지 않다. 부모 입장에서 볼 때 언뜻언뜻 자신과 닮은 자식의 모습을 보며 더욱 애착을 느끼지만 그것은 어디까지나 거울상 비슷한 착각일 뿐이다. 부와 모의 유전자 절반씩이 융합돼 탄생한 자식은 모자이크 방식으로는 간혹 닮은 부분이 있겠지만 부모 어느 쪽의 거울상도 갖지 않은 독립된 존재일 수밖에 없다.

자식은 부모로부터 똑같은 역할을 하는 한쌍의 유전자를 가지는 상동 염색체의 한쪽씩을 받아 23쌍의 염색체를 갖고 세상에 나와 부와 모 중 어느 누구와도 똑같을 수 없는 존재인 것이다. 어느 특정 자질에서는 부모 중 어느 한쪽의 유전자가 우성을 차지해 자식에게서 우세하게 나타날 수는 있을 것이다. 그러한 부분이 모여 비슷하다고 해서 거울상으로 착각을 일으키지만 부모의 어느 한쪽과 자식은 부분적으로는 복사판일 수는 있을지언정 거울상처럼 좌우가 뒤바꿔진 대칭 관계는 형성하지 못하는 관계다.

따라서 자식은 부모에 대해 평균적으로 절반의 배신(?)을 한 존재로

부모 입장에서 자식을 자신의 분신이나 투사체로 보고자 하는 유혹에서
하루빨리 벗어나는 게 노년의 정신 건강에 좋다는 결론이 나온다. 이 땅
에 자식과의 관계로 속을 끓이는 많은 부모가 있을 텐데 자식은 그런 존
재라는 인식을 갖지 못하는 데 그 원인이 있는 경우가 상당수를 차지할
것이다.

남과 여의 애증 관계, 천상의 가치와 지상의 권세나 재물도 대척점에
있어 서로 공통점이란 찾아볼 수 없는 역의 관계다. 그러나 언뜻 보기에
는 서로 비슷하거나 공통점을 공유하는 것으로 흔히 착각하기도 하는
관계다. 둘은 반쪽만을 가진 거울상 비슷한 역의 관계이기 때문이다.

사랑하는 남과 여도 따지고 보면 서로 완전히 다른 존재다. 오죽하면
'화성 남자 금성 여자' 식으로 원래 사는 별도 다르다는 주장을 하기도
한다. 한쪽에서의 사랑이 다른 쪽에서 받아들이기는 미움이 되고, 다른
한쪽의 이상이 이쪽으로 넘어오면 현실이 되는 관계다.

하지만 그들은 기억상실에 걸려 자화상을 망각하거나 자신에 대해 실
망한 나머지 상대를 통해 자신의 완전한 모습을 발견하고자 사랑을 하
며 살도록 돼 있다. 서로에게 자신이 잃어버린 원래 모습을 기대하며 갈
망하며 추구한다. 그러한 갈망이나 추구는 거울상이라는, 비슷하기는 하
지만 서로 같지 않은, 아니 절대 같을 수 없다는 걸 잠시 잊어버린 데서
나온 결과이다. 그렇기 때문에 사랑이란 눈에 콩깍지가 끼지 않으면 여
간 어려운 게 아니다.

이러한 근본적인 한계를 극복하고 한 번의 사랑이 영원한 사랑으로
끝까지 남으려면 미움의 강을 반드시 건너야 한다. 상대방에 대한 실망
과 이를 넘어서서 상대의 부족한 점에 대해 측은한 마음까지 갖게 될 때

비로소 사랑은 착각의 틀을 벗어나 완성된다. 그러한 착각과 실수를 인정하고 상대방을 감싸주며 현명해지는 법을 배워가며 사는 게 인생이란 생각이 든다. 그래야만 거울상 간에 시작된 애정이 싸움판이나 비극으로 끝나지 않을 것이니까 말이다.

진보와 보수의 관계도 그런 류에 속한다. 서로 대척점에 있어 너무 다르다. 그렇지만 그들은 독립적이고 완전하지가 않다. 그러한 모순 속에 있기에 서로를 미워하며 싸우며 배척한다. 역사적으로 어느 시기가 됐든, 어떤 문제가 됐든 해결 방안은 보수와 진보라는 두 가지 모습으로 존재한다. 하지만 그들은 각각으로서는 완전한 정답이 아니다. 결국에는 다른 한쪽이 있기에 자신도 살아갈 수 있는 의존적인 관계다. 다른 한쪽이 사라지면 자신도 존재 의미를 잃게 되는 반쪽에 불과한 것이다.

이러한 이치들을 깨닫지 못하고 지상의 권세와 재물로 천상의 축복을 얻을 수 있는 것처럼 착각하거나, 진보의 칼로 섣불리 보수의 목을 치려 하거나, 남녀 간의 사랑이 상대방을 향한 끝없는 힐난과 요구, 기대만으로 가득 차 있다면 그러한 착각이야 말로 나르키소스 비극을 재현하는 길이 되는 것이다.

그리스신화는 그러한 결론을 전해주고 있다고 느껴진다. 거울상의 어느 한쪽만으로는 유의미한 존재 가치를 가질 수없는 상보적인 관계라는 점과 겉보기에는 상대를 추구하는 것으로 보이지만 그 출발은 자신에게 없는 뭔가를 상대방에게서 얻어내거나 자신의 기대를 상대방에게 강요하려는 욕망에 터 잡고 있는 데서 오는 비극적 운명을 가르쳐주고 있다. 어느 한쪽만으로는 절대로 완전해질 수 있는 그런 존재가 아니라는 진실을 말이다.

결론적으로 두 거울상은 서로 닮은 것처럼 보이거나, 경우에 따라서는 서로 너무 달라 배척하기도 하지만 어느 한쪽도 홀로 완전해질 수 없는 부분집합에 불과한 존재다. 혹여 부모와 자식처럼 서로 비슷하다고 해서 거울상이 되는 것도 아니다. 추상의 세계에서 서로 닮은 것처럼 느껴지는 거울상은 사실 현실 속에서는 전혀 다른 정체성을 가진 실체로 존재한다. 마치 글루코스와 그것의 한 이성질체의 중합체인 셀룰로오스는 서로 닮아 보이지만 전혀 다른 세상에 놓여 있는 것처럼 말이다. 남과 여, 진보와 보수, 그리고 천상과 지상의 가치도 하나의 원형을 공유하는 거울상이 아닐까 한다.

내공과 외공

에디슨과 아인슈타인

아인슈타인과 에디슨은 누가 더 머리가 좋을까? 20세기에 가장 많은 영향력을 끼친 과학자 알버트 아인슈타인과 무려 1000여 종이 넘는 특허를 출원한 천재 발명가 토마스 에디슨. 두 천재의 머리를 어떻게 비교할 수 있을까? 두 사람은 어린 시절에 모두 열등생이었다. 아인슈타인은 라틴어나 역사 지리 등 암기 과목에서 낙제점을 면치 못하였고 에디슨 역시 학교에서는 저능아 취급을 받아 정규교육이 불가능할 정도였다. 에디슨은 겨우 집에서 어머니로부터 홈스쿨링을 받고 12세에 사회로 진출, 15세에는 열차에서 발행되는 신문을 발행하는 첫 사업을 시작했으며 17세에는 전기 투표기란 생애 첫 발명을 완성해 특허까지 획득했다.

두 사람은 일생을 통해 한 가지 일에 몰두했다. 아인슈타인은 물리학 분야에서 양자역학과 우주의 힘중력 전자기력 핵력 양력 등을 통합하는 이론을 만드는 데 기여, 우주의 비밀을 여는 열쇠를 제공했으며 에디슨은 주로 발전과 배전 축전 등 전기를 실생활에 이용하는 데 필요한 여러 부문에서 발명품을 고안, 20세기의 전자 문명을 꽃피우는 징검다리 역할을 해냈다.

에디슨은 자신을 천재라 부르는 사람들에게 '천재는 2퍼센트의 영감과 98퍼센트의 노력의 결과'라며 천재는 타고 나는 게 아니라 만들어지는 것이라고 말했다. 그가 어떤 연구에 집중하다 시계를 난로 위에 펄펄 끓는 주전자에 집어넣었다는 어린 시절의 일화를 떠올리면 그의 말이 경험에서 우러나온 것이라고 느껴진다. 에디슨 자신은 보통 사람이 갖지 않은 2퍼센트의 영감을 가진 평범한 범재 정도라는 겸손으로 들린다.

그의 인생을 보면 요즘 유행하는 말로 '선택과 집중'에 성공한 것이다. 전기라는 분야에 집중했고 어떤 아이디어가 떠오르면 그것에 몰두해 더 나은 방법을 찾아냈다. 그가 특허 출연한 1100개 가까운 발명품 가운데 대부분을 차지하는 것이 기존의 특허를 개량한 것이라는 사실이 이를 뒷받침해준다.

아인슈타인의 머리

그렇다면 에디슨이 노력한다면 한 세대 뒤에 태어난 아인슈타인이 될 수 있었을까? 반대로 아인슈타인이 수학이나 물리학 같은 학문적 이론에 가진 관심을 실생활로 돌려 발명에 나선다면 에디슨을 능가할 수 있었을까? 재미있는 상상이지만 여러 가지 의견이 가능할 것으로 짐작된다.

에디슨 같은 노력형이라면 아인슈타인이 순전히 상상 속에서만 이룩한 이론물리학의 '상대성 원리' 정도는 쉽게 넘어 설 수 있을 것이라는 견해가 나올 수도 있는 반면, 아무리 강한 집중력을 가진 에디슨이라 해도 아인슈인타인이 구축한 일반상대성의 원리는 집중적인 노력만으로 풀어낼 수 있는 일이 아니라고 보는 견해도 있을 것이다.

아인슈타인의 뇌는 사후에 밝혀졌지만 부피나 그 무게 등은 보통 사람의 것과 비슷한 수준이었다. 그러나 그 구조는 두정엽과 측두부 등의 연결 신경망 조직이 일반인의 뇌와는 완전히 다른 특별한 것으로 밝혀졌다.

그러한 특별한 머리가 아이작 뉴튼 이후 거의 300년간 깨지지 않던 중력과 만유인력의 운동 법칙을 원자 이하의 소립자 단위의 운동 법칙을 다루는 양자역학에까지 확장하는 새로운 운동 법칙을 세울 수 있었을 것이다. 그러한 일은 아무나 할 수 있는 일은 아니다. 아무리 노력한다고 해도 그것만 가지고는 어림없는 일이라는 것이다. 주위의 도움이나 천운도 따라야 하고 타고난 재주도 보통 사람과는 달라야 한다.

에디슨의 땀

에디슨의 업적도 물론 아무나 할 수 있는 일은 아니다. 그의 특별한 재주는 어린 시절부터 눈에 띄었고 사업 수완 면에서는 특별히 남달랐다. 또 학교생활에 적응하지 못해서 그렇지 어떤 새로운 일에 대한 호기심이나 집중력이 대단했던 것으로 전해진다. 그에 관한 전기 중에는 그의 발명품 모두가 그의 머리에서 나온 것은 아니라는 것을 암시하는 대목도 나온다. 그의 명성이 커지면서 그가 차린 연구소에서 나온 실적이 그의 이름으로 등록된 것도 적지 않았던 것으로 전해진다.

어쨌든 그는 어렸을 때 전신 기술을 배운 것을 계기로 일생 동안 전기에 관한 연구를 집중시켜 한 가지 발명을 끝내면 그에 파생되는 부가적인 발명을 만들어내 전기에 관한한 계열화에 성공했다. 이것저것 손대지 않고 한번 주어진 기회를 잘 포착해서 한 가지 분야에 집중한 결과 관련 경험이나 지식이 쌓여가면서 비교적 적은 노력으로도 늘 새로운 발명을 이어가는 데 성공한 장본인이다. 그가 하나하나 발명 특허를 쌓아가면서 발명가로서의 명성도 점점 커져 특허국에 보낸 그의 발명 신청은 당시 어떤 경우보다 신속하게 특허를 획득했다고 전해진다.

실제로 에디슨이 개발한 것으로 알려진 백열전구는 당시 이미 여러 발명가가 특허를 내놓거나 신청한 상태였다. 에디슨은 그러나 이보다 한발 더 나아가 오랜 시간 빛을 내고 전구의 속을 고도의 진공 상태로 만들어 저항값을 올려 더 밝은 빛을 내는 전구를 만들어 거의 6년 여에 걸친 특허 소송을 거친 끝에 오늘날의 제네럴 일렉트릭 같은 거대 기업을 만드는 데 성공했다. 이는 그의 끈질긴 사업가 정신을 엿볼 수 있는 부분이다.

미래학자 피터 드러커는 그의 저서 《미래 사회를 이끌어가는 기업가 정신》에서 "그는 전구의 필라멘트에 대해 기술적 연구를 시작하기 전에 이미 전력 산업 전반에 걸쳐 시스템을 결정해두었다. 그가 발명한 전구는 자신이 일부 출자한 전력 회사에 적합하게 설계되었고, 자신의 전구를 사용할 고객에게 전력을 공급하도록 전선을 가설할 권리도 확보했으며, 배전 시스템도 완료해 두었다"며 에디슨을 '혁신을 추구한 기업가'라고 평가했다.

두 천재의 운명

아인슈타인은 뛰어난 상상력을 가진 두뇌에 맞게 이론물리학의 세계에
빠져 비교적 평온한 삶을 산 것으로 보인다. 말년에 유태인 박해를 피해
미국으로 망명, 테오도르 루스벨트 당시 미국 대통령에게 원자탄을 만
들 것을 권유하는 편지를 보내 맨해튼계획에 관여하는 등 현실 개입에
나서기도 했지만 그의 일생의 최대 업적으로 꼽히는 상대성이론은 20
대 후반에서 30대 중반에 이미 완성된 것이었다.

그는 상대성이론을 통해 시간과 공간에 대한 개념을 바꿔놓았다. 우
리가 보고 느끼는 시간과 공간이 절대 불변의 존재가 아니라 속도 또는
가속도에 의해 변할 수 있는 상대적인 물리 변수에 불과하고, 중력장에
서도 속도가 변하지 않는 유일한 존재인 빛도 관찰자의 속도가 변하면
꺾여 곡면의 공간을 여행한다는 것을 입증했다. 시간과 공간도 운동하
는 물체의 속도에 따라 압축되기도 하고 이완되기도 한다는 상대주의를
자연과학 분야에서는 처음으로 보여줬다.

그러나 그의 상대성이론이 진정 보여주고자 했던 것은 어떤 자연현상
이 관찰자의 물리적 환경과 조건에 따라 달라지지만 그것은 어디까지나
그러한 환경과 조건에서 그런 것일 뿐 절대 불변의 시공간과 그것을 정
의하는 물리적 절대 법칙은 존재한다는 것이었다. 그는 우주의 모든 물
질이나 원리는 보편적인 법칙에 지배를 받는다는 신념을 일생 동안 잃
지 않았다. 따라서 그의 신념과 이론은 일견 서로 모순된 것으로 보여지
기도 한다.

그래서 그는 빛은 입자라는 입자론을 끝까지 밀어붙였다. 빛의 속도로

움직이는 입자가 동시에 두 개의 다른 방에 존재한다는 등 입자설로는 도저히 설명히 안 되는 현상에 대해서도 끝까지 입자론을 견지했다. 그는 이를 두고 "신은 주사위 놀이를 하지 않는다"고 표현하기도 했다. 코끼리를 만지는 장님의 입장에서 보면 코끼리의 모습이 제각각이지만 코끼리의 전체 모습은 분명 존재하는 것이고 여러 장님이 만진 조각을 모아보면 코끼리의 원형을 어느 정도 구현할 수 있을 것이란 얘기다.

아인슈타인의 상대성원리에서 말하는 '관측 기준'이란 우리의 삶에서도 매우 중요한 문제다. 내가 어떤 입장에 처해 있느냐에 따라 달라지지 않는 것은 없다고 할 정도다. 어떠한 진실도 맥락과 상황을 따라서 그 내용이 달라지지 않는 것은 없다.

예를 들어 사과나무에서 사과가 떨어지는 현상에 대해 뉴턴은 지구와 사과 사이에 만유인력이 작용해 사과를 등가속도운동으로 지구 중심을 향해 운동을 시킨다고 해석했다. 반면에 아인슈타인은 지구가 만든 중력장이라는 시공간에 사과가 빨려 들어가 시간이 갈수록 속도는 가속되고 더욱 빨라진 속도는 중력장의 시공간을 압축시켜 사과가 같은 거리를 운동하는 데 걸리는 시간은 점점 단축되는 등가속도운동을 한다고 설명한다. 중력장에서 등가속도운동이 일어나는 이유에 대한 설명이 결론은 같지만 그 해석의 깊이와 범위가 다르다.

또 다른 사례를 들면, 관측자가 어떤 방향으로든 매우 빠른 속력으로 이동하면서 어떤 소행성이 지구를 향해 떨어지는 장면을 본다면 그 시간은 더욱 압축되거나 이완되고 공간은 어느 방향으로든지 휘게 돼 시공간은 완전히 다른 모습으로 보일 것이라는 게 상대성이론의 결론이다. 이처럼 하나의 같은 현상도 해석의 범위나 원리, 그리고 관측자가 처한 입장에 따라 달라지는 것이다.

우리 사회의 법과 정의도 심판자의 입장에서 보느냐 피고인의 입장에서 보느냐에 따라 달라진다. 또 위정자의 입장에서 보느냐 민초의 입장에서 보느냐에 따라 정치의 위상과 가치도 달라진다. 계속 확장하다 보면 세상의 모든 선과 악의 판단도 결국 기준에 따라 달라지고 다른 결론이 나온다. 칸트가 한평생 바쳐서 완성한 도덕률도 한낱 그의 입장에서 바라본 기준에 불과한 것이다.

이러한 변화의 시작을 알린 게 아인슈타인의 상대성에 관한 우주 역학의 법칙이다. 그의 이론에 의해 질량과 에너지氣는 등가로 환산될 수 있는 것이어서 형이상학과 형이하학의 구분이 무의미해졌으며 그리스의 아리스토텔레스 이후 철학사에서 절대 명제로 받아들여지던 배중률한 가지 명제가 진리이면서 동시에 거짓일 수는 없다는 형식논리도 부정되기에 이르렀다.

상대성이론이 과학과 철학사에 한 획을 그을 정도로 엄청난 파급 효과를 가져온 반면 에디슨이 만든 발명품들은 20세기의 생활을 바꾸었다. 특히 전구의 등장으로 밤과 낮으로 구분되던 라이프스타일이 그 구분이 모호해졌다. 또 전화기가 등장해 원거리 간 소통이 가능해졌으며 영화나 축음기 같은 발명도 문화생활의 패턴을 바꿔놓기에 이르렀다.

이 가운데 에디슨이 발견한 진공관에서의 열전자 방출 효과는 아인슈타인이 발견한 광전자파장이 매우 짧은 X선을 쐬었을 때 나오는 빛의 소자와는 다르지만 후에 반도체소자 같은 전자 산업의 창출에도 도움이 되었다.

아인슈타인과 에디슨은 서로 비슷한 시기를 살았지만 너무나 다른 세계를 살았다. 아마도 생전에 두 사람이 만났다면 서로의 능력과 업적에 대해 경탄해 마지않았을 것이다. 그렇지만 두 사람은 서로에 대해 부러워하지는 않았을 것이다. 그들은 자신의 영역에서 일가를 이룬 대가여서 상대를 존경은 하더라도 상대의 길을 가려 하지는 않았을 것이란 얘기다. 에디슨이 갖고 있던 자질을 아인슈타인이 가졌다면 아마도 상대성이론은 탄생하지 않았을 것이고, 에디슨도 마찬가지로 아인슈타인의 머리를 가졌다면 발명으로 돈을 벌어 새로운 발명을 시작하는 일은 흥미를 느끼지 못했을 것이기 때문이다.

한마디로 두 사람은 서로 다른 레일 위에 놓인 열차처럼 자기의 길을 열심히 최선을 다해 달려갔을 뿐이어서 두 사람의 머리를 비교하는 것은 더더욱 불가능한 다른 차원의 문제일 수밖에 없다. 그러한 두 사람이 전자 방출 효과에서 비슷한 현상을 발견하고 그것을 이론과 응용 분야에서 접점을 만들었다는 게 흥미롭다.

절대 척도 대 상대 척도

일상생활에서 경험하는 관측 기준 문제로는 온도라는 것이 가장 익숙하다. 전 세계적으로 통일된 미터법상의 온도 척도는 섭씨온도다. 18세기 중반에 스위스 천문물리학자 셀시우스가 만든 온도계를 기준으로 측정한 온도를 국제 표준으로 사용한다. 하지만 영미권 국가들 사이에는 아직도 섭씨온도보다 약 20년 세상에 먼저 나온 화씨온도를 사용하고 있다. 역사적 문화적 배경에 따라 일생생활에 민감한 온도 표준은 매우 뿌리가 깊어 쉽사리 바꾸지 못한다.

화씨온도는 과거 해상 활동이 왕성했던 18세기 초반, 일상생활에서 느낄 수 있는 매우 추운 온도는 바닷물 같은 소금물이 어는 온도였다. 바닷물이 얼게 되면 어업이나 항해에 많은 영향을 미치기 때문이다. 물과 소금을 1대1로 섞어 만든 소금물이 어는 온도를 0도로 정해 화씨의 표준으로 삼았다. 이를 기준으로 할 때 순수한 물이 어는 온도는 화씨 32도섭씨 0도가 됐고 물이 끓는 온도는 화씨 212도가 된다. 섭씨 0도와 섭씨 100도인 구간을 화씨에선 180개 구간으로 나누게 된 때문이다.

눈금 간에 구간이 세분되어 있어 섭씨에 비해 더욱 정밀한 구분이 가능해 온도 변화가 민감한 기후 환경에서는 섭씨온도에 비해 좀 더 유용하고 고온을 재는 온도 표준으로도 쓰이고 있다. 그러나 전 세계적으로 통일하고자 하는 미터법의 표준 온도는 섭씨온도다. 물이 어는점과 끓는점을 기준으로 이를 100분위로 나누고 그 범위를 확장해 온도를 정해 놓은 것이다. 뒤에 나온 절대온도와 온도 눈금의 구간이 동일하다는 점에서 자연과학 분야에서 온도 변화 폭을 측정하고자 할 때 화씨에 비해 더 유용한 편이다.

섭씨와 화씨는 인간생활에 필요해서 만든 온도 척도다. 물이 어는 것이나 끓는 게 야외 활동이나 식생활에 매우 중요했기 때문이다. 특히 바닷물이 어는 온도를 기준삼은 화씨는 1기압에서 순수한 물H_2O을 기준으로 측정해야 하는 섭씨온도에 비해 비과학적임에도 불구하고 피부에 와 닿는 온도 변화를 잘 나타낼 수 있다는 이유로 오늘날까지 날씨 예보에 쓰이고 있다.

그러나 이들 상대 온도에는 한 가지 함정이 있다. 예를 들어 섭씨 40도는 섭씨 20도보다 두 배 뜨겁지 않다는 것이다. 섭씨 0도와 섭씨 100도를 정해놓고 순수한 물이 어는 온도와 끓는 온도 사이의 구간을 동일하게 나눈 것에 불과하기 때문이다. 화씨온도도 마찬가지다. 따라서 이러한 상대 온도는 인간 생활에 미치는 기온을 재는 경우는 몰라도 자연 상태에서 물질의 온도에 따른 변화 등을 연구해야 하는 자연과학의 세계에는 부정확하고 거의 쓸모가 없다.

그래서 나온 게 절대온도다. 우리의 관찰이나 인식에 따른 영향을 떠나 온도가 다른 자연의 변수에 영향을 미치는 정도를 기준으로 삼는 척도가 필요했기 때문이다. 한번 열을 가해 동력을 만들면 그 동력이 다시 열을 만들어 축적했다가 다시 사용하는 영구 엔진을 연구하던 켈빈이 창안한 온도 척도다. 절대온도는 온도가 물질을 변화시키는 정도와 연관된 에너지의 양을 기준으로 한다. 어떤 물질이든지 열량에 비례해 입자의 운동에너지가 증가하고, 그에 따라 온도가 변화한다는 전제에서 출발한다. 그러한 전제가 틀리게 되면 절대온도는 '절대'가 아니다.

어쨌든 절대온도 척도가 나오면서 온도는 더 이상 피부로 느끼는 감각의 정도가 아니라 입자의 운동에너지로 정의된다. 절대온도가 다른 온도 스케일과는 달리 도수로 표시되지 않는 이유다. 어떤 구간을 일정한 구간으로 나눈 상대적 온도에 불과한 게 아니라 내부에너지라는 자연적 물리량을 기준으로 했기 때문에 온도에 관한한 다른 모든 척도의 기준이 되는 자연 상태의 '절대 척도'라는 것이다.

이에 따라 절대온도 척도의 세계에서 40K는 20K에 비해 공기를 구성하는 기체 입자의 운동에너지가 정확히 두 배의 크기를 가지는 온도가 된다. 자연의 상태를 재는 온도의 척도를 역시 운동에너지라는 자연의 상태가 변한 양에서 구한 것이기 때문이다. 자연은 자연으로 해석할 때만이 객관적인 절대 기준이 되는 것이다.

자연은 어쩌면 이러한 상관관계를 가진 척도의 총합이라 이해할 수 있다. 여기서 자연의 상태를 있는 그대로의 모습으로 측정하는 것도 엄밀히 말해서 앞서 얘기한 상대성이론에 의하면 가능한 일은 아니다. 하지만 관측자가 움직이지 않고 지구 상의 1기압 표준상태에서 쟀을 때의 운동에너지 변화를 기준으로 온도를 측정하는 것을 절대 척도로 삼은 것이다.

절대온도가 도입되면서 물리화학 분야에서 획기적인 전환기를 맞이한다. 화학물질의 내부에너지엔탈피와 운동에너지, 반응계에 존재하는 물질의 분산도를 나타내는 엔트로피, 그리고 물질의 구성 원소의 자유로운 활동 에너지를 나타내는 자유에너지 등의 물리량이 절대온도에 연동돼 설명된다.

어떠한 화학 반응이라도 자유에너지의 변화량을 열량의 에너지 단위로 측정하거나 계산하고, 또 그 변화의 크기나 원인에 대해 설명할 수 있게 됐다. 온도 척도 하나를 바꿨을 뿐인데 전혀 다른 세상이 열린 것이다. 이러한 잠재력이 드러나면서 절대온도를 도입한 열역학은 당시 시대적인 요청에 의해서이기도 하지만 단숨에 첨단 과학의 총아로 등장한다. 물질의 온도와 열, 부피와 압력 간에 어떤 상관관계가 있는가를 설명함으로써 이를 응용한 증기기관과 대포와 같은 화력을 키우는 데 이론적 배경을 제시해줬기 때문이다.

이 같은 과학의 패러다임적 변화는 엄청난 생산력 증대를 가져와 시장 확대를 위해 식민지 개척에 나서는 20세기 식민지 제국주의 시대의 탄생을 예고하는 동력이 됐다. 이는 자연과학의 세계에서 보다 폭넓고 객관적인 척도가 얼마나 큰 폭발력과 파급 효과를 인간세계에 가져올 수 있는가를 보여주는 중요한 사례다. 그만큼 표준 척도는 중요한 것이다. 척도를 통일하면 세계를 정복하는 것과 같은 의미를 가지는 것이다.

효능과 효력

약물의 효과를 재는 척도에는 어떤 게 있을까? 거기에도 절대온도와 같은 표준 척도가 존재할까? 그렇다면 약물의 효과를 측정해서 약물마다 그레이드등급를 정해 질환의 정도에 맞춰 약물을 선택할 수 있는 등 매우 유용할 것이다.

　지금까지 나온 바로는 약효를 재는 척도로는 효력Potency과 효능Efficacy이란 두 가지 요인Factor이 있다. 전자는 어떤 치료 효과를 나타내는 데 필요한 용량을 기준으로 삼는 것이고, 다른 하나는 약물이 몸 안에서 나타낼 수 있는 최대 효과를 기준으로 하는 것이다. 달리 말하면 약물이 갖는 외공의 크기와 내공의 세기를 재는 대표적인 지표라 할 수 있다.

　예를 들어 간질 약으로 쓰는 약 중에 페니토인과 디아제팜이 있다. 이 가운데 페니토인은 투여 용량이 증가함에 따라 그 효과는 배가된다. 반면 디아제팜은 일정 용량을 넘어서면 간에서 대사가 빨라지기 때문에 그 효과는 일정 한도 이상 올라가지 않는다.

　대부분의 약은 후자의 경로를 따르지만 몇몇 약은 페니토인과 같이 끝없이 효과가 증가해 결국엔 치사량에 이르게 된다. 이때 페니토인 같은 약을 효능이 뛰어나다고 한다. 이러한 약의 효과는 끝이 없기 때문에 투여 용량에 대한 특별한 주의가 필요하다. 대부분의 평범한 필부 속에 아인슈타인 같이 특별한 구조와 능력을 가진 천재의 머리가 있듯이 약에도 그런 특수한 효능을 가진 약이 있는 것이다.

효능과 효력은 서로 다른 차원을 가지고 있다. 어떤 면에서는 이율배반적이다. 효력이 좋은 약이 반드시 효능이 좋은 것은 아니고, 반대로 효능이 좋은 약이 효력도 좋은 경우가 상대적으로 많긴 하지만 그렇지 않은 경우도 많다. 약물 자체가 갖는 효능적인 특징이 워낙 달라서 그렇기도 하지만 약물의 투여와 배설 사이에 대사 과정이 끼어들면서 일정한 투여량과 반응 사이에 비례적인 선형함수가 성립되지 않는 데서 기인하는 바 매우 크다.

또 약물의 투여량과 대사량은 인체 안에 들어오면 모두 시간의 함수로 표현된다. 원인과 결과만이 함수관계를 구성하는 상태함수State Function가 아니라 그 과정에서 어떤 변화가 일어나는가가 매우 중요한 경로함수Path Function에 의해 정의되는 것이다.

따라서 대부분의 약물은 한, 두 가지의 경로로 투여되지만 흡수된 후 몸에서 약물이 대사되는 경로는 신장과 담즙, 호흡과 피부, 대장 등 여러 가지 경로로 배출돼 복잡한 미분방정식으로 그 상관관계를 설명해야만 하는 상황이 된다.

또 투여량과 배설량만이 아니라 간의 대사 능력이나 혈중농도 지방세포 축적량 같은 중간 과정에 대한 검토를 반드시 거쳐야만 약물의 효과를 측정할 수 있게 된다. 원인과 결과는 같다고 하더라도 그 도중에 거치는 약물의 최고 농도가 치사량에 이른다면 그러한 약물은 약이 아니라 독극물에 속해 아무런 쓸모가 없는 경우도 존재한다. 이러다 보니 약물의 효과를 재는 척도가 매우 복잡해지고 시시각각 생체 내에서 일어나는 변화를 모두 고려해야 하기 때문에 단일한 절대 척도가 불가능해지는 결과를 초래하고 만다.

에탄올이란 화합물인 술이 과거에는 약으로도 쓰였다. 진정제나 심지어 뇌수술을 하기 위한 마취제로도 쓰인 바 있다. 덩치가 매우 작고 가벼워서 흡수력이 매우 좋아 중추에 해당하는 척추와 뇌신경에까지 잘 들어간다. 그렇기 때문에 처음에는 중추신경을 자극, 긴장과 흥분성을 키우지만 일정 용량을 넘어서면 뇌와 중추신경을 억제하는 진정 효과를 가지며 그 효능은 주입량에 한없이 비례하는 경향을 보인다. 이래서 주변에 인사불성이 될 때까지 술을 들이켜는 말술 주당이 있는 것이다.

하지만 알코올은 흡수력이 좋은 데 비해 간에서 대사되는 양은 상대적으로 느리거나 미약해 일정 시간 단위로 보면 흡수와 그 효과가 계속 상승할 수 있어 매우 위험한 약물에 속한다. 그러나 술이 약물보다 효력이 센 것은 아니다. 일정 수준의 약리 효과를 얻기 위해 마셔야만 하는 양은 다른 약물에 비해 매우 크기 때문이다. 그래서 술을 약으로 쓰지 못하게 된 것이다. 그러나 그 최대한의 효과만을 따지자면 술은 효능에서 매우 큰 편에 속한다. 효력은 좋지 않지만 효능은 매우 뛰어난 약이란 것이다. 이는 효력이 좋은 것과 효능이 뛰어난 것은 아무 상관성을 갖지 못하는 경우다. 마치 음악 잘한다고 미술도 잘하고 수학도 잘하는 게 아닌 것처럼 약도 그런 것이다.

약효, 효력 × 효능?

이같이 서로 다른 속성을 가진 약효를 잴 수 있는 통합 척도가 가능할까? 약물이 몸 안으로 일정 시간에 흡수되어 치료 영역의 효과를 내는

데 얼마나 작은 용량으로 가능한가를 비교하는 기준효력과 흡수된 약물
이 얼마나 최대 효과를 가져올 수 있는가를 따지는 기준효능을 모두 함
께 잴 수 있는 절대 척도 말이다. 그러한 약효를 재는 절대 척도를 대수
식으로 표현하면 다음과 같을 것이다.

약효 = (효력) × (효능)

이것은 마치 아인슈타인과 에디슨의 머리를 합쳐놓는 것 같은 일이
된다. 에디슨이 엄청난 땀과 시간을 들여 물리학에 도전해서 상대성이
론에 필적할 만한 성과와 업적을 내놓을 수 있는지를 한 가지 척도로 평
가하고 예측하는 것이다. 또 아인슈타인 박사가 연구실에서 뛰쳐나와
창고에서 개인 연구실을 차려놓고 사업체를 벌여가면서 어느 정도 세상
을 바꿀 만한 발명품을 만들 것인지를 에디슨의 업적과 비교하는 것이
된다.

이렇게 되면 에디슨과 아인슈타인 중에 누가 더 천재인가를 판가름하
는 절대적인 기준이 될 수 있을 것이다. 그러나 지금까지는 그러한 일은
가능하지 않다는 것이다. 왜냐하면 약의 효능과 효력은 물리적인 측면
에서 얘기하면 차원이 다른 변수에 속한다. 효능은 세기를 차원으로 하
고 효력은 크기를 차원으로 하는 변수라는 것이다. 따라서 서로 비교 대
상이 되지 못하는 것이다.

이밖에 다른 요인으로는 몸에 흡수가 잘되고 작은 용량으로도 충분
한 치료 효과를 낼 수 있는 약물이라 해도 사람에 따라서는 약효가 전
혀 없거나 매우 작은 경우라든지, 효과가 좋은 약도 어떤 사람에게는 부

작용이나 독성이 너무 커서 약효로 인한 이익을 상쇄해버리는 경우 등도 있다. 이른바 유전적 다양성Polymorphism이 작용하기 때문인데 이런 요인까지 포함하여 약효를 비교할 수 있는 척도는 여간 어려운 일이 아니다.

폐암의 특효약으로 알려진 이레사의 경우를 보자. 2000년대 초반 시판에 들어간 이레사는 모든 폐암에 잘 듣는 것이 아니다. 암세포가 덩어리를 이루는 고형암 중에서도 그 크기가 매우 큰 비소세포암, 그중에서도 암세포의 신호 전달을 담당하는 특정 효소의 작용에 이상이 생긴 암에 한해 치료제로 쓰여진다.

많은 부작용이 있어 사용 승인이 어려운 상태임에도 폐암 치료제가 별로 없는 상황에서 이 약에 잘 듣는 환자에 있어서는 매우 뛰어난 치료 효과를 보이기 때문에 임상 시험이 완전히 끝나기도 전에 신속 절차에 의해 조건부로 승인돼 전 세계적으로 사용되고 있다. 그렇지만 특정한 유전자 이상을 가진 환자의 경우에 한해 그 효능이 뛰어나지만 전반적으로는 부작용이 너무 커서 이 약의 효과에 대해 한마디로 정의할 수 없는 상태다.

결론적으로 우리가 먹는 약의 세계에도 아인슈타인의 머리로 무한한 상상력을 발휘, 전혀 새로운 이론을 만들어 지식사를 다시 쓰게 하면서 현실적으로는 신출귀몰하는 발명품으로 사업체를 이뤄 엄청난 돈을 벌어들이고도 아무런 단점이나 누구에게 피해도 주지 않는, 정말 완벽한 인간을 표준으로 삼는 이상적인 척도는 매우 어려워 보인다.

그렇다 해도 아인슈타인의 물리학적 상상력을 능가하는 수학자가 있어 약물의 효력과 효능 사이를 중개하는 매개인자를 모두 반영한 대수식을 만들지 못할 것은 없을 것이란 생각도 한편에선 든다. 효능과 효력이란 팩터가 분명하고 거기에 직간접 작용하는 매개변수를 모두 확인할수만 있다면, 그리고 슈퍼컴퓨터를 동원해 상대성이론에 들어간 정도를능가하는 수학적 능력을 발휘한다면 가능할지도 모를 일이라는 것이다.우주 공간에서 일어나는 빛을 포함한 행성이나 어떤 물질의 운동과 상태 변화를 아주 간단한 식으로 표현하는 것처럼 몸에서 일어나는 약리작용도 그럴 수 있지 않느냐는 것이다.

그렇지만 약물의 효과를 표현할 수 있는 공식과 척도가 나온다 해도현실적으로는 별 의미가 없을 것이란 생각이 든다. 너무 복잡해 실용적으로 쓸 수 없는 것이거나 너무나 많은 가정과 전제에서 나온 이론적인모형이어서 현실적으로 적용하는 데는 한계가 있을 수밖에 없는, 추정에 그칠 공산이 클 것이기 때문이다. 상대성이론의 결론 부분에 해당하는 일-에너지 함수 $E = mc^2$ 처럼 간단한 대수식으로 표현되기 어려울 것이란 얘기다.

그래서 현실적으로 약효를 재는 방법으로 통계학적인 방법이 주로 동원된다. 통계적 신뢰도가 잡히는 표준집단의 인체를 대상으로 실제로해당 약물을 투여해 나타나는 효과를 바탕으로 모집단에서 나타나게 될약효를 추정하는 방식으로 객관화하는 작업을 거치는 것이다. 이를 위해 임상 시험과 생물학적 동등성 시험 두 가지가 흔히 행해진다.

이 중 임상 시험은 신약이나 개량 신약에 대한 품목 허가를 받을 때반드시 거쳐야만 하는 절차인데 반해 생동성 시험은 신약이 나온 후 그와 똑같은 제형과 함량 용법 용량을 가지는 제네릭 약의 효과를 측정할때 거치는 절차로 그 기준은 대동소이하다. 이는 사람마다 차이가 날 수밖에 없는 약물의 효과를 여러 피험자를 대상으로 한 시험을 통해 통계적 검증을 거쳐 객관화하는 것이다. '세기'를 나타내는 효능과 '크기'를 나타내는 효력이란 물리량의 합으로 나타나는 약효를 측정할 수 있는 절대 척도가 불가능하기 때문에 빚어진 일이다.

약성

모형

우리는 일상생활에서 '싹수'란 말을 자주 쓴다. 어떤 일을 시작하는 단계에서 일의 성사를 놓고 성사가 될 만한지 아닌지를 가늠해서 하는 말이다. '싹수가 노랗다'느니 '싹수가 틀렸다'느니 주로 부정적인 의미로 쓰곤 한다. 요즘에 와서는 '안 될 놈은 뭘 해도 안 된다'느니 '될 놈은 따로 있다'느니 하는 말도 자주 들린다.

그러한 '싹수'가 약물에도 존재한다. 어떤 약을 두고 약성이 '있느니 없느니' '좋으니 별로니'라고 표현한다. 약물의 세계에서 그런 의미가 정착하게 된 것은 약물이 작용 타깃에 따라 어떤 공통적인 구조나 성질을 갖기 때문이다. 좀 더 정밀하게 표현하면 약이 되는 데 필수적이라 할 물리화학적 속성이나 그러한 속성을 나타내는 구조를 갖고 있다는 의미인 것이다.

"우리는 진리를 찾아내기 위해 모형을 사용하는가? 아니면 진리를 알아낸 다음, 이를 설명하기 위해 모형을 사용하는가?"

이에 대해 세계 과학소설계의 3대 거장으로 꼽히는 아서 클라크는 "창조적 사고는 어떤 문제가 생겼을 때 그에 대한 해답을 먼저 알아내고, 이를 설명하기 위해 모형을 선택한다"고 말한다. 세계적 물리학자 아인슈타인도 자신이 주장한 광자설을 세우고 입증하는 과정에서 자신이 광자가 돼 움직이는 상상을 했다고 한다. 이는 진리를 알아내고 접근하는 데 언어나 수학이란 도구를 통한 지식보다는 그러한 세계를 감각적으로 느끼고 직관적으로 알아내는 게 중요하다는 것을 보여주는 사례다.

아인슈타인은 또한 생전에 자신이 상상 속에서 느끼면서 깨달은 상대성원리를 설명하기 위해 대학 동창이자 수학자인 마르셀 그로스만의 도움을 받은 것으로 유명하다. 아인슈타인 같은 천재도 자신이 머릿속에서 알아낸 진리를 표현하기 위해 또 다른 수학 천재의 도움을 받아 겨우 상대성이론에 대한 수학적 해석을 완성했다는 것이 흥미롭다.

양자역학이 등장하기 시작하던 20세기 초반, 물리학자들은 원자 모형을 알아내는 데 온 힘을 쏟은 적이 있다. 그러한 모형을 구성하는 중요한 요소인 전자의 운동을 두고 당시 어떤 학자는 피아노 건반이나 바이올린의 줄을 떠올렸다.

특정 위치에 있는 건반이 내는 소리의 주파수의 크기와 원자의 특정 궤도에 있는 전자가 갖는 위치에너지는 어떤 상관관계를 가진 것으로 상상한 것이다. 실제로 프랑스 출신 물리학자이자 아마추어 바이올리니스트이기도 한 루이 드 브로이는 양자화된 전자특정 에너지 준위만을 갖는 입자로 구성된 원자를 하나의 작은 현악기로 간주했다. 그 같은 상상 속에서 하나의 입자인 전자가 현악기의 줄처럼 진동운동을 반복하면서 일정한 파동을 갖는 이중적 존재라는 사실을 수학적 모형을 세워 설명했다.

그 유명한 드 브로이 공식에서 전자가 존재하는 궤도의 위치에너지는 특정 함수의 정수 뱃값을 갖는다는 모형을 제시, 물리학의 역사를 아날로그에서 디지털의 시대로 바꾸는 혁신을 만들었다. 이는 어떤 진실을 알아낸 후에 거기에 맞는 모형이 구성되는 것을 보여준 사례다.

그러한 드 브로이 공식은 나중에 실제 실험실에서 증명되면서 자기 공명 분광학Magnetic Resonance Spectrometry이란 새로운 학문의 세계가 열렸다. 이는 다시 원자의 핵과 전자 사이에 특정 파동또는 주파수에 한해 가지게 되는 공명 현상을 이용한 MRI자기공명영상와 같은, 오늘날 없어서는 안 될 초정밀 의료 진단 기기로 발전되었다. 이는 전자의 움직임을 음악의 음표나 피아노 건반으로 상상한 데서 나온 위대한 사고의 결실인 것이다.

생각 도구

루트번스타인 교수 부부는 한때 세계적 베스트셀러 반열에 올린 공동 저서《생각의 탄생》에서 역사를 바꾼 창조적 사고의 탄생 과정에 관한 연구 결과를 발표했다. 그들은 저서에서 역사를 바꾼 창조를 낳은 구체적 사례를 들며 그 과정에는 모두 13가지에 이르는 유형의 '생각 도구'가 작용했다고 분석했다. 관찰과 형상화, 추상화, 패턴 인식, 패턴 형성, 유추, 몸으로 생각하기, 감정이입, 차원적 사고, 모형 만들기, 놀이, 변형, 통합 등의 생각 도구가 작용해서 위대한 창조적 생각이 나온다는 것이다.

그들은 일례로 물리학의 화두였던 전자궤도에 적용되는 운동 법칙을 해석하는 문제와 관련, '유추'라는 생각 도구에서 나온 것이라고 설명했다. 궤도를 따라 움직이는 전자의 운동 법칙은 마치 태양을 중심으로 지구를 비롯, 수성 금성 화성 등 8개 행성이 움직이는 만유인력의 법칙과도 일정 부분 유사성을 갖는다는 점에서 설득력을 갖는다.

만유인력의 법칙이 원자의 핵과 그 주위 궤도를 도는 전자 사이에도 성립할 수 있다고 유추한 것이 물리학의 관심을 우주와 행성 같은 거대한 구조체에서 원자 이하의 소립자의 세상으로 일거에 바꾸게 된 것이다. 이는 우주 행성의 운동 법칙과 소립자의 운동 법칙을 통합하는 양자역학이 태동하게 된 계기이기도 하다.

태양계의 중심으로부터 일정한 거리를 두고 움직이는 소우주는 아무런 이유 없이 설정된 궤도를 움직이는 게 아니라 특정 함수로 표현되는 함수의 정수 배의 거리를 두고 움직이는 것처럼 전자궤도도 그러한 함수로 설명될 수 있다는 것이다. 자연 속에 숨겨진 법칙은 아무렇게나 작동되는 카오스 상태가 아닌 것이다.

이 책의 저자는 창조성에 관해 '무엇을 끄집어 낼 것인가'의 문제가 아니라 '어떻게 끄집어 낼 것인가'의 문제라는 점을 강조한다. 상상 속에서 느낀 내용을 창조적 방식으로 설명하는가가 관건이라는 얘기다. 언어와 수학 공식, 음표, 형식논리학 같은 표현 형식은 그다음 문제라는 것이다.

창조적 사고는 따라서 '음악을 눈으로 본다'거나 '그림을 귀로 듣는' 식의 전혀 새로운 방식을 가진 도구를 사용한다. 창조적 생각은 기존의 방식과는 전혀 다른 방식으로 새로운 통합을 만들어낸다는 것이 각각 생리학자와 사학자의 길을 걸어온 루트번스타인 부부의 결론이다.

개 발 도 구

신약을 찾아내거나 만들어가는 작업도 때로는 그러한 전혀 새로운 방식의 도구를 필요로 한다. 눈에 보이지 않는 세포 단위나 단백질의 기본 구조인 펩타이드 정도의 단위에서 일어나는 변화와 구조 등을 상상력을 통해 찾아가는 것이다. 어떤 약물은 수용체나 타깃에 결합하는 과정에서 그 구조와 형태가 변형되면서 약리작용을 하기도 하고, 열쇠에 맞는 자물쇠처럼 결합만으로도 고유의 효과를 내기도 한다.

그러한 과정을 찾아내 이를 과학적 증거를 들이대며 설명해야 하는데, 문제는 생체 실험을 거쳐야 하는 한계를 갖고 있어 순간적이고 변화가 많은 메커니즘을 전체적으로 설명하는 데는 많은 제약과 한계가 있을 수밖에 없다. 그러한 틈과 한계를 메우는 데는 어쩔 수 없이 많은 상상과 창조적 사고가 필요할 수밖에 없다.

그렇다고 아무런 기초 지식 없이도 그러한 창조적 사고가 가능할까? 신약을 만드는 작업이 각고의 노력은 물론, 때로는 놀라울 만한 상상력과 창조적 사고가 필요한 것만은 사실이지만 아무런 사전 검토 없이 신약 개발에 나서는 건 지도나 나침반 없이 망망대해로 나서는 것이나 다름없다.

따라서 사전에 스크리닝을 통해 후보 약물에 대한 점검을 거친 후, 그중에서 가능성이 높은 약물 순으로 임상 시험과 같은 생체 시험에 나서는 게 순리다. 물론 약물의 효과에 대한 검토를 위해서는 약물의 기본적인 구조와 형태에 대한 이해가 반드시 필요하다. 앞서 말한 대로 약물이 될 만한 물질은 그 구조가 다르기 때문에 우선 그러한 기본 구조와 그 작용 기전에 대한 확실한 이해가 필요하다는 것이다.

어떤 동일한 효과를 가지는 약물은 대부분 공통적인 성질이나 구조를 갖는데 그러한 공통 구조를 약물학에서는 약리단Pharmacophore이라고 한다. 그러한 공통 구조는 약물이 작용하게 될 대상이 되는 성분이나 수용체 같은 입장에서 볼 때 자신과 짝이 될 만한 구조를 일단 가져야만 하기 때문에 생겨난 것이다. 특징적인 공통 구조를 빨리 파악해야만 신약개발이 수월할 텐데 그러한 구조를 알아내는 데 엄청난 노력과 집중력 그리고 창조적 능력이 필요하다.

예를 들어 염증과 면역 반응에 관여하는 것으로 알려진 히스타민이란 신경 물질이 있다. 말초혈관을 확장시키고 평활근을 수축시켜 기도 폐쇄 위험성을 갖고 있기도 하다. 이미다졸이란 탄소 고리에 아민기가 2개의 탄소로 이어져 붙어 있는 구조를 하고 있다. 이러한 히스타민의 구조가 확인 된 후에 히스타민 분비를 억제하는 작용을 목적으로 많은 항히스타민제가 만들어졌다. 주로 클로르페닐라민 세티리진 같은 콧물 감기약과 알레르기 약이 그것이다.

이들 약은 히스타민이 갖는 '이미다졸-C 탄소-C-N 질소'와 비슷하지만 전혀 다른 구조를 곁가지로 갖고 있어 히스타민과는 길항적으로 작용한다. 그러한 비슷하지만 다른 곁가지를 가진 구조가 히스타민의 수용체를 구성하는 아미노산의 특정 부위에 걸쳐 일부 느슨하게 결합하면서 결과적으로는 히스타민과 수용체의 결합을 방해하기 때문에 항히스타민제가 되는 것이다. 히스타민의 특정한 기능과 목적을 저해하는 적은 다름 아닌 히스타민 자신과 비슷한 구조를 가지는 것이다.

그러한 일은 일상사나 과거 경험이 축적된 역사에서도 일어난다. 요즘 같은 정치 시대에 좌파 간의 이념 투쟁은 좌우 대립과 비슷한 수준이거나 어떤 경우에는 훨씬 능가하기도 한다. 과거 러시아의 볼셰비키 혁명사를 봐도 그렇다. 레닌이 '피의 일요일'을 통해 정권을 잡기가 무섭게 혁명 동지인 트로츠키 제거에 나섰다.

한국에서 태동했다 할 만한 사회철학적 이념인 NL민족해방 노선과 PD민중민주주의 간 논쟁과 이후 정치적 행보를 봐도 그런 생각이 든다. 서로 비슷한 것 같지만 작은 차이가 실제 현실에서는 절대 타협할 수 없는 노선 투쟁을 불러 서로 견제와 반목을 일삼게 되는 원인이 된다. 그러한 경향은 우파에서도 마찬가지다. 노선의 선명 경쟁을 두고 역사에는 항상 강경파와 상대적 온건파가 끝없는 쟁투를 벌인다. 그들 사이의 노선이나 배경을 원격의 관점에서 바라보면 비슷한 점이 훨씬 많은데도 말이다.

신경안정제나 간질 약, 그리고 진통제, 마취제 등에도 어느 정도는 공통의 구조를 가지는 약리단이 존재한다. 도파민 수용체에 작용하는 'N질소-C-C-C-N신경안정제, 클로르프로마진' 구조나 '방향족탄소 고리환-C-C-N모르핀' 등의 공통 구조가 그중 한 예다. 저마다 작용하는 수용체의 아미노산 서열 구조와 모종의 관계가 있기 때문이다. 대개는 수소 결합이나 분자 간 인력에 해당하는 반 데르 바알스 결합에 의해 약물의 구성 원자와 일단의 화학적 반응기가 아미노산으로 구성되는 수용체의 입체 구조에 맞춰 잘 끼어 들어가 결합을 이룸으로써 약리작용을 나타내게 되는 것이다.

아돌프 클라우스라는 독일의 유기화학자는 꿈속에서 벤젠고리의 화학적 구조를 알아낸 것으로 유명하다. 뱀 여섯 마리가 저마다 꼬리를 물고 꿈틀대는 꿈을 꾸었는데 향기를 뿜어대는 유기화합물의 공통 구조를 가진 기본형으로 벤젠의 구조를 밝혀냈다.

유전학 분야의 노벨상 수상자인 바버라 매클린턱은 옥수수의 유전자를 연구하던 중 자신의 몸이 옥수수의 염색체로 느껴졌다고 한다. 자신이 곧 옥수수가 돼 눈에 보이지도 않는 염색체가 세대 간에 전해지는 과정을 기존의 언어나 수식으로 표현할 수 없는 경로를 통해 답을 알아냈다고 술회한다.

인간의 줄기세포 연구 과정에서도 부와 모 양쪽에서 하나씩 건네받은 상동염색체쌍이 수정 이후 하나의 개체로 표현되는 발생 과정에서 각각의 유전자가 세포분열을 통해 배엽을 형성하며 어떻게 발현되는가는 아직도 밝혀지지 않은 미지의 오묘한 세계로 남아 있다. 그만큼 그 과정을 밝혀내고 이해하는 게 눈에 보이는 현상이나 논리적 추론만으로는 그 진실을 알아내기 어렵기 때문이다.

현대 과학은 생체 내에서 작동하는 막수용체의 구조를 사진처럼 영상화하는 단계에 진입한 상태다. 따라서 과거의 신약 개발에서 많이 의존해온 입체적 상상력과 직관력은 별로 필요로 하지도 않고 실제 연구 현장에서 작동되지는 않는다. 하지만 그러한 기술이 없던 시절에도 몸 안의 작은 세포, 예를 들어 위벽에 존재하는 히스타민수용체H2의 존재 여부와 그 구조, 그리고 아직 뇌과학이 전모를 밝혀내지 못하는 도파민 수용체 같은, 그 작용 기전과 구조 등을 완전히 파악하지 못한 타깃에 대해서도 그러한 구조에 맞는 짝이 되는 약을 개발해냈다. 실로 인간의 상상력과 직관이 갖는 놀라운 창조력에 혀를 내두르지 않을 수 없다.

결론적으로 미지의 세계를 알아내는 데 언어와 수식 같은 형식이나 공식과 같은 모형이 때로는 필요하긴 하지만 그것만으로는 필요 충분하지 않다. 특히 지금까지 개발된 케미컬 드럭에서는 약리단을 찾아 거기에 맞는 입체적 구조를 갖는 모형의 신약을 만드는 게 중요했지만 이제 그러한 신약 개발 실적은 크게 줄어든 상태나. 또 지구 상에 존재 가능한 신물질은 그 물리화학적 속성이 거의 파악이 된 상태여서 전에 없던 신물질 의약품은 거의 나오지 않고 있다. 새로운 항생제 개발이 수십 년째 거의 중단된 게 그러한 사례에 해당한다.

따라서 생물학적 단계의 의약품 개발에는 지금까지와는 전혀 다른 차원의 창조적 사고를 필요로 한다. 인체 안에서 벌어지는 수많은 대사와 세포 단위나 단백질 단위에의 변화 과정에서 벌어지는 다양한 생리 물질의 변화 등을 추적해 거기에 맞는 약물을 찾아내야만 하는 시대인 것이다. 그렇다 해도 뜨거운 열정과 집중력, 포기를 모르는 끈질긴 노력과 같은, 과거의 신약 개발사를 이끌어온 정신은 21세기 신의약품 개발 시대에도 반드시 필요한 창조적 도구인 것만은 분명하다 할 것이다.

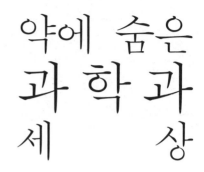

약에 숨은
과학과
세   상

3

편

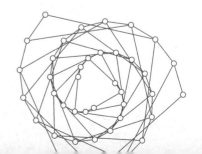

원시시대부터 내려온 샤먼적 주술 신앙에 가까운
민간요법으로 특히 정신이 미약해 광적 상태에
이른 환자에게는 유황이 수은과 함께 진정 효과를
나타내거나 몸에 들어온 사기를 쫓아내는 효과를
가진 것으로 믿었던 것으로 추정된다.

아질산은 우리 몸에 들어오면 몸을 구성하는 단백질
펩타이드의 아민기와 같은 유기아민과 반응해
니트로소아민이라는 발암물질을 생성한다.

니트로소아민은 유전자 복제 시 돌연변이를
일으키는 원인이 되기도 한다. 특히 산성 상태에서는
니트로소아민이 더욱 잘 생겨나 강산에 해당하는
위산이 나오는 위장에는 치명적인 발암물질로
밝혀져 있다.

모든 약은 독이라고 말한다. 약을 많이 먹으면
내성이 생겨나 효과는 점점 떨어지고, 나중에 같은
질병에 걸려도 약을 더 많이 먹어야만 해 약은 몸
안에 해악을 가져오는 것이란 인식이 깔려 있기
때문이다.

약, 너는 누구냐

유황불의 메타포

> 롯이 소알에 들어갈 때에 해가 돋았더라. 여호와께서 하늘, 곧 여호와께로부터 유황과 불을 비같이 소돔과 고모라에 내리사 그 성들과 온 들과 성에 거하는 모든 백성과 땅에 난 것을 다 엎어 멸하셨더라. 롯의 아내는 뒤를 돌아보았으므로 소금기둥이 되었더라.
>
> — 창세기 19:23~25

성서의 창세기에 나오는 유황불 심판 장면이다. 인류 역사상 유황이 인간의 죄업을 단죄하고 심판하는 수단으로 등장한 첫 장면이다. 오늘날 온천하면 떠오르는 유황은 이처럼 공포와 파괴, 혼돈의 이미지로 역사에 기록됐다. 인류 문명의 4대 발상지 중 하나로 꼽히는 중동과 메스포타미아 유역을 둘러싸고 오늘날에 이르기까지 3000년 넘게 험난한 역사를 이어가고 있는 유대 민족의 역사 기록을 담은 성서에는 유황불이 지옥불로 각인되어 있다. 여기서 유황불은 소돔과 고모라에서 야훼를 배신하고 온갖 타락과 주색에 빠져든 악인들을 지옥형에 처하는 지옥불의 의미를 갖는다.

성서에는 이러한 단죄의 순간이 야훼에 순종하는 아브라함의 증언으로도 확실하게 남아 있다. 성경에 따르면 아브라함은 소돔과 고모라의 처참한 불의 심판을 사해의 서쪽에서 지켜보며 '소돔과 고모라와 그 온 들Whole valley을 향하여 눈을 들어 연기가 옹기점 연기같이 치밀음을 보았더라창세기 19:28'고 전하고 있다.

여기서 '연기같이 치밀어 올랐다'는 점에서 유황이 땅속에서 솟아오르며 불탔음을 추정케 하며, 땅속에서 유황이 솟아올랐다는 것은 지진 같은 상황이 벌어져 땅이 거대한 뒤틀림 압력을 받아 갈라지면서 그 속에서 유황과 메탄 같은 가스가 점화하면서 유황불을 만들었을 것임을 뒷받침한다. 이러한 유황이 들어 있는 산성비가 오늘날에는 일상화된 지가 오래다. 도시 지역에만 내리던 게 요즘에는 농촌에 내리는 비도 산도pH, 수소이온농도가 5에 가까운 산성비가 되었다.

요즘 세상이 이렇게 돼버린 건 지구가 생긴 이래 수십억 년 간 저장해 놓은 태양에너지, 식물이 탄소동화작용을 통해 축적하고 그것을 동물이 먹어 만든 유기체의 총량인 석탄과 원유를 불과 몇 백 년에 걸쳐 엄청난 속도로 빼내 쓴 자연 파괴의 결과다. 대부분 자동차나 공장의 매연을 발생시키는 내연기관에 쓰이는 화석연료가 그 주범이다. 그중에서도 특히 황을 핵으로 하는 이산화황 같은 성분이 문제다. 유황은 원래 계란 썩는 것 같은 냄새가 나는 물질이다. 산성비에서 느끼는 알싸한 맛은 바로 유황, 황Sulphur 성분에서 온 것이다.

산업화 이전 시대에 자연상태에서 내리는 비는 산도가 6.5~7.5 범위로 중성을 유지해왔다. 그래야만 지구 상의 대부분의 생물체가 살아가는 데 필요한 대사 과정을 무리없이 진행할 수 있다. 땅속이나 바닷속 같은 특수한 환경에 사는 극히 일부의 세균이나 곰팡이 또는 원생생물이 질소나 유황, 나트륨 같은 염분 등을 에너지원으로 삼는 경우가 있지만 대부분의 생물은 중성의 환경에서야 세포막이 터지지 않고 생명을 이어갈 수 있는 것이다.

보통 강물에 사는 물고기는 산도가 5.5에 이르면 강을 떠나 다른 곳으로 이동하기 시작하고, 한발 더 나아가 산도 5 이하가 되면 대부분의 물고기가 영속적인 삶을 살아갈 수 없다고 한다. 유황을 주성분으로 하는 산성비가 바로 '현대판 유황불'이라고 할 수 있는 이유가 이 때문이다. 공기 중에 섞여 있던 이산화황이 자외선과 오존에 의해 한번 산화되면 아황산이 되고, 아황산이 빗물과 만나면 황산이 돼 강한 산성비를 만드는 것이다.

그렇다면 유황은 인간에게 해로운 성질만을 갖고 있는 것일까. 그렇지가 않다는 데서 문제가 복잡해진다. 시중에서 흔히 접할 수 있는 '유황 오리'가 그 증거다. 유황이 해로운 성질을 가졌다면 그러한 유황을 먹고 자란 오리 또한 독성이 만만치 않을 것이기 때문이다. 또 유황 온천이 피부병이나 위장병을 낫게 하는 특효를 가진 것으로 알려진 것도 또 다른 반증이 된다. 오히려 유황은 동서양을 막론하고 오래전부터 약리적 질병 치료의 역사를 갖는다.

요즘에도 아마존 지역이나 아프리카의 원시 부족이 사는 마을에 가면 환자에게 약초와 함께 수은이나 유황 같은 물질의 독한 연기를 쐬게 하거나, 환부에 바르거나, 심지어 먹게 하기도 해 환자를 치료하는 장면을 간혹 보게 된다. 이는 유황이 오래전부터 주술과 같은 힘을 발휘해 질병을 낮게 하는 약으로 쓰인 역사를 보여주는 증거다.

한민족의 심리적 원형을 상징하는 단군신화에도 쑥과 함께 유황과 연관이 깊은 마늘이 등장한다. 곰이 동굴에 들어가 100일 동안 마늘 20매梅를 먹으며 참아내 웅녀가 되어 단군을 낳았다. 그중에 마늘에 들어 있는 주요 약리 성분이 바로 황이다. 여기서 마늘은 쑥과 더불어 몸을 변화시키는 효험을 가진 고유의 민속 약재를 상징한다.

이 같은 치료적 힘은 유황이 산화력과 환원력을 동시에 갖고 있다는 것과 연관이 깊다. 치료사는 유황 연기에 몽롱해진 환자에게 그 효능을 알 수 없어 매우 신비로운 약초를 먹이거나 유황을 직접 몸에 발라줌으로써 어떤 상호작용을 통해 환자를 안정시키고 병을 낮게 하려는 목적으로 사용한다. 원시시대부터 내려온 샤먼적 주술 신앙에 가까운 민간 요법으로 특히 정신이 미약해 광적 상태에 이른 환자에게는 유황이 수은과 함께 진정 효과를 나타내거나 몸에 들어온 사기邪氣를 쫓아내는 효과를 가진 것으로 믿었던 것으로 추정된다.

아질산, 약이야 독이야

유황이나 이산화황 같은 황산화물과 비슷한 속성을 가져 산성비의 또 다른 원인 물질로 지목되는 물질로 아질산이 있다. 우리가 흔히 접하는 햄이나 소시지 등 주로 식육 제품의 보존 및 발색제로 많이 쓰이는 아질산나트륨이라는 방부 발색제의 주성분이다. 아질산나트륨은 특히 위산과 만나면 니트로소아민이라는 발암물질을 만드는 위험한 독극물에 속한다. 하지만 그 농도를 희석해 식품의 보존제로 많이 쓴다. 고기류의 색깔을 신선하게 보이도록 하는 발색 효과에다 세균 증식을 억제하는 효과도 갖고 있어 가공 식품에 애용된다.

아질산은 우리 몸에 들어오면 몸을 구성하는 단백질 펩타이드의 아민기와 같은 유기아민과 반응해 니트로소아민이라는 발암물질을 생성한다. 이어 니트로소아민은 유전자 복제 시 돌연변이를 일으키는 원인이 되기도 한다. 특히 산성 상태에서는 니트로소아민이 더욱 잘 생겨나 강산에 해당하는 위산이 나오는 위장에는 치명적인 발암물질로 밝혀져 있다.

니트로소아민은 특히 아질산보다 더 불안정해 화학적 반응성이 훨씬 크기 때문에 세포 대사를 조절하는 여러 효소나 단백질은 물론 세포핵의 DNA에 실려 있는 유전자에까지 달라붙어 돌연변이를 가져와 결국에는 암세포를 만들거나 암세포가 생길 수 있는 환경을 조성하는 것으로 알려져 있다. 아질산이온NO_2^-은 또한 산성의 용액 상태에서 산소 원자 1개가 더 떨어져나가 산화질소NO로 환원될 수 있다.

바로 이렇게 만들어진 산화질소 가스는 뛰어난 혈관 확장 능력을 갖는다는 기전이 20세기 말에야 밝혀져 심근경색 환자의 생명을 살리는 데 쓰이고 있다. 산화질소는 우리 몸을 구성하는 아르기닌이라는 아미노산으로부터 만들어지며 신체 내 세포 반응을 촉발시키는 에너지가 되는 GTP구아닌삼인산을 자극해 인산이온 한 분자PO_4^-가 떨어지면서 칼슘과의 길항작용을 통해 혈관 내피 근육을 이완시켜 결과적으로 혈관을 확장하는 작용을 하는 것으로 밝혀졌다.

이러한 산화질소의 작용으로 혈관이 확장되면 혈류가 증가해 면역 기능 향상과 함께 염증 반응을 억제하는 힘이 커지게 된다. 또 GTP가 GDP구아닌이인산 등으로 변하는 과정에서 근육섬유막에서 칼슘의 흡수 이동을 억제하는 결과를 초래해 경축된 근육을 이완시키는 작용도 하게 된다. 아질산이 갖는 이런 능력을 잘 살리면 심근경색 환자나 천식으로 인한 기도 폐색의 위기에 처한 환자의 경각에 달린 목숨을 살릴 수 있다.

또 중장년의 잃어버린 성적 발기력을 되찾아주는 데도 탁월해 생활의 활력을 되찾게 해 삶의 질QOL을 개선해주는 데도 딱이다. 지난 20년 가까이 세계 발기부전 치료제 시장을 석권해오다 얼마 전에야 특허가 풀려 국내 제약사들이 너도나도 제네릭 제품을 출시한 발기부전 치료제가 바로 이러한 산화질소의 효능을 이용한 로또급 블록버스터 해피드럭 중하나다.

이밖에도 산화질소는 백혈구와 대식세포 같은 면역 세포의 활동을 자극해 면역력을 크게 개선시키기도 하고, 그 파생 효과로 주로 호흡기와 소화기 계통의 면역항체로 작용하는 이뮤노글로블린주로 IgA를 활성화시키기도 하고, 감기 같은 면역성 질환에 잘 걸리지 않게 하며, 인슐린 분비도 촉진시켜 당뇨 환자에게도 매우 좋은 치료 효과를 갖는 등 유익한 능력을 가진 내분비 물질로 요즘 밝혀져 있다.

이쯤 되면 우리는 아질산의 정체성을 놓고 도무지 알 수 없는 아노미 상황에 빠지게 된다. 앞서 말한 이산화황과 함께 산성비를 만드는 공범으로 지목받아온 아질산에 대해 한쪽에선 암을 유발하는 1급 물질로 지목해 절대로 섭생해서는 안 될 물질이라고 윽박대고 있는 동안 다른 한쪽에서는 만병통치약 같은 효과를 가진 것으로 다가오니 그럴 수밖에 없다. 한쪽에선 독이라고 하는 동일 물질을 놓고 한쪽에선 생명을 살리는 데 없어서는 안 될 명약이라 하니 그 정체를 도무지 알 수 없다는 것이다.

선택의 기로

그렇다면 우리는 어떤 선택을 해야 할 것인가? 암에 걸리지 않을 자신이 있으면 발암성에 신경쓰지 말고 아질산이 들어간 식품을 가까이 해도 되고, 그렇지 못하면 멀리하면 되는 것인가? 삶을 살아가는 데 있어 방부제 하나 놓고도 이럴 수도 저럴 수도 없는 선택을 강요받아야 하는 피로한 경계가 인생이 아닌가 하는 생각이 저절로 들게 된다. 이쪽으로 떨어지면 지옥이고 저쪽으로 떨어지면 천당이 되는 줄타기 인생인가 하는 것이다. 도대체 어떤 선택을 하며 살아야 지옥을 면할 수 있단 말인가?

　누구에게나 맞는 결론은 없다. 자신이 협심증 환자라면 암으로 죽기보다는 심근경색이 더 중요한 선택 요인이기에 아질산도 약으로 받아들일 수도 있다. 독도 어떤 이에게는 약이 되는 것이다. 반면에 튼튼한 심장과 활기찬 정력을 가진 소유자라면 세포 독성을 가진 아질산나트륨을 멀리해야 할 것이다. 또 넘쳐나는 정력을 더욱 강화하기 위해 발기부전약 같은 약을 찾을 필요도 없을 것이다. 유황이나 아질산도 그런 선택의 문제가 아닌가 싶다.

유황의 변신

동양의학에선 신선이 되는 명약 중의 명약으로 꼽히는 금단金丹의 주원료로 꼽힐 정도로 유황은 약으로 친다. 비록 서양에선 성경에 10회 이상 등장하는 유황불 이미지가 강해 지옥을 연상하기는 하지만 현대에 들어와 개발된 많은 신약은 유황을 포함하고 있다. 유황이란 원소가 세 번째 전자 껍질을 갖고 있는데 거기로 많은 물질과 폭넓은 반응성을 가져 독성을 가지기도 하지만 반대로 다른 독성 물질을 해독하는 능력이 월등하기 때문에 많이 활용된다. 유황의 주성분인 황이 다른 성분과 결합해 어떤 새로운 화합물을 만드느냐에 따라 질병을 치료하는 약으로 쓰이는 일이 많은데, 이는 황이 갖고 있는 반응성을 잘 살려낸 데서 온 것이란 얘기다.

이러한 반응성을 살려 만든 약으로는 신경안정제의 1세대 약으로 알려진 페노사이아진이 있고, 당뇨 약으로는 톨부타마이드가 있다. 톨부타마이드는 특히 인슐린을 분비하는 췌장의 베타 세포를 자극해 인슐린 분비를 늘려 혈당을 떨어뜨리는 당뇨 약 개발 역사에 서막을 연 설포닐우레아계su의 원조급 약이다.

항생제로는 세팔로스포린 같은 약이 유황의 광범위한 반응성을 이용한 약물이다. 바로 세파계 항생제라는 말을 낳게 한 장본인이다. 또 원래는 곰팡이균이 만드는 물질인데 플레밍 박사가 발견해 유명한 페니실린도 유황을 갖고 있다. 우리가 회나 고기를 구워 먹을 때 마늘이나 겨자 같은 알싸한 맛을 가진 양념 채소들과 함께 먹는 게 이런 유황이 갖고 있는 살균 능력과 관계가 있다. 유황을 가진 물질이 세균의 세포막을 구성하는 당단백질 같은 물질과 잘 결합해 세균의 활동을 억제하거나 죽이는 작용을 하는 것이다.

또 피부 미용에 있어서도 단백질의 일종인 콜라겐이나 케라틴 같은 구조를 유지하는 데 유황이 없어서는 안 될 능력을 갖고 있어 유황 온천 목욕이 옛날부터 선호돼온 것으로 보여진다. 이밖에도 우리 몸에 필요한 20종류의 아미노산 중에 메치오닌이나 시스테인 같은 유황을 가진 아미노산이 항암제 같은 약의 반응성을 올려주는 역할을 하는 것도 잘 알려진 사실이다.

약물 자체를 처음 개발할 때부터 이들 유황 아미노산에 포함된 유황 성분의 친핵성 반응을 이용하기 위해 거기에 잘 달라붙는 인산 같은 구조를 붙여 약물이 암세포의 아미노산에 포함된 유황과 잘 결합해 암세포를 죽이도록 하는 것이다. 내 몸 세포를 구성하는 단백질의 유황과 약물 중에 갖고 있는 인산이 서로 반응을 잘하는 성질을 이용해 암세포가 갖는 특정 아미노산에 결합해 암세포 활동을 막는 독작용을 하는 것이다.

독이냐, 약이냐

모든 약은 독이라고 말한다. 약을 많이 먹으면 내성이 생겨나 효과는 점점 떨어지고, 나중에 같은 질병에 걸려도 약을 더 많이 먹어야만 해 약은 몸 안에 해악을 가져오는 것이란 인식이 깔려 있기 때문이다. 약은 일시적인 고통을 없애주는 데 도움이 되기도 하지만 결국에는 유황불 같은 더 큰 고통을 가져온다는 함의도 담겨 있다. 그런 의미에서 본다면 우리가 섭취하는 모든 물질은 독이 될 수 있다.

또 흔히 하는 말 중에 '좋은 약도 잘못 쓰면 독이 된다'는 말도 있다. 아무리 좋은 효능을 가진 약이라도 때와 환자의 상태를 감안하지 않고 쓴다면 약을 약으로 받아들여 삭이지 못해 결국엔 건강을 해치는 독이 되고 만다. 우리가 매일 먹는 음식도 편식이나 과식을 하게 되면 그 음식에 들어 있는 좋은 성분이 아무리 많아도 다른 필수 요소가 부족하거나 필요 없는 특정 성분이 너무 많아져 몸 안에 쌓여 결국엔 독이 되고 만다는 의미도 담고 있다. 음식도 그럴진대 강한 약리작용을 가진 약이라면 얼마든지 치명적인 독이 될 수 있다는 것이다. 마찬가지로 독이 약이 될 수도 있다.

독 같은 약

수년 전 인기리에 방영된 법의학 드라마에 복어 독테트로도톡신이 등장한 적 있다. 〈싸인〉이란 TV드라마에서다. 드라마 사상 최초로 독극물을 주제로 한 의과학 수사의 영역을 본격적으로 다룬 드라마라는 점에서 〈싸인〉은 많은 관심을 모았다. 드라마에서 정차영이란 인물은 무자비한 싸이코패스적 기질이 다분한 재벌 2세다. 아버지와 함께 회사를 키워온 창업 공신을 비롯해 자신의 아성에 도전하거나 걸림돌이 되는 임직원 5명을 직접 독살한다. 그런 그가 주인공을 마지막으로 독살하려다 자신이 깔아놓은 덫에 걸려 독배를 마시고 죽는다.

여기서 등장하는 독이 복어 독이다. 복어 독은 냄새가 없는 데다 마신 후 곧바로 나타날 수 있는 구토 같은 부작용도 없어 차마 독성을 느끼지 못하고 순식간에 사망한다. 독살에 안성맞춤인 극약이다. 치사량LD_{50}:실험용 쥐 100마리 중 50마리를 죽게 하는 양도 0.01밀리그램/kg에 불과하다. 동물이 만든 독극물 중에선 남아메리카 콜럼비아에 주로 서식하는 독화살 개구리의 피부에서 뽑아낸 바트라코톡신LD_{50} 0.002밀리그램/kg에 이어 두 번째로 강한 독으로 알려져 있다.

주로 골격근을 움직이는 신경세포의 나트륨이온 통로를 차단해 신경 뉴런을 타고 어떠한 활동전위가 발생하지 않게 돼 근육이 그대로 마비된다. 주로 손발이 저리고 마비되며 일정량을 넘어가면 호흡근도 마비돼 숨을 쉴 수 없게 되는 무서운 독이다. 그러나 이런 독극물도 약이 될 수 있다. 그 구조를 조금만 바꿔주고 세포 내 흡수 속도나 농도를 조절해 특정 부위의 병소病巢에 집중시킬 수만 있다면 좋은 약이 될 수도 있다.

복어 독이나 독화살 개구리 독은 현재 진통제나 파킨슨병 치료제와 항암제로 이미 개발 중이다. 이들 독성분의 구조를 알아내 그중에서 약리작용을 나타내는 특성을 살린 물질 중에서 약효가 가장 뛰어나고 안전한 물질을 골라 약으로 쓰기 위한 것이다. 마찬가지로 청산가리로 유명한 시안CN^- 독도 암세포를 죽이는 항암제로 각광을 받고 있다. 원래 시안 독은 우리 몸의 면역 기전에서 세포독성을 가진 T세포라는 림프구가 바이러스나 세균 같은 병인성 외부 미생물을 죽일 때 사용하는 독이다.

이런 시안 독을 이용하기 위해 식물이 만들어내는 아미그달린이란 배당체가 사용된다. 아미그달린이 몸 안에 들어가 암세포가 만들어내는 효소에 의해 시안화수소H^+CN^-, 청산으로 분해되면 암세포의 세포막에 달라붙은 후 청산 독이 암세포를 죽이는 독작용을 하는 것으로 알려져 전 세계적으로 많은 유사 물질이 임상 시험 중이다. 이 배당체는 중남미 지역에서 주로 서식하는 선인장이나 살구 복숭아 앵두 같은 일부 과일의 씨앗 등에 많이 들어 있는 천연 항암제인 것이다.

암세포의 특정 단백질을 분해하는 능력을 가진 효소 등의 물질이나 혈액 속에 녹아 자유스럽게 이동할 수 있는 계면활성 물질에 시안 독을 붙여 환자의 몸에 투여하면 효소나 계면활성제가 암세포를 찾아가는 캐리어 역할을 하고, 암세포 주변에 다가간 후엔 시안 독이 떨어져 나와 암세포의 세포막을 녹이는 역할을 하게 되는 콘셉트를 가진 약이 요즘 연구 중인 항암제다.

이처럼 약과 독은 애초부터 다른 게 아니다. 매일 먹는 밥도 많이 먹게 되면 소화 분해가 잘 안 돼 부패되면서 위장관에서 암모니아나 일산화탄소 같은 독소를 내품어 인체에 해를 끼치는 것처럼 약도 그런 것이다. 얼마만큼의 용량을 어떤 조건에서, 누구에게 사용할 것인가 하는 것이 약과 독을 구분 짓는 잣대다. 스위스 출신 파라셀수스라는 의화학자는 약과 독의 이런 속성을 두고 "독성이 없는 물질은 존재하지 않는다. 용량만이 약과 독을 결정한다"고 정의했다. 몸에 좋은 약이라도 과다하게 사용한다면 독이 되지 않을 약은 없다는 것이다.

약 같은 독

요즘 피부과나 성형외과에서 널리 쓰이는 약 중에 보톡스 주사가 있다. 주름을 순식간에 없애줘 팽팽한 얼굴을 되찾아주는 마법(?)을 부리는 약으로 각광을 받고 있다. 이 보톡스 주사의 주성분은 'Clostridium botulinus'라는 학명을 가진 세균에서 추출한 항생물질이다. 원래는 세균이 적을 물리치고 자신을 보호하기 위해 2차적 생리 대사를 통해 만든 미생물 독에 속한다.

작용 기전은 앞서 설명한 복어 독 테트로도톡신과 비슷하다. 사람을 비롯한 동물의 골격근을 관장하는 신경세포에서 나트륨이온이 확산되거나 이동하는 것을 막아 근육이 수축되지 않도록 하는 것이다. 수축이 어려우니 근육은 풀어져 일정 기간 동안에는 이완된 상태로 유지된다.

원래 이 독은 시신경근 주위에 주사해 한쪽으로의 과도한 수축을 억제하고 이완시켜 눈동자의 움직임을 조절하는 방식으로 사시를 치료하거나 안면 경련이나 강직 같은 과도한 근육 경축에서 오는 질병을 치료하는 약으로 썼다. 그러한 독을 요즘에는 매우 낮은 농도로 희석시켜 주사약으로 만들어 주름살을 교정하거나 사각 턱을 둥그렇게 풀어진 모습으로 바꾸는 성형 목적으로 쓰게 된 것이다. 나트륨이온Na+이 신경뉴런 안으로 진입하는 것을 차단하는 작용 기전이나 효과는 똑같지만 그 세기를 크게 완화하여 독이 아닌 약으로 쓰는 것이다.

약, 어떻게 볼 것인가

세상의 모든 물질은 약이 될 수도 있고 독일 수도 있다. 인간의 몸은 그 뼈대가 유기 물질의 집합체로 이뤄져 있지만, 그렇다고 탄소와 수소와 산소 질소. 그리고 망간 몰리브덴 등 대사 활동에 관여하는 희귀 금속의 총합은 아니다. 물질적 성분과 그러한 성분이 모여진 구조로 환원될 수 없는 생명 활동을 이어가는 존재다. 적어도 약에 관한 한 하나의 사물에서 발현되는 작용氣은 본질적 속성理과는 구분되는 것이다.

그러한 일은 약이 아닌 세상사에도 많다. 아무리 좋은 경기 부양책도 너무 자주 쓰면 결국 독이 되는 것도 하나의 좋은 예다. 정부가 장기 침체기에 경기를 살려보겠다고 규제 풀고 돈 풀다 보면 당장은 경기를 살리는 작은 효과를 보겠지만 계속하다 보면 과소비와 경기 과열로 버블만 남아 경제 체질에 골병이 들어 'IMF 사태' 같은 구제 금융으로 연명해야 하는 지경이 된다.

또 자식 사랑이 너무해 과보호로 치달으면 그 사랑은 자식의 정신을 옥죄는 집착이 돼 자식의 앞날에 약보다는 독이 된다. 부모의 사랑도 금도를 지켜 필요한 시기에 필요한 만큼의 물을 주는 식으로 자식에게 전달되어야 한다. 뭐든지 일방통행이 되어서는 안되는 게 인간지사의 도리다. 약도 마찬가지로 몸 안의 깨어진 균형을 찾아주는 한도 내에서만 약이 된다.

그리고 세상의 어떠한 진리도 누구나 언제나 통하는 절대적 진리는 없다. 그러한 진리는 새로운 전제가 나타나고 다른 문맥이 주어지면 다른 언어와 수식으로 표현되어야 하고 수정되고 재해석되어야만 한다. 세상의 모든 종교의 경전의 말씀도 예외가 아니어서 시대 상황에 따라 유연하게 해석되어야 하는 경우가 있고, 과학적 법칙도 인간의 자연에 대한 이해가 깊어지면서 끊임없이 수정되고 확장된다.

이쯤해서 우리는 약과 독에 대한 개념 정리가 필요할 것 같다. 약과 독이라는 언어적 형식과 그에 담긴 의미를 제대로 이해하고, 그러한 언어의 한계를 넘어 약과 독을 구분 짓는 실체적 경계를 무너뜨리는 방향으로 나아가기 위해서다. 이를 위해 잠시 인식론적 접근 방법을 빌려와 약과 독을 구분하는 잣대로 네 가지의 범주Category 속에서 조망해보고자 한다.

우선 첫째로 약과 독은 양量의 범주에서 다른 존재로 인식된다. 어떠한 약도 양이 넘치면 독의 영역에 들어간다는 점에서 그렇다. 앞서 파라셀서스가 말한 대로 양은 약과 독을 구분 짓는 한 요인임에 틀림없다. 이어 두 번째로 질質적인 면에서 약과 독의 구분은 매우 제한적이다. 약과 독이라는 단어가 각각 긍정성과 부정성이라는 의미적 속성을 갖고 있지만 그 실제 작용 과정을 들여다보면 같은 물질이라 하더라도 몸 안에서 많은 대사를 거치거나 다른 물질과의 상호작용을 거치기 때문에 특정 상태의 약물을 놓고 약이다 독이다를 구분 짓기가 매우 제한적일 수밖에 없다는 의미다.

세 번째로 관계라는 범주에서 보면 약과 독은 상호 관계를 형성한다. 어떤 조건에서 어떤 약물을 이용하는가에 따라 약이 독이 될 수도 있고 독이 약이 될 수도 있을 것이고, 아니면 약과 독이 서로 영향을 미쳐 상대를 바꿔놓을 수도 있는 관계라는 것이다. 이는 그 실체와 속성을 엄격히 구분해서 정의할 수 없다는 의미이기도 하다.

실제로 앞서 얘기한 복어 독이나 시안 독도 적절한 치료법이 없는 암 환자에게는 독이 아니라 약이 되는 사례도 많다. 또 독사의 독도 아토피 같은 피부병에 약이 되는 경우도 있다. 이 같은 결과는 독의 농도를 희석해 왁스 같은 천연의 유기 용매에 녹여 상처에 바르게 되면 피부에서 끊임없이 일어나던 자가 면역성 알레르기 반응이 오히려 약해져 피부가 재생되는 효과를 보이기 때문으로 추정된다. 독이라는 외부의 강적을 만나니 내부의 혼란이 수습되는 결과를 낳게 되는 식이 되는 것이다.

마지막으로 양상의 범주에서 바라보면 약과 독은 그러한 '가능성'을 가진 물질이라는 것을 말하는 것일 뿐이다. 우리가 흔히 독극물이라고 하는 어떤 물질은 그러한 가능성을 갖고 있다는 것이지 어떤 상황에서나 아니면 누구에게나 독으로 끝나는 것은 아니라는 것이다. 인간에게는 약이 되는 설파계 항생제도 세균에게는 엽산 합성을 막아 세포막을 파괴시키는 무서운 독이 된다. 약과 독은 가능태의 양상을 가지고 있지만 그러한 범주는 언제든 뒤바뀔 수가 있을 것이란 점을 염두에 두고 약과 독의 의미를 바라봐야 한다는 것이다.

결론적으로 앞에서 예로 든 아질산이나 보톡스 같은 독도 독으로만 인식한 채 멀리해왔다면 절명의 위기에 처한 수많은 인명을 구하고 고개 숙인 중장년 남자와 그들의 상대방의 삶의 질을 높여주는 신기한 묘약이 될 수는 없었을 것이다. 영원한 동지도 영원한 적도 없는 게 우리 사회의 불문율이라면 영원불멸의 명약도, 만고불변의 독약도 존재할 수 없는 게 약의 세상이다.

약 사용자 매뉴얼

평형

목욕탕에 가서 욕조에 수도꼭지를 틀고 몸을 담근다. 물이 욕조에 차오른다. 어느 정도 물이 차오르면 수도꼭지를 잠가 물을 받는 것을 멈춰 반신욕이든 온신욕이든, 아니면 족욕이든 어느 한 가지 목욕법을 선택해 목욕을 한다. 여기서 반신욕은 보통 배꼽 아래 단전 부근까지 따뜻한 물을 받아 하는 목욕법을 말하는데 혈액순환을 좋게 하고 머리로 열이 떠올라 뜨거울 때 가장 효과가 있다고 해 건강 목욕법으로 각광을 받고 있다. 족욕도 마찬가지로 보통은 물을 받아 놓은 상태에서 발목 정도까지만 물에 잠기도록 한다.

여기서 욕조에 구멍을 뚫거나 물이 들어오는 곳의 반대쪽에 배수구를 만들어 물을 빼내게 되면 일정한 수위를 유지하면서 일정한 온도의 따뜻한 물로 온욕을 즐길 수가 있다. 이를 위해서는 욕조를 빠져나가는 물과 들어오는 물의 양을 시간 단위로 일정하게 맞춰 동적 평형을 이루도록 하면 된다.

병을 치료하기 위해 먹게 되는 약도 이러한 평형을 이상적으로 추구한다. 약이 몸에 흡수돼 혈중에서 유지되는 농도가 하루 24시간 내내 치료 범위에 들도록 유지시키는 것이 그것이다. 그러한 치료 농도는 보통 약물의 독성이 나타나는 최소 농도보다는 작고 약효가 나타나는 최소 농도보다는 큰 범위에 해당하는 일정 범위 내의 농도를 말한다. 이 범위 내의 혈중농도를 치료 범위라 한다.

그러나 약의 혈중농도를 하루 24시간 일정하게 치료 범위 안에 유지하도록 하는 일은 매우 어렵다. 앞서 얘기한 바대로 수도꼭지를 틀어놓고 하는 목욕법처럼 정맥에 주사를 꽂고 약물을 투입해 약물이 몸 밖으로 빠져나가는 속도에 맞춰 주입해주며 평형을 맞춰 농도를 유지시켜야 한다는 얘기다. 이러한 방식은 중환자실에 누워 있어야만 가능하다.

하 루 세 번

그렇다면 현실적으로 약을 어떻게 먹어야 가장 효과적일 것인가 하는 문제가 생긴다. 이러한 고민에서 나온 방식이 처음에 투여하는 약물량을 과다하게 복용해서 치료 농도에 신속하게 도달시킨 후 그 뒤부터는 그 농도를 일정하게 유지하는 정도의 용량만을 투입하는 방법이 가장 선호된다. 항암제와 같이 세포 독성 작용을 갖는 약물 같은 경우에도 이 같은 방식으로 초기에 과다한 부하 용량Loading Dose 투여가 권장된다.

일정 농도 이상의 평형 상태에 도달시키는 데 약물을 나눠 투입하는 대조군에 비해 약물을 한 번에 과용량을 투입하는 방식이 일정 수준의 효과를 기준으로 할 때 오히려 부작용이 덜하다는 임상 실험 결과가 드러나고 있기 때문이다. 어차피 맞아야 할 매라면 먼저 맞는 게 낫다는 시쳇말과 비슷한 경우라 할 수 있다. 요즘 중고등학교에서는 거의 자취를 감췄지만 과거 학생 시절 매 맞는 걸 피하려고 요리조리 변명을 늘어놓다 선생님을 화나게 하거나, 다른 학생이 맞는 걸 보면서 정신적으로 이미 공포감을 가진 뒤 나중에 맞다 보면 몸이 아픈 것에 정신적인 공포감까지 겹치면서 더 아프다는, 소위 학생 시절 매 맞는 법 이론이 약을 복용하는 데도 통한다는 얘기다.

그러나 일상생활을 하면서 약을 복용하게 되는 경우가 많은데 그런 경우에 한 번에 과부하 용량을 투여하게 되면 무리가 따르게 된다. 약의 독성으로 일상생활을 포기해야 하는 경우도 생길 수 있는 것이다. 이 같은 우려를 씻기 위해 보통 약을 분산해서 복용하되, 보통 네 번 정도 복용했을 때 약물의 혈중농도가 치료 범위의 평형 농도에 도달하게 한 뒤 이후부터는 그러한 평형을 유지하는 정도의 용량만을 먹는 방식으로 약을 먹게 된다.

이를 위해서는 약의 용량을 설계할 때부터 그러한 전제에서 약의 1회 복용량이 결정된다는 얘기다. 물론 병세가 심한 경우엔 1회 복용량을 늘려 먹게 되는 경우도 있을 수 있다. 이러한 과정을 거쳐 약은 보통 하루 세 번 먹는 복용법이 정착됐다. 식사 때와 맞춰 먹는 게 환자의 복약 순응도와 치료 효과, 부작용 등 여러 면을 고려해 나온 최적의 복용법이기 때문이다. 그러나 약에 따라서는 하루 한 번이나 두 번 먹는 경우도 많고, 무좀약 같은 경우 주 1회에 그치는 경우도 있으며, 심지어는 한 달이나 세 달에 한 번만 투여하는 필렛 약도 요즘 나오고 있다.

식전이냐 식후냐

복용 간격이나 횟수가 어떻든 약은 언제 먹는가도 매우 중요한 문제다. 특히 식사 전에 먹느냐 식사 후에 먹느냐, 공복에 먹느냐 잠자기 전에 먹느냐, 아니면 아무 때나 식사와 무관하게 먹는가에 따라 약의 효과가 달라지기 때문이다. 어떤 약을 얼마나 먹어야 할 것인지 진단하고 처방하는 문제가 매우 중요하지만 질병에 따라서는 약을 언제 때맞춰 복용하는가 하는 것도 그에 못지않게 중요하다.

고혈압 환자가 그런 경우다. 혈압은 사람에 따라 하루 중 큰 변화를 보인다. 정상적인 사람도 하루에 약 20~30mmHg 정도는 차이가 날 수 있다. 대체로 보면 젊은 층은 오전 10시경에 하루 중 혈압이 가장 높고, 60대 이후 연령층에 가면 오후 3시를 전후해서 혈압이 높은 경우가 많다고 한다. 이 같은 사실은 혈압약을 복용하는 환자들을 대상으로 한 경험적 추정에 불과한 것이어서 뭐라 단언하기는 어렵다. 개인별로 워낙 차이가 나기 때문에 한마디로 단언하기 매우 어렵다는 것이다.

어쨌든 고혈압 약은 하루 중 언제 혈압이 가장 높은가에 따라 그 시간보다 약 한두 시간 전에 먹는 게 가장 효과적이다. 적어도 혈압 약의 경우엔 혈압 주기상 혈압이 올라가기 전에 약을 복용함으로써 올라가는 혈압을 미리 떨어뜨려야 혈관에 미치는 부담을 줄여줄 수 있기 때문이다.

하루 중 혈압 최고 시간을 기록해 그보다 먼저 혈압 약을 복용하는 것만으로도 아무 때나 먹는 것에 비해 혈관이 망가지는 속도를 늦출 수 있을 것이다. 이를 위해 가장 간단한 방법으로는 오전 10시와 오후 3시에 혈압을 재 두 혈압 수치가 크게 예를 들어 20mmHg 이상 차이가 나는 경우 높은 시간대에 맞춰 그로부터 한두 시간 전으로 혈압 약 복용 시간을 정하는 것이다.

당뇨 약도 마찬가지 경우다. 당뇨 약 중에는 인슐린 분비를 늘리는 약이 많은데 그중에는 약물의 효과가 매우 빠르게 나오는 약이 많다. 또 인슐린도 식사를 마친 후 불과 20~30분 사이에 최고 농도를 보이면서 혈당을 급속하게 떨어뜨리는 식으로 매우 빠르게 반응하는 호르몬이라는 점에서 혈당이 최고치에 도달하기 전에 미리 약을 먹어 혈당이 치솟지 않게 하는 것이 매우 중요하다. 최고의 혈당치는 대개 식사 후 25분 내외가 된다.

당뇨 약 중에 반응성이 매우 빠른 편에 속하는 약으로는 메트포르민 계열약과 설포닐우레아계 약이 있다. 전자는 혈당을 떨어뜨리는 인슐린의 효능을 증가시키는 작용을 하는 것이고 후자는 췌장의 베타 세포에 직접 작용해 인슐린 분비를 늘려 혈당을 떨어뜨리는 작용을 하는 약이다. 문제는 이들 약이 모두 복용 후 30분 이내에 흡수돼 효력을 나타낸다는 점이고 이들 약을 복용하는 환자라면 최소한 식사와 함께 약을 복용해야만 그 효과를 제대로 볼 수 있는 약이다. 왜냐하면 이들 약은 흡수만 빠른 것이 아니라 그만큼 대사도 빨라 작용 시간이 매우 짧기 때문이다.

결론적으로 두 가지 당뇨 약을 모두 복용하는 경우라면 식사 전에 설포닐우레아 계열 약을 먼저 먹고, 식사 중간이나 식사를 끝낸 직후에 메트포르민 계열 약을 복용함으로써 밥을 먹은 후 25~30분 사이에 최고 수준으로 치솟는 혈당을 떨어뜨리는 게 중요한 관리 포인트가 된다. 식사 후 두세 시간 지나 이들 약을 복용하게 되면 이미 상당 수준 혈당이 떨어진 상태에서 약을 먹게 돼 '사또 행차 뒤에 나발 부는 격'이 되고 만다. 오히려 뒤늦게 복용한 약 때문에 저혈당을 걱정해야 하는 사태가 올 수도 있다.

혈액에 녹아 있는 당의 농도를 제대로 관리하기 위해서는 어떤 약을 먹을 것인가도 중요하지만 경우에 따라서는 약 먹는 타이밍을 잘 맞춰 혈액이 끈적거리지 않도록 하는 게 혈관을 당뇨에서 지켜내고 그로부터 파생되는 2차 질병으로부터 건강을 지키는 첩경인 것이다.

이처럼 약은 언제 먹는가가 매우 중요하다. 특히 앞서 예로 든 고혈압 당뇨 같은 만성질환은 더욱 중요하다. 약물이 소장에서 흡수되어 간을 통과한 후 약효가 언제 나타나는가 하는 것과 그러한 효과가 얼마나 지속되는가 하는 문제 등이 관련되어 있기 때문이다. 또 다른 이유로는 약을 언제 먹느냐에 따라 흡수율이 달라지기 때문이기도 하다. 대부분의 약은 빈속에 먹으면 소장으로 곧장 내려가 흡수가 빨리 이뤄지고 그만큼 효과도 빨라지고, 다른 음식에 영향을 받지 않아 흡수율도 좋아지게 된다.

따라서 원칙적으로 약은 식사와 식사 중간인 공복에 먹는 것이 좋다. 그러나 여기에는 많은 예외가 있다. 공복에 먹을 경우에 예상되는 위해 반응이 있거나 약물의 투여 목적상 식사와 관련 있는 약이 그렇다. 우선 식전에 먹어야 하는 약에는 식체를 해결하거나 구토를 방지하는 약이 있다. 밥을 먹기 전에 미리 약을 먹어 위장관을 움직이거나 소화효소가 나오도록 준비해두기 위한 목적에서다.

앞서 얘기한 식후 혈당을 조절해야 하는 일부 당뇨 약도 식전이나, 최소한 식후 즉시 복용해 인슐린 분비를 자극해두는 게 좋다. 또 골다공증 치료제 중 인산염 제제는 반드시 식전에 복용해야 한다. 그것도 아침에 최소한 식사 전 30분에 복용하고 식사 후에도 일정 시간 동안은 자리에 눕지 말고 서 있어 상체를 세우고 있어야만 한다. 식도 역류로 인한 식도 손상을 막기 위한 조치로 그러지 않으면 인산염이 위벽을 자극해 위산과 함께 역류할 위험이 매우 높다.

위산을 중화시키는 제산제도 반드시 밥 먹기 30분 이상 전에 복용해 속쓰림을 예방하거나 아니면 속이 쓰리고 아플 때, 주로 공복에 먹는 게 이상적이다. 위장 운동을 조절해 식체나 변비를 조절해주는 트리메부틴이나 메토클로프라미드 같은 약도 반드시 식전에 먹어야 제대로 효과를 낼 수 있다.

반대로 식사를 마친 후에 먹어야 하는 약도 있다. 인산염 제제가 아닌 골다공증 약에는 칼슘과 비타민 D가 함유돼 있어 음식, 그중에서도 단백질과 함께 섭취하면 더욱 흡수가 잘되기 때문에 식후에 복용하는 게 원칙이다. 철분제는 반대로 공복에 복용할 경우 흡수는 잘되나 위장 장애가 심하기 때문에 식사 후에 곧바로 먹는 게 좋다.

이밖에 음식물이 있어야 흡수가 잘되는 무좀 약이나 나프록센 같은 진통제도 식사 직후에 복용해야 한다. 특히 대부분의 진통제와 항생제는 위장 장애를 일으키는 원인이 되기 때문에 식사 직후 복용해야 한다.

또 취침 전이나 저녁을 먹고 난 후 차량 운전 같은 기계 조작을 하지 않는 상황에서 복용해야 하는 약도 있다. 수면 유도 효과가 있는 항히스타민제가 그런 경우로 대부분의 콧물감기약에 빠짐없이 들어가 있어 알레르기성 콧물감기로 처방받은 약은 특히 주의가 요망되는 약이다. 에페리손이나 메토카르바몰 같은 근이완제도 근육이 풀리면서 통증을 없애주는 약인데 이완 효과 때문에 약을 복용한 후에는 운전 같은 기계 조작을 삼가야만 해 하루 일과를 마친 저녁에 먹는 것이 좋다.

이처럼 약은 흡수 정도와 투여 목적, 위해 반응 여부 등을 고려해서 복용 시간과 간격 등이 결정된다. 그러한 기준에 해당되지 않는다면 대부분의 약은 공복에 복용하는 게 좋다. 위장에서 위산의 영향을 크게 받지 않아 흡수도 잘되고 음식물에 의해 방해도 받지 않기 때문이다.

그러나 공복에 약을 먹게 되면 대부분 복용 시간을 놓치는 경우가 많아 혈중농도를 일정하게 유지하는 일이 어려워져 치료 효과가 떨어지게 된다. 이 같은 단점을 해소하기 위해 '식후 30분 복용'이라는 관례가 자리를 잡게 된 것이다.

식후 30분

여기서 한 가지 짚고 싶은 포인트는 식후 30분에 위와 소장에서 벌어지는 상황이다. 음식이 위장 안으로 들어가서 완전히 빠져나가는 데는 보통 2시간 이상 소요되는데 그 이전에 위산의 반응 촉진 작용과 때마침 분비되는 소화효소의 작용이 가속화돼 거의 암죽 상태가 된다. 이 과정에 단백질은 아미노산으로, 탄수화물은 단당류로 어느 정도 분해되고 지방덩어리는 위장을 벗어나 소장에서 리파아제에 의해 처리돼 암죽 상태로 간문맥을 통해 흡수된다.

이런 상태에서 약물이 들어가게 되면 음식과 어느 정도 섞이게 되고 그때의 소장 안 상황은 산성도를 나타내는 수소이온농도pH의 평균치가 약 4~5 정도로 공복 때보다 산성도가 약간 세진다. 이러한 상황을 가정해 식후 30분에 먹게 되는 대부분의 약물은 물에 녹았을 때 pH5 안팎의 약산성을 띠도록 하는 것을 목표로 설계된다.

물을 제외한 대부분의 영양물질이 흡수되는 소장에서 흡수가 잘 이뤄지기 위해서는 장내 환경과 비슷한 산성도를 가진 약물이 흡수되는 속도나 비율 면에서 월등히 높기 때문이다. 특히 시럽제나 엘릭서제 같은 용액 상태의 약은 이미 약물이 녹아 있는 상태이므로 생산 당시부터 정확하게 소장의 산성도 수준에 맞춰 생산된다. 흡수가 잘되도록 하기 위해서다.

해열진통제로 유명한 아세트아미노펜을 보자. 이 화합물은 물질 자체만으로 볼 때 약산성에 가깝다. 아세트아미노펜의 화학구조식을 보면 아세트아민과 페놀로 구성돼 있다. 여기서 페놀은 일종의 알코올에 속해 거의 중성에 가까운 산성이고 아세트아민은 그보다는 산성이 강한 편이다. 따라서 아세트아미노펜은 그 자체만으로도 이미 약산성을 띠게 되고 위산이 포함된 산성 조건에서 이온화가 최소화되기 때문에 중성분자 형태로 존재할 수 있게 돼 흡수가 좋아지는 결과가 된다.

만약 소장 내 상황이 알칼리 조건이라면 아세트아미노펜이 양성자 이온을 내놓고 스스로 이온화되는 약물의 비율이 높아져 흡수에 어려움이 생기게 된다. 이온화된 약물은 세포막을 구성하는 아미노산의 카르복실기나 암모늄이온에 의해 전기적으로 끌리게 돼 흡수율이 낮아지기 때문이다. 이처럼 약물의 흡수에는 용액 상태의 화학 이론이 가장 확실하게 적용된다. 특히 약물의 산성도pH가 1만큼 달라질 때마다 그 약물의 흡수량이나 속도는 10배씩 차이가 나는 게 화학적 원리이기 때문에 이는 매우 중요한 문제가 된다.

참고로 어떤 성분이 물에 녹아 이온화되는 정도를 기준으로 산과 알
칼리이온이 반반씩 나뉘어 있을 때의 수소이온농도pH를 기준으로 산성
도를 측정하는 기준으로 pKa라는 척도가 사용된다. 페놀산은 pKa가 10
정도로 약산성이고, 아세트아미노펜의 다른 한 축을 구성하는 아세트아
민은 아마이드구조로 이보다 약간 산성이 강해 아세트아미노펜의 전체
적인 pKa값은 9.5 정도가 나온다. 순수한 물의 pKa값이 16정확하게는 15.7
정도니까 아세트아미노펜은 중성에서 꽤 산성 쪽으로 기운 산성도를 가
진다.

이 같은 화학적 속성을 가지고 있기 때문에 아세트아미노펜이 진통제
가운데 물에 잘 녹아 소장에서 흡수가 잘되고, 대사와 배설도 순조로워
진통제 중에서는 부작용이 비교적 적은 편에 속하는 진통제로 알려져 있
다. 그러나 이러한 약도 술과 함께 먹거나 술이 덜 깬 상태에서 머리가 아
프다고 먹게 되면 비가역적으로 간엽세포를 파괴하는 부작용이 심하다.

특히 특정 유전자를 가진 환자의 경우 치명적인 피부발진이나 포진
등이 일어나는 스티븐스-존슨 증후군SJS 또는 중독성 표피박리증TEN이
발생할 가능성이 매우 높은 것으로 알려져 독성이나 부작용이 없는 약
을 만들어내는 건 지극히 어려운 일이다.

이같이 약은 약산성을 띠는 게 용해와 흡수에 이상적이다. 그러나 약
물의 속성상 알칼리성을 띠는 경우도 있다. 그런 약물에 대해서는 수용
액의 용해도를 높여 흡수를 잘되게 하기 위해 염Salt 상태로 만든다. 말
레인산이나 염산염 주석산염 같은 산성염 상태로 만들면 물에 잘 녹게
되고 일단 녹은 상태에서 소장 부근에 이르면 약산성 조건에서 중성분
자 형태로 용출이 되면서 분자 단위로 소장의 이중 지질막을 아주 잘 통

과할 수 있게 돼 흡수율이 현격히 좋아지게 된다.

그렇지 않으면 대부분의 약물은 전하를 가진 이온 상태로 녹게 돼 있기 때문에 전기적 끌림에 의해 세포막을 통과하기 매우 어려운 상태가 되어 흡수가 잘되지 않아 오심과 함께 구토 등의 부작용이 생기는 수가 많아진다. 또 알칼리 약물은 산성 환경에서는 산-알칼리 중화반응 또는 축합반응도 일어날 수 있어 약물의 농도가 낮아지고 효과도 떨어지는 부작용이 나타나게 된다.

이처럼 약물을 수용액 조건에서 가능한 한 약산성 상태로 만들고, 여의치 못할 경우엔 화학적 조작을 거쳐 염 상태로 만드는 배경은 약이 위와 장에서 잘 녹고, 약물이 대부분 흡수되는 소장의 산성도에 맞추기 위한 것이다. 위염이나 위궤양 약처럼 위에서 작용하는 약도 일부 있지만, 대부분의 약은 흡수 면적이 훨씬 큰 소장에서 흡수되기 때문이다.

흔히 약은 '식후 30분'에 먹는 것으로 널리 알려져 있다. 이는 식사 도중 위장에서 염산이나 펩신 같은 강산성 물질이 분비돼 산도가 매우 높아지기 때문에 음식이 어느 정도 섞이는 시간이 지난 후에 먹어야 한다는 의미다. 그때가 바로 공복에 비해 위장 내 산도가 높아 약물이 분해가 잘 되고 용해도 잘돼 산성을 띠는 대부분의 약물을 흡수하는 데 많은 도움이 된다.

그러나 음식물이 아직 상당 부분 남아 있어 약물이 섞이게 되면 약물과 음식 간에 상호작용이 일어날 가능성이 커지고 약물의 농도를 떨어뜨려 전반적인 약물의 체내 확산이나 수송에 지장을 받는 것도 사실이다. 식후 30분 복용은 어느 정도 장점이 있지만 약물은 위장관에 들어오는 음식물의 일부에 불과한 상태라 약물만의 흡수를 따진다면 흡수율이 그다지 좋은 건 아닌 상황인 것이다.

공복

이 같은 식후 30분의 단점을 해소하기 위해서는 식간에 먹는 방법이 있다. 식간이란 하루 세끼를 기준으로 끼니의 중간을 말한다. 보통 식후 두세 시간 정도 지난 때로 먹은 음식이 모두 위장에서 완전히 빠져나간 때가 된다. 이때가 되면 위장관의 산도가 평상시의 상태로 돌아가 소장의 산도가 약간 떨어지긴 하지만 위와 소장이 깨끗이 비어 있어 약물만을 집중적으로 흡수할 수 있는 장점이 있다. 충분한 물과 함께 먹는다면 약물이 녹는 데도 지장이 없을 것이고 어느 정도 산도가 있어 중성분자로서 소장 벽을 뚫고 통과하는 데도 무난한 편이다. 따라서 대부분의 약물은 식간에 먹는 게 흡수율을 높여 복용량을 줄일 수 있는 길이다.

그러나 여기에 또 하나의 난관이 있다. 식간에 먹기 위해서는 식사 후 두세 시간을 기다려야 하는데 그때가 되면 약 먹는 걸 잊어버리기 쉬워 아예 약을 먹지 않는 휴약 사태가 벌어진다. 혈중농도를 치료 범위까지 올리는 데 많은 시간이 걸리는데 한두 번 빼먹다 보면 애써 올린 치료 농도를 그만 놓쳐버리고 마는 사태가 일어난다. 그래서 나온 고육책이 그나마 약 흡수가 잘될 수 있는 '식후 30분'인 것이다. 결론적으로 약은 앞서 얘기한 특별한 경우가 아니라면 보통 공복에 먹되 복용을 잊었을 때는 생각났을 때 바로 먹는 게 원칙이다.

오리지널과 제네릭

드레스코드

우리는 하루에 최소한 두 번 드레스코드를 바꾼다. 직장에서, 그리고 집 안에서 서로 다른 드레스코드로 바꾸며 생활한다. 일상생활 중에 상갓 집에 가야 하거나 결혼식이나 돌잔치 같은 경조사를 찾아다녀야 하는 입장이라면 하루에도 몇 번씩 드레스코드가 바뀌게 된다.

이러한 드레스코드는 우리의 의식 속에 너무나 익숙해져 있어 그러한 관례를 벗어나 일탈하는 게 쉽지 않다. 상갓집에 가면서 빨간 넥타이를 하거나 장소를 가리지 않고 검은색 정장이나 청바지를 입는 것만으로도 사회적 지위나 개인적인 인격과 윤리적 기반까지 무너뜨리는 결과를 초 래하고 만다.

드레스코드는 그만큼 사회적인 공동체 의식 속에 뿌리 박혀 있다. 그 러한 드레스코드는 어느 한 개인이 만드는 문화적 유산이 아니다. 아무 리 패션을 리드하는 패션디자이너라 해도 결혼 예복을 상복처럼 만들거나 정장을 잠옷처럼 만들 수는 없다. 드레스코드는 한 사람의 외양이나 스타일 취향 같은 개인적인 메시지를 담고는 있으나 그것은 어디까지나 사회적으로 용인되는 범위 안에서의 일이다.

트레이드 드레스

얼마 전 현대인의 필수품으로 자리 잡은 대표적인 모바일 디바이스의 디자인 문제로 세계 양대 기업이 맞붙어 세기적 재판을 벌이기 시작, 그 결과가 몇 년에 걸쳐 세계적 관심사로 부상했다. 안드로이드와 아이폰 진영을 대표하는 삼성전자와 애플이란 두 진영 간에 특허 싸움, 좀 더 세분해 말하면 삼성의 통신 표준에 관한 기술 특허 대 애플의 디자인 특허 간의 재판이 그것이다.

전 세계 9개국 법원을 상대로 애플의 제소와 삼성 측의 맞제소 형식으로 이뤄진 30여 개의 재판 중에서 삼성 측이 대체로 통신 기술 측면에선 일부 승소를 얻어냈지만 가처분 소송이 아닌 손해배상을 요구하는 본안 소송이라 할 미국의 캘리포니아 주 북부 지방법원 1심 재판에선 애플이 완승을 거둬 삼성 측이 이에 항소하는 등 세기적 재판으로 관심을 모았다.

미국 법원이 인정한 디자인 특허는 애플의 모바일 기기가 가진 트레이드 드레스상품 외양, 일명 아우라가 핵심 사안이었다. 9명의 일반인으로 구성된 배심원단은 지난 2012년 8월 삼성전자의 일부 모바일 기기가 아이폰의 트레이드 드레스를 침해했다는 이유를 골자로 1조 원이 넘는 엄청난 액수의 배상 평결을 내렸다. 그것도 미국의 사법 제도상, 전문가도 아닌 일반인 9명으로 구성된 배심원단이 그러한 큰 액수의 배상 결정을 했다는 점에서 더욱 충격을 줬다.

그 뒤에 이어진 재판에서 애플이 제기한 고의적 침해 부분에 대해서는 삼성 측의 손을 들어줬으나 그 배상액의 규모와 소위 '사용자 경험 User Experience, UX'을 이어가는 시리얼 디자인 영역에서 지적재산권을 폭넓게 인정했다는 점에서 논란을 일으켰다. 도대체 모서리가 약간 둥글고 가운데 홈버튼이 있으며 직사각형 화면의 테두리가 있고 검은색 바탕에 아이콘 배열된 그리드 등등의 디자인이 그 정도의 가치를 가진 독특한 혁신적 재산권에 해당하는 것인지 영문을 몰라 일반 소비자들은 어리둥절해야만 했다. 지적재산권 분야에서 특허권자의 권리를 폭넓게 인정하는 미국의 상업적 전통을 감안한다 해도 이건 너무한 것 아니냐는 반응이 우세했다.

삼성전자와 애플 간의 세기적 특허 공방은 또한 특허 제도에 대한 근본적인 회의를 불러일으키기도 했다. IT업계의 생태계를 염두에 두고 보면 이러한 특허권자에 대한 지나치게 폭넓은 권리 보호가 오히려 많은 기업들의 창조적 혁신을 제약하는 요인으로 작용할 것이라는 우려가 그것이다.

물질 특허

제약 분야에도 특허가 매우 중요하다. 어쩌면 통신 기기나 전자업계에서보다도 훨씬 더하다. 영업력이나 시장 지배력은 물론 소비자인 환자로부터 받게 되는 공신력 면에서 그렇다. 특허는 곧 제약 회사의 모든 능력을 대표한다고 해도 과언이 아니다. 그도 그럴 것이 다른 산업과는 달리 제약 분야의 특허는 대부분 신약 물질에 대한 제조 기술이나 원료 물질, 그리고 생산 노하우 같은 물질 생산과 관련된 총체적 특허를 기반 으로 하기 때문에 단계별 또는 부문별 기술을 서로 간에 거래를 통해 나 누는 크로스바겐 같은 특허 공유와 협상을 통한 기술 협력 자체가 다른 업종에 비해 훨씬 힘들다는 속성을 갖고 있기 때문이다.

약물에 대한 물질 특허는 해당 물질에 대한 독점적 사용 수익권을 약 25년에 걸쳐 독점적 권리로 보장한다. 물질 특허라는 특성상 제약업계 의 특허는 곧 생산할 권리와 함께 관련 기술에 대한 독점적 권리를 의미 한다. 아무리 여유 자금이 많은 흑자 회사라 해도 특허 없이는 돈이 되 는 블록버스터 약을 생산할 수 없고, 그것을 무기로 하는 어떠한 영업이 나 기술적인 제휴도 불가능하다. 따라서 세계적 메이저 회사들은 모두 가 특허가 강한 회사다.

약의 세계에도 어떤 약물과 외견상 비슷해 혼동이 우려될 경우 약의 색깔이나 형태와 같은 디자인 문제가 있기는 하다. 그러나 그것은 어디 까지나 오리지널 약의 특허가 끝나 기술 보호가 해제되거나 아주 다른 약이지만 워낙 많은 종류의 약이 있다 보니 우연히 비슷해 구별이 어려 워 조제 사고를 일으킬 만할 때 생기는 문제다. 일반적인 경우 제약 분 야에서 그러한 디자인 문제는 기술 특허에 비해 그리 중요한 문제가 아 니다. 비슷한 모양을 가졌다는 것만으로는 영업에 도움이 별로 되지 못 하는 경우가 많기 때문이다.

예를 들어 비아그라처럼 대중적으로 많이 알려진 약의 경우 특허 보 호가 끝나면 나오게 되는 제네릭 약들이 일부 비아그라의 색깔이나 모양을 최대한 비슷하게 만드는 경우가 종종 있다. 그러나 일반인이 잘 모르는 블록버스터 전문 약을 비슷한 모양으로 만든다고 해도 영업에 별로 도움이 되지 못하기 때문에 모바일 분야처럼 디자인 특허가 결정적이지는 못한 것으로 보인다.

따라서 제약 분야에선 특허는 곧 생산 기술 특허를 의미한다. 약물의 모양이나 색깔 같은 디자인이나 상표 상호 같은 문제가 종종 생기기도 하지만 제약 시장의 대부분을 차지하는 전문 약의 경우 그것은 회사의 사활이 걸릴 만큼 중요한 문제는 아니다. 오히려 약자에 속하는 제네릭 약 개발사는 메이저 다국적사들이 시장을 평정한 오리지널 약의 특허 기간이 끝나기 전에 임상 시험을 미리 마친 상태에서 개발을 끝내놓은 제네릭 약을 출시해 특허 논쟁을 일부러 불러일으키는 경우가 있기는 하다.

그러한 법정 시비로 인한 반사이익을 얻거나 소비자에게 처음 다가선 제네릭 약이라는 퍼스트 제네릭의 선점 효과를 노리는 노이즈마케팅 홍보 전략의 일환일 경우가 많다. 그러나 이러한 경우에도 오리지널 약이 미처 국내에서 받아놓지 못한 적응증을 추가하거나 오리지널 약과는 다른 제형 기술을 적용해 특허 논란을 감수하고도 시장에 먼저 진출하는 경우가 많다.

세계적으로 기술 특허 분야에서 일반 원칙으로 자리잡은, '공정하고 합리적이고 비차별적인' 프랜드FRAND, Fair Reasonable And Non-Discriminatory 원칙에 따라 인류에게 보편적인 이익을 주는 차원에서 특허를 일단 사용한 뒤 추후 협상을 통해 로열티를 지급하는 협상도 얼마든지 가능하기 때문이다. 제약업계에는 만료 기한이 얼마 남지 않은 특허 기술을 일부 차용했다고 회사 사활을 좌우할 정도의 징벌적 배상금이 매겨지는 사례는 찾아보기 어렵다.

복제 약?

약의 세계에서 굳이 트레이드 드레스를 찾자면 그것은 제약 회사 측이 아니라 오히려 소비자 측에 뿌리 깊게 존재한다. 환자 자신이 오래 먹어 온 약에 대한 강한 애착이나 막연한 신뢰가 어떠한 과학적 근거에도 흔들리지 않고 뿌리박혀 있다. 약물은 직접 몸에 작용하는 것이기 때문에 약을 바꾼다는 것은 매우 민감한 문제라서 소비자 자신이 누구보다 보수적인 경우가 많다. 오래된 약이 주는 외견상 아우라가 미치는 영향은 매우 깊고도 광범위하고 질기다고 할 수 있다.

그러한 감성적이며 관습적인 트레이드 드레스에 대한 편견의 대상으로 제네릭 약에 대한 편견이 가장 대표적이다. 제네릭 의약품이 오리지널에 비해 뭔가 모자란 효과를 가진 것은 물론 불순물이 많거나 함량이 떨어져 내 몸에 맞지 않는 부작용을 나타낼 것이란 막연한 불안감이 보편적으로 깔려 있다.

그래서 아직도 많은 소비자가 어디선가 본 광고를 믿고 약국에서 "○○ 약' 주세요"를 외친 후 그와 똑같은 이름의 약이 없으면 성분이 아무리 같고 값이 싼 제네릭 약이 있어도 외면하는 일이 다반사로 벌어지고 있다. 거기에는 언론 및 출판물 그리고 SNS를 비롯한 각종 미디어에서 제네릭 약을 '복제 약'이라고 해석하는 관행적인 폄하도 한몫 거들고 있다.

마치 제네릭 약은 원료나 생산 과정 자체가 오리지널과는 크게 차이가 나게 만들어진 복제품으로 '짝퉁'이라는 부정적 의미의 트레이드 드 레스가 뒤집어 씌워져 있는 것이 제네릭 약에 대한 이미지를 부정적으로 고착시키는 주요인이 되고 있다. 제네릭은 오리지널 약과는 전혀 원료부터 다르고 그 효능은 물론 약물의 조성이나 함량, 성분이나 구조 등이 오리지널과 다른 것처럼 오인되고 각인돼 있는 것이다. 제네릭 약이 마치 명품을 흉내 낸 의류나 가방처럼 또는 원자력발전에 들어간 인증 시험을 통과하지 않은 '짜가' 부품들처럼 만들어진 것이 아니냐는 의구심이 저변에 심각하게 조장돼 있는 것이다.

과연 그럴까. 만약 약에도 그러한 '짝퉁'이나 '짜가' 약이 버젓이 유통된다면 정말로 큰일이다. 농약이나 중금속이 과량 들어간 불량식품 정도가 아니다. 간혹 일부 가공식품에 사용된 재료나 첨가물 등에 식품으로는 적합하지 않은 발암물질이나 성분 또는 비위생적인 변성 원료 등이 기준치 이상 들어간 걸로 밝혀져 리콜 사태 등이 발생하기도 하는데 만약 약에 그런 일이 발생한다면 그 파장은 리콜 수준으로 끝나기 어려운 문제다. 식품과 제약은 문제가 되는 기준 자체가 다르고, 그러한 일이 생긴 후에 해당 제약사가 받게 되는 피해와 그 파장이 매우 크기 때문이다.

감독 당국의 엄격한 통제와 감시도 다른 업종과는 비교가 안 될 정도지만 제네릭 약을 만드는 제약사 입장에서 사실 위험을 감수하면서까지 의도적으로 그렇게 할 필요도 별로 없다. 왜냐하면 오리지널 약이 오랜 기간 특허권자로서 권리를 보장받는 대신 제법이나 원료 공정 등에 관한 기술 특허 내용이 어느 정도 노출돼 있는 상태여서 제네릭이라 해도 원료나 생산 공정을 달리해서 만들지는 않기 때문이다.

오히려 그 제법을 달리해서 오리지널보다 원가 면에서나 효과 면에서 크게 개선했다면 그것은 제법 특허라는 별도의 특허로 그 권리를 보장받게 되어 있다. 그러한 경우라면 오리지널과 동등한 효과를 내면서도 주요 구성 성분이 같거나 아주 비슷한 약을 공정상 개선된 다른 방법으로 만들었기 때문에 보통의 제네릭과는 분리해서 약가를 책정하는 데있어서도 우대를 받게 된다. 새로운 제법 특허에 의하거나 새로운 제형으로 약의 흡수나 복용법을 개선했다는 점 때문에 '슈퍼제네릭'이나 개량 신약으로 인정받게 된다는 것이다.

때문에 제네릭은 대부분 오리지널 약과 비교해서 그 원료에서부터 생산 공정과 그 중간 원료, 시약 등이 모두 동일하다. 그렇지 않으면 생동성 시험에 들어가기 전에 반드시 거쳐야 하는 물리화학적, 약리학적 동등성을 입증하는 데 많은 시간과 어려움이 따르게 되어 그에 따른 비용과 시간이 만만치 않게 들어가야만 해 새로운 약을 개발하는 것이나 마찬가지의 상황이 된다.

한마디로 제네릭 약은 그 최종 생산품에 대해 반드시 생물학적 동등성 시험이란 엄격한 시험 절차를 거쳐 오리지널과의 효력과 효능 면에서 동등함을 입증받아야만 하기 때문에 일반의 인식처럼 외형상의 짝퉁이 아니라는 것이다. 굳이 복제 약이라 표현한다면 그것은 어디까지나 기술상의 복제에 불과한 것이라고 할 수 있다. 오리지널 약에 관한 기술과 원료를 그대로 복사해 만든 약이라는 의미라면 어느 정도 맞는 얘기가 된다는 것이다. 원료와 그 기술이 같다면 그것은 동일한 약이라 할수 있을 것이다.

이러한 엄격한 과정을 거치는 동안 제네릭 약이 오리지널 약에 비해효능이나 효력에서 유의할 만하게 떨어지는 경우 최종적으로 약으로서

허가를 받을 수가 없다. 과거 이 과정에서 임상 시험 데이터에 대한 신뢰 조작 문제가 불거져 그러한 신뢰에 먹칠을 한 경우가 한두 번 있었으나 최근 들어서는 그러한 조작은 제도적으로 매우 어려워져 국내에서 그러한 일이 재발할 수 없다 해도 크게 틀린 말은 아니다.

오히려 요즘에는 국내 임상 시험 기관이나 그 대행 기관CRO이 해외 제약업계로부터 그 능력과 신뢰를 점점 쌓아가는 분위기다. 국내 제약사들은 해외 진출을 위해 해외의 임상 시험 기관에 의뢰를 하는 경우가 많으나 해외의 유명 제약사들이 오히려 국내 시험 기관에 임상 시험을 의뢰하는 경우가 점점 많아지고 있는 것만 봐도 그러한 상황을 짐작할 수 있다.

여기에는 정부가 지난 2007년 국가임상시험사업단을 설립하면서 그 산하에 지역별로 종합병원급 이상 기관에 임상 센터를 운영토록 하는 등 임상 시험 분야에서 한국을 아시아권 거점 지역으로 키워 제약 산업을 육성하기 위한 발판으로 삼으려는 산업 정책적 지원 노력을 꾸준히 기울여온 데 힘입은 바가 매우 크다.

국내 임상 시험 시장은 이미 아시아권에선 일본을 제치고 최고의 위치를 확보했으며 세계적으로도 지난 2010년 6위의 시장을 형성한 상태다. 도시별로는 지난 2010년 서울이 임상 시험을 가장 많이 하는 세계 1위 도시로 등극했다.

제네릭 약

국내에서 팔리는 약은 크게 세 가지로 구분된다. 전문 의약품, 일반 약 그리고 안전 상비 의약품 얘기가 아니다. 세상에 처음 나온 신약이거나 자료 제출 의약품, 그리고 흔히 복제 약이라 말하는 제네릭 약이 그것이다. 신약은 약의 화학적 구조나 조성이 기존에 존재하지 않았던 단일 제제 또는 복합제로 개발 회사만이 생산 또는 판매하도록 독점적 권리를 가진 약이다. 원천적으로 하나의 주체만이 신약을 생산할 수 있다.

이어 자료 제출 의약품은 신약에서 파생된 약으로, 신약과 그 효능이나 효력이 결과적으로는 동등하지만 제형이나 투여 경로를 바꾸는 정도의 조작을 거쳐 만든 신약이라 한다. 앞서 나온 신약 성분의 효능과 효력 그리고 안전성이 인정돼 있는 만큼 똑같은 구조와 성분을 가지고 있지만 그 투여 형태를 약간 달리하는 정도의 또 다른 신약인 것이다. 따라서 두 약은 세상에 처음 나온 화학적 성분과 제형을 가진다는 점에서 결국 같은 범주에 속하는 약이다.

이어 제네릭 약도 이미 수십 년 전에 나왔던 신약과 그 유효 성분은 물론 함량이나 제형이 모두 똑같다. 염Salt 형태로 만들어진 약의 경우 그 염의 성분과 제형도 모두 같다. 또 오리지널 약과 통계적으로 동등하거나 그 이상의 효과를 가진 것으로 생물학적 동등성 시험을 통과한 약이다. 한마디로 용법·용량은 물론 효능·효과 측면에서도 현대 과학이 증명할 수 있는 모든 측면에서 통계적으로 오리지널 약과 동등함을 입증한 약이라 할 수 있다.

제네릭은 그러나 이미 출시돼 시장을 선점한 신약이 안전성과 효과를 입증됐기 때문에 그러한 약물 성분의 물리화학적 특성이나 효과 안전성 문제에 대해서는 따로 입증하지는 않는다. 다시 말해 해당 약물의 안전 및 유효성에 관한 자료는 이미 오리지널 약을 통해서 장기간에 걸쳐 입증돼 있기 때문에 품목 허가 과정에서 따로 입증 서류를 제출하지 않는다는 얘기다. 그러나 의약품 동등성을 입증하기 위해 매우 중요한 요인인 시험 방법의 기준이나 함량과 순도 시험 등은 반드시 거치도록 돼 있다. 제네릭 약이 오리지널 약과 같은 성분의 약으로 실제 만들었는지를 제대로 확인했는지를 점검하기 위한 것이다.

이어 오리지널 약과 비교하기 위한 수단으로서 제네릭과 오리지널약, 두 약물을 가지고 인체 실험을 통해 그 효능과 효력이 통계학적으로 동등한 범주 안에 들어가는지를 보여주는 생물학적 동등성 시험을 반드시 통과해야만 한다. 이때 시럽제나 틴크제처럼 변성 위험 등이 낮은 일부 제형의 약들은 생동성 시험이 일부 면제되기도 하고 정제나 캡슐제의 경우 약 성분이 아닌 코팅제나 첨가제 같은 정도가 오리지널 약과 다를 수는 있다. 이는 약리 효과를 내는 성분과는 크게 관련이 없기 때문이다.

그러나 제네릭은 효력과 효능에 있어서는 결코 오리지널에 뒤져서는 안 된다. 온갖 과학적 계측 및 검증 기술을 통해 구조 결정 형태나 용해도 용출 속도 같은 물리화학적 성질, 그리고 전신 순환하는 혈액에 흡수되는 생체 이용률 측면에서 동등한 효력과 효능을 가져야만 한다.

그러한 능력을 입증하기 위한 수단으로 제네릭도 오리지널 약과 마찬가지로 직접 인체를 대상으로 한 생체 시험을 거치도록 하는 것이다. 생동 시험에서 제네릭은 오리지널 약과 똑같은 경로를 따라 투약되어야 하며, 일정 시간마다 채취된 혈중에 흡수된 약의 최고 농도$_{Cmax}$와 총흡수량$_{AUC}$ 등에서 '일정 범위' 안에 들어야만 통과된다. 이외에도 오리지널 약의 특성상 매우 중요한 속성이 있는 경우에는 그러한 요인도 모두 충족해야 한다. 예를 들어 심근경색 약인 니트로글리세린은 무엇보다 신속한 효과 발현이 중요하기 때문에 투여 후에 최고 농도에 도달하는 시간Tmax 같은 중요한 요인은 오리지널 약과 빠짐없이 비교된다.

여기서 '일정 범위'란 여러 시간대에 걸쳐 혈액을 채취해 그 안에 포함된 약리 성분의 평균 농도가 분포되는 90퍼센트 신뢰 구간을 기준으로 오리지널 약의 80~125퍼센트 범위에 속하는 것을 말한다. 오리지널과 비교할 때 샘플군 간의 평균치 차이가 ±20퍼센트 안에 들어야 한다는 의미다.

이 같은 신뢰 범위가 의미하는 것은 제네릭이라 해서 오리지널 약과 비교할 때 결코 쉽게 허가되는 약이 아니라는 것이다. 이미 오랫동안 사용해온 오리지널 약의 경우도 다시 임상 시험을 한다 할 때 이 정도의 범위 안에 들어가려면 품질 관리를 잘해야 들 수 있을 거란 말이 나올 정도로 이는 엄격한 기준이다. 같은 약이라 해도 생체를 대상으로 하는 임상 시험의 특성상 생물학적 변수가 항상 작용하기 때문이다. 특히 같은 약도 사람에 따라 그 효능이 차이가 나고, 또 같은 사람을 대상으로 하는 시험에서도 아침 다르고 저녁 다를 수 있을 정도로 생물학적 변수는 피시험자의 상황에 따라 달라질 수 있는 변동 폭이 크다는 얘기다.

한마디로 표현한다면, 제네릭과 오리지널 약은 결국 일란성 쌍둥이라고 할 수 있을 정도다. 표현형Phenotype이 약간 다를 수는 있지만 그 유전적 정보와 속성 등은 동일한 유전형Genotype을 가진 형제 약인 것이다.

이 같은 과학적 근거를 제껴놓고 제네릭은 오리지널 약에 비해 효과가 다른 약이라고 주장하려 한다면 그에 대한 과학적 근거를 제시해야만 한다. 통계학적 기준에서 바라본 동일성을 뒤집을 만한 또 다른 통계학적 자료를 제시하거나 아니면 그러한 통계학적 방식의 검증이 중요한 오류를 오류가 아닌 것으로 했다거나 오류가 아닌 것을 오류라고 해 제외했다거나 하는 근거 자료를 내야만 한다. 일부 환자의 임상적 경험이나 반응 정도로 과학적 검증 절차를 뒤집는 일은 매우 비과학적인 일이기 때문이다.

플라시보 노시보

약의 세계는 밀가루를 '진짜 약'이라고 하고 환자에게 복용하게 해도 일정 정도의 '플라시보' 효과가 있고, 반대로 진짜 약을 밀가루라고 환자에게 주면 실제 효과가 나타나지 않는 '노시보' 효과 같은 과학 이전의 세계가 존재한다. 인간은 로봇이나 인공지능 기계 같은 물리화학적 존재가 아니기 때문이다. 정신적 심리적 요인이 크게 작용하는 것이 약의 효과가 갖는 비과학적인 영역이다.

그러한 비과학적 영역까지는 아니라 해도 약의 효력이나 효능을 잴 수 있는 절대적인 기준은 없다고 해도 과언이 아니다. 때문에 과학의 영역을 넘어서는 심리적 정신적 영역까지 감안해서 약의 효과를 잴 수는 없다. 또 생물학적 영역에서도 유전적 소인이나 반응성에 따라 같은 약물에 대해서도 사람마다 큰 차이를 보이는 게 약물의 기본적 속성이다. 이 같은 불가피한 속성에 따른 약물의 총체적 효과 차이를 통계적으로 검증하는 방식으로 오리지널 약과 생물학적 동등성을 갖는다는 점을 입증한 약이 제네릭이다.

생물학적 동등성 시험에는 이밖에도 환자들이 느끼는 임상적 효과를 점수화해 반영하거나 흡수가 잘 안 되는 약의 경우에는 여러 가지 간접적인 수단을 동원해서 그 효능까지도 오리지널과의 통계학적 동등성을 입증해야만 하는 경우도 있다.

따라서 보는 제네릭 약은 생물학적 동등성 시험을 거쳐 그 결과를 갖고 오리지널 신약과의 약효 동등성을 통계적으로 입증한 약이라 할 수 있다. 구조 활성이나 물리화학적 속성은 물론 생물학적 속성까지도 오리지널 약과 비교되어 일정 수준 이상에 도달한 약이다. 그 안전성 및 유효성을 재는 기준이나 시험 방법에 대한 심사를 거쳐야만 하고 용출이나 붕해 시험 같은 비임상 시험 등을 통해서도 오리지널 약과 비교된다.

종합적으로 말하면 물리화학적 관점에서는 동등하고, 그리고 생물학적인 측면에선 통계학적으로 입증된 동등한 약이라 할 수 있는 것이다. 그런 정도의 제네릭을 '짝퉁'이라 하거나 '복제 약' '카피 약'이라며 폄하하는 것은 제네릭에 대한 가치를 진정으로 평가하는 용어가 될 수는 없다. 제대로 된 제네릭 약을 만드는 것도 그리 녹록한 일은 아니기 때문이다.

산업 정책적 선택

얼마 전 국내 중요 처방 의약품 중에 제네릭으로 대체되는 비중이 0.088퍼센트에 불과하다는 보고가 있었다. 오리지널 약과 현대 과학적으로 동등하다고 인정한 약에 대한 예우가 고작 0.088퍼센트에 불과한 수준에서 국내 제약 산업이 제대로 성장할 수는 없다는 결론이 자연스럽게 나온다.

왜냐하면 국내 제약 산업은 어차피 후발업체고 수백 년 역사를 자랑하는 외국의 메이저 제약사들이 갖는 오리지널 위주의 파이프라인생산 제품 구성 체계을 넘어서는 길은 제네릭을 통해서라도 메이저 제약사들의 생산 기술 수준에 도달하는 게 무엇보다 중요하고 거의 유일한 로드맵이기 때문이다.

언제까지 외국 업체에 엄청난 로열티를 물어주면서 수백 년 뒤진 국내의 제약 산업을 일으킬 수는 없다. 그럴 바엔 차라리 선진국 중에서도 미국이나 스위스, 독일 같은 일부 나라를 제외한 대부분의 나라들처럼 제약은 포기하고 다른 산업에 집중하는 게 오히려 나은 길이 될 것이다. 국내의 제약 산업을 전자나 조선 모바일 등 IT산업이 걸어온 것처럼 다음 세대의 신수종 산업으로 키워가기 위해서는 국내 여건과 현실에 대한 소비자의 현명한 이해가 필요하다.

국내 상위권 제약사 중에서도 일부 제약사가 가족 세습 방식의 경영에다 부동산에 대한 투자 비중이 현저히 높다거나 하는 구태의 경영 방식의 틀에 박혀 도전적인 혁신을 게을리 하고 있다. 그렇다고 외국의 오리지널 약이 갖는 트레이드 드레스만 고집하면서 제네릭 약을 무시하고 그에 대한 인식을 고쳐 잡지 못한다면 제약을 비롯한 국내 생명 산업은 독립된 산업으로 뿌리를 내릴 공간이 없다. 모바일 기기가 장치와 소프트웨어의 산업이라면 제약과 생명 산업은 그야말로 연구 개발 능력을 필두로 한 지식 특허 산업인 동시에 대규모의 투자가 요구되는 장치 산업이자 대규모의 자본을 기반으로 전 세계를 상대로 한 영업 마케팅이 요구되는 산업이기 때문이다.

국내에서 1등 제약사의 연간 전체 매출은 메이저 제약사가 만드는 약한 가지의 매출액에도 턱없이 모자라는 상황이다. 그러한 상황을 감안할 때 국내 제약 산업이 일정 궤도에 오르기 위해서는 어려운 여건에서도 신약 개발에 집중하되 오리지널 약의 특허가 끝나기 무섭게 수십 개씩의 제네릭 약을 내놓는 국내 제약사들의 최근 보이지 않는 노력에 대한 국민적인 이해와 관심이 무엇보다 중요하다. 비록 제네릭이지만 선진 제약사들의 신약 개발 능력을 따라 잡기 위한 몸부림을 그치지 않고 도전하는 길 외에는 특허와 노하우의 장벽을 넘어 토종 제약을 일으킬 수 있는 다른 방법이 없기 때문이다.

프로드러그과 엑소드러그

관계 사슬

우리는 많은 관계 속에서 살아간다. 남자와 여자가 만나 가정을 꾸미는 일에서부터 직장에 취직해 상사와 동료, 그리고 후배 직원 등과 맺게 되는 일터에서의 생산적 관계, 온·오프 공간이나 학교 등지에서의 각종 비공식 모임을 통해 갖게 되는 폭넓은 인간관계에 이르기까지 일생 동안 많은 관계를 새로 만들고, 허물기도 하면서 살아간다.

연륜이 쌓여 40대를 넘어서면 자신의 얼굴에 책임을 져야 하듯 자신이 살아오면서 형성한 관계 사슬의 구조에 대해서도 온전히 책임을 져야만 한다. 그러한 관계 하나하나가 좋지 않은 인연으로 남아 있다 해도 그로 인해 빚어진 결과에 대한 책임을 타인이나 사회에 전가할 수는 없다.

한 인생의 사회적 자리매김은 일생을 통해 맺어놓은 관계의 모습과 그러한 관계의 사슬 구조에 달려 있다고 해도 과언이 아니다. 사회 속에서 어떤 얽히고 설킨 인간관계의 사슬을 형성해왔느냐가 그 사람의 오늘의 모습일 것이다.

이러한 사회적 관계는 자신이 일정 부분 원해서 되는 경우도 있지만 전혀 그렇지 않은 경우도 많다. 어쩌면 두 가지가 섞여서 이어가는 관계가 가장 많을 것이다. 사람 관계가 한쪽에서 원하기만 하면 곧바로 그 모습을 드러내는 것이 아니고, 반드시 쌍방 간에 어느 정도의 암묵적 합의 정도는 있어야 오랜 시간 유지할 수 있기 때문일 것이다.

부모 자식 간에 맺어지는 관계도 여러 유형의 관계 중 하나에 해당한다. 자식 입장에서 보면 어떤 부모를 자신의 부모로 할 것인지 전혀 의욕한 바가 없다. 그저 부모의 의지와 계획에 의해 세상에 던져진 게 전부다. 그러다 보니 세상의 불효자 치고 부모를 향해 "자신을 왜 낳았느냐"는 식의 항변 아닌 항변을 해보지 않은 자는 없을 것이다.

그런 자식의 항변에 부모는 충격을 받아 자식에 대해 정이 떨어지는 순간을 겪게 되지만 그런 이유만으로 정을 떼는 부모는 세상에 많지 않을 것이다. 부모 자식이란 인연이 서로가 원해서 맺어진, 계산과 필요에 의해 맺어진 이해관계가 아니기 때문이다.

반면 부부 관계는 쌍방이 원해서 만들어진다. 처음에는 서로가 서로에게 끌려 사랑이 싹트거나 어느 일방이 자신에게 필요하지만 자신에게 없는 것을 가진 타방에 기대하며 법적인 제약을 받게 되는 관계로 이어진다. 그것이 성적 매력이 됐든, 경제적 기반이 됐든 결혼으로 한 가정을 이루기 위해서는 어떤 강렬한 요소가 필요하다.

그러나 그런 관계는 시간이 갈수록 변하게 된다. 아주 짧은 시간에 그러한 기대와 매력이 끝나버릴 수도 있고, 아니면 새로운 모습으로 발전하는 모습을 보이지 못해 기대가 실망으로 반전될 수도 있다. 최악의 경우엔 부부라는 사실이 아무런 인연이 없는 남보다 못한 법적 제약과 의무만이 남는 관계로 전락하는 수도 많다.

마지막으로 일터에서 맺어지는 관계는 앞의 두 관계에 비해 당사자들만이 아닌 보다 폭넓은 사회 속에서 맺어지는 관계라 할 수 있다. 처음 직장에 들어갈 때는 자신이 어느 직종에, 어느 직급에, 심지어는 어느 정도의 보수를 받고 일할 것인지를 모두 따져본 후에 회사와 계약을 하게 된다. 회사 입장에서도 여러 지원자 중에 어느 누가 더 능력 있고 장래에 회사를 위해 많은 기여를 할 것인지를 기준 삼아 직원을 선택하게 되고 그와 계약을 맺게 된다. 하지만 삶의 터전이라 할 직장에서는 반드시 회사와 당사자의 관계만이 아니라 수직적 상하 관계와 수평적 동료 관계를 한꺼번에 맺게 되어 한 개인의 일생 동안 많은 영향을 미치게 된다.

어찌됐건 우리는 이러한 관계 속에서 한평생을 살아가고 마감한다. 대부분 그렇지만 처음 맺은 새로운 관계는 부푼 기대와 희망에서 출발한다. 의욕이 넘치기 때문이다. 그러나 시간이 흐르다 보면 여러 가지 크고 작은 일이 생기면서 관계는 조금씩 변하게 된다. 부모와 자식 간에도 자식이 어렸을 때는 부모에 많이 의존하지만 점점 커가면서 부모로부터 독립하고, 부모가 나이가 들면 자식에게 점점 의존하게 된다. 부부 사이 관계나 직업적 관계도 많은 변화를 거치게 된다.

엑소드럭

우리가 먹는 약도 몸에 흡수된 뒤에는 변하게 된다. 처음 먹은 성분이 그대로 변치 않고 약리작용을 하는 약은 별로 없다. 그런 약은 몸에 흡수되면 안 되는 설사약이나 제산제 변비약 정도뿐이다. 일부 흡수되는 약 중에도 그런 약이 있을 수 있는데 간에서 분해되거나 변화되는 효소가 없기나 그 대사 처리가 어려워 약리작용을 나타낸 후 약물이 크게 변화하지 않은 채 신장이나 담즙으로 배설되는 약이다.

이들 약 중에는 항생제가 많다. 항생물질은 원래 미생물이 어떤 목적을 위해 탄수화물 같은 영양물질을 변화시켜 에너지를 얻는 것과 같은, 기본적인 1차 대사 말고 다른 미생물로부터 자신의 영역을 방어하기 위한 2차적 필요를 위해 만들어낸 물질이다. 따라서 항생제 중에는 사람에게 직접 작용하는 경우가 드물고 사람 또한 그러한 항생물질을 분해하거나 대사하는 능력에서 매우 약하거나 아예 갖지 못한 경우가 많다. 연고류에 많이 들어 있는 겐타마이신이나 카나마이신 같은 아미노글리코사이드 계열 항생제나 페니실린계와 세파계 항생제 등이 그런 류에 속한다.

이들 항생제는 모두 미생물이 만들어낸 물질로 주로 세균의 세포벽이나 외막에 작용해 세균 세포를 죽이거나 핵산, 단백질 같은 영양물질의 합성 대사 과정을 억제해 세균의 증식을 막는 작용을 한다. 그러나 인간은 그러한 대사 과정에 관여하는 효소가 없기 때문에 몸에 들어와 있는 미생물에는 약으로 작용하지만 그 후에는 대사 처리가 어려워 거의 변하지 않은 형태로 배설된다.

이런 약을 엑소드럭Exo-Drug이라 한다. 몸에서 빠져나오면서 사구체나 방광 또는 요로 등에 생긴 세균성 염증을 치료하는 약으로 작용하는 경우가 그 대표적인 사례에 속한다. 사람의 몸에서 약으로 작용하기 전까지는 원래 갖고 있던 약리 성분이 크게 파괴되지 않고 잘 보전되어야 할 필요가 있는 약들이다. 그러나 이들 엑소드럭은 신장을 통한 배설 비중이 월등히 높은 경우 신장의 사구체에 손상을 입히거나 신장의 효율을 떨어뜨리는 신독성을 가지는 수가 있어 사용에 주의가 필요하다.

특히 신부전이나 자가면역성 사구체염 질환을 가진 만성신장병 환자는 항생제를 복용할 때 신장을 통해 배설되는 약보다는 간장을 통해 담즙으로 배설되는 테트라사이클린 에리스로마이신 같은 마크로라이드계 항생제나 퀴놀론계 항생제를 쓰는 게 좋은 것으로 돼 있다. 이들 약은 간을 거쳐 담즙으로 주로 배설되기 때문이다. 하지만 퀴놀론계 중 일부 항생제는 오히려 신장 손상 위험이 높은 것으로 알려져 항생제를 쓸 때는 대사와 배설 경로에 따라 신중하게 가려 써야만 한다.

이러한 엑소드럭에는 설사약이나 변비약도 있다. 설사를 멈추게 하는 수렴 흡착제는 대부분 장을 통과하지 못한다. 분자량이 크거나 정전기를 가진 이온 형태로 녹아 있기 때문이다. 그런 약은 수분이나 세균과 같은 설사의 원인이 되는 물질이나 생물체를 흡착해서 그대로 배출시키는 작용을 한다.

변비약 중에도 수산화마그네슘 같은 염류성 완하제나 장내에서 수분을 흡수해 변의 부피를 키우는 팽창성 완하제차전차피, 장내 삼투압을 올려 역으로 장관 내로 수분을 끌어들이는 고삼투압성 완하제락툴로스제제 등이 모두 장내로 흡수되지 않고 밖으로 그대로 나가면서 약으로서 작용하는 엑소드럭의 예이다. 이밖에 장점막을 자극하는 자극성 변비약비사코딜, 센노사이드과 굳은 변의 표면장력을 낮추어 수분이 스며들도록 하는 연변하제도큐세이트염 같은 변비 치료약도 있다.

프로드럭

이에 반해 대부분의 약은 흡수와 동시에 간문맥을 통해 간을 거쳐 전신으로 퍼지게 된다. 이 과정에서 간의 1차석 대사를 받기 때문에 화학적으로 약물의 구조가 변하게 된다. 이를 초회 통과First Pass 효과라 한다. 우리가 먹는 약은 그러한 약으로 변하기 전의 전구체 형태의 약을 먹는다. 그런 약을 엑소드럭과는 반대 개념으로 프로드럭Pro-Drug이라 한다.

프로드럭은 약을 개발할 때부터 고려된다. 몸에 들어가 변하게 되는 환경 조건에서 어떤 형태로 만들어야 실제로 약리작용을 하는 약으로 쉽게 변하고 대사에 부담을 주지 않을 것인지 등을 감안해서 약이 만들어진다. 그러한 사례로 신경안정제 또는 간질 약 등으로 쓰이는 디아제팜 계열 약이 있다. 디아제팜은 몸에 흡수된 뒤 데스메칠디아제팜, 하이드록시디아제팜 등으로 바뀌고, 이어서 산화 반응을 통해 옥사제팜 형태가 되어 최종적으로 배설된다.

단지 디아제팜만이 아니라 그와 비슷한 구조와 효과를 갖는 클로르디아제폭사이드나 클로라제페이트 같은 신경안정제도 모두 데스메칠디아제팜을 거쳐 옥사제팜 형태로 배설된다. 여기에 관여하는 효소가 시토크롬 P450 동종 효소로 간에서는 해당 물질에 따라 작용하는 효소가 각각 달라 너무 많기 때문에 아직 그 정확한 숫자는 알려져 있지 않다.

여기서 중요한 건 디아제팜이 흡수된 뒤에는 결국 옥사제팜으로 바뀌어 약리작용을 나타내는데 옥사제팜 자체를 약으로 만들지는 않는다는 것이다. 옥사제팜의 구조를 약으로 만들면 흡수와 동시에 약으로 작용해 효과가 빠를 것 같은데 그렇게 하지 않는다.

옥사제팜을 복용하면 옥사제팜으로 그대로 있는 게 아니라 대사 과정에서 다른 약으로 변하거나 아니면 배설이 그만큼 쉽고도 빠르게 이뤄져 약효는 오히려 떨어질 가능성이 크기 때문이다. 그렇기 때문에 약을 만들 때부터 그런 대사 기전을 고려하여 흡수된 후에 변하기 전의 형태로 약을 만들어 흡수율도 좋게 하면서 약의 효과를 높이기 위한 여러 가지 고려가 반드시 선행되는 것이다.

사회에서 이런 저런 이유로 알게 되는 인간관계에도 비슷한 측면이 있다. 어떤 형태의 관계든지 처음부터 딱 맞는 상대는 거의 없다. 그런 관계는 필요한 조건을 맞춰 이뤄지는 일회성 거래에서나 가능하다. 대부분의 관계는 살아가면서 여건에 따라 멀어지기도 하고 가까워지기도 한다. 그러나 중요한 건 서로에게 마지막까지 좋은 약과 같은 관계로 오랫동안 남는 것이다.

그러한 관계는 원래의 약물이 그 모습을 달리해야만 비로소 약이 되는 프로드럭이나 전혀 변함없이 그대로 있다가 마지막에 좋은 효과를 보여주는 엑소드럭 같은 두 가지 형태가 될 것이다. 서로 긍정적인 자극제 역할을 하기도 하고, 어떤 때는 가슴 아픈 상처를 내기도 하지만 결국에는 좋은 모습으로 남을 수 있는 관계가 프로드럭의 모습이라면, 힘들거나 어려운 일이 있어도 변함없이 꿋꿋이 지지해주고 멀리서도 성원해주는 오래된 친구는 엑소드럭이라 할 수 있다.

이처럼 두 가지 약이 서로 다르지만 결국에는 아픈 곳을 낫게 해주고 가려울 때 등을 긁어주며 원기를 회복시켜 주는 작용을 하는 것으로 마무리를 한다는 점에서 두 가지 형태의 약은 인간관계의 좋은 모습과도 많이 닮아 있다.

아나필락시스 프로필락시스

욕망

사람에게는 두 가지 욕망이 있다. 살고자 하는 것과 죽고자 하는 것이다. 누구에게나 욕망이란 무의식의 정신세계에 뿌리를 두고 있어 인간이 살아 있는 한, 그러한 두 가지의 욕망에서 벗어날 길이 없다. 그중에서 살고자 하는 욕망을 프로이트의 정신분석학에서는 에로스Eros라 한다. 삶을 긍정적으로 보는 태도를 바탕으로 창조적이며 알차고 재미있는 인생을 만들어가려는 의지가 거기에 담겨 있다.

그러나 생존 본능이라 할 에로스도 사람에 따라서는 약간씩 다른 모습을 갖는다. 단순하고 쾌락적이고 화려한 것을 추구하는 성향을 가진 에로스가 있는 반면에 찰나적인 인생에서 영원하고 의미 있고 좀 더 진솔하고 오래 남는 가치를 추구하려는 에로스도 있다. 사람에 따라서는 두 가지의 에로스를 모두 적당히 갖고 있는 사람도 있고, 두 가지 중 한 가지만을 절대적으로 추종하는 이도 존재한다.

이른바 선천적인 본능에 속하는 에로스는 성적 에너지인 리비도를 포함한다. 리비도는 태어나면서부터 갖고 있는 성적 만족과 종족 유지 본능을 추구하는 심리적 에너지로 인생의 살맛을 구성하는 데 없어서는 안 될 요소다. 그러한 성적 에너지가 자기 인생을 실패로 끝나지 않도록 잘 관리하고 보전하려는 욕망으로 나타날 때 에로스는 최고조에 이른다. 성적 에너지인 리비로가 과도하게 억제 또는 퇴행되거나, 아니면 과도하게 발현되면 생의 본능, 에로스는 그 힘을 잃는다. 성적 만족이 적절하게 충족되지 않고 성격이나 인격의 온전한 완성이 어렵기 때문이다.

리비도가 충분히 충족되고 그것을 바탕으로 원만하면서도 자기완성적인 성격이 형성된 후에야 한 번뿐인 인생에서 아름다움을 추구하고 그 의미를 세상과 함께 공유하고자 하는 자아실현 욕구 또한 제대로 드러날 수 있을 것이다. 그러나 그 과정에서 좌절이나 실패, 또는 고통이 생겨나 가슴속에 쌓이게 되면 생의 본능인 에로스는 죽음의 본능, 타나토스Thanatos에 그 자리를 넘겨주게 된다. 이때 에로스와 함께 두 가지 본능을 구성하는 또 다른 본능, 타나토스가 우세를 점하게 되는 것이다.

타나토스는 파괴의 본능이라고도 한다. 이는 세상에 태어나기 이전의 무생물로 환원하려는 본능이다. 그러한 본능이 자기로 향하면 자살이라는 극단적인 선택을 하게 되고, 왜곡돼 타인이나 사회로 뻗치면 불특정 다수를 향한 증오와 공격, 그리고 파괴하려는 범죄적 퇴행으로 나타나기도 한다. 사람이면 누구나 보통 두 가지 욕망을 다 함께 가슴에 안고 산다. 인생을 잘 살고자 하는데, 그것도 멋있고 화려하게 살고 싶은 본능이 강할수록 그 욕망은 좌절될 가능성이 크고, 나아가 그러한 욕망이 채워지지 않으면 삶의 긍정적인 에너지는 어느새 타나토스의 파괴 본능으로 뒤바뀔 공산이 커진다.

대부분의 인생을 통틀어 통시적通時的, diachronic으로 보면 두 가지의 삶의 본능이 번갈아가며 엎치락뒤치락하면서 마음의 성장과 쇠퇴를 이 이간 것을 알 수 있다. 젊은 시절 한때 세상을 원망하며 타인과 주변 환경에 대해 강한 불만을 갖고 살다가도 나이 들면 긍정적이고 자손과 사회와 자신의 인생을 실패하지 않고 보전하고자 하는 방향으로 바뀌기도 한다. 이른바 흔히 나이 들면 보수화되는 것과 일맥상통한다. 또 성격이나 머리가 너무 단순해 편하고 달콤한 것만을 추구하다 제대로 쓴맛을 보게 된 후에는 자신의 욕구를 줄여나가는 법도 알게 된다.

물론 이러한 단순 무식형의 정신세계는 끝까지 자기식의 욕망을 추구하다 자식이나 주변 사람에게 커다란 누를 끼치고 자신의 인생도 실패로 굴러 떨어뜨리는 경우가 많지만 그중에 일부는 긍정적인 방향으로 수렴해갈 수도 있다는 얘기다. 어쨌든 많은 사람은 살아가는 동안 이러한 삶과 죽음의 두 가지 본능을 모두 경험하게 되고 여정에 따라서는 두 가지 욕망이 서로 섞여 모호해지기도 하고 다른 것으로 바뀌기도 한다는 것이다.

퇴행

얼마 전 공전의 히트를 친 TV드라마에 이런 대사가 나온다. 드라마에서 주인공 서영이는 아버지삼재에게 살려달라고 사정을 한다. 아버지의 딸로 태어나 얼마나 큰 죄를 지었길래 그런 사정을 할까 하지만 그런 게 아니다.

"부사장님우재은 죽고 싶다는 생각을 해본 적 있소?"

"없습니다."

"그럼, 누구한테 살려달라고 해본 적 있소?"

"…."

"그전에 난, IMF사태 때 동업하다가 사기당하고, 장사하다 망해먹고, 다단계한다고 사채 빚 끌어 쓰고, 성인 나이트에서 아줌마들 물 관리하는 웨이터 노릇하며 팁 받아 사는 동안, 우리 딸은 찜질방에서 살고, 등록금 빼서 휴학하고, 내 빚 대신 갚아주고, 다른 애들 같았으면 애저녁에 나가 떨어졌을 텐데 그 독한 애가 어느 겨울날 420만 원을 들고 와서 그럽니다. 살려달라고, 이제는 더 이상 힘들다고, 정신 좀 차려달라고…."

드라마 주인공 서영이는 죽고자 하는 본능과 살고자 하는 본능이 겹쳐 있다. 그러나 살고자 하는 욕망이 더 크다. 대부분의 사람들이 그렇듯이 서영이도 죽는 것을 억누르고, 살아보고자 아버지에게 이제는 더 이상의 짐을 지게 하지 말아달라고 애원하는 것이다.

삶의 노정에서 이처럼 이럴 수도 저럴 수도 없는 복합적이고 다층적인 상황을 만나게 된다. 이런 식의 경험은 없을수록 좋겠지만 그걸 피한다고 피해지는 건 아니다. 서영이가 삼재의 딸로 태어나 그렇게 살고자 계획했던 것은 아닐 것이다. 드라마에서 서영이는 자신의 아버지를 부정하고 시집을 간다. 소위 재벌 집 맏며느리가 되어 잠깐의 행복을 경험한다. 그러다 아버지의 존재가 밝혀지고 남편 우재는 그런 아버지를 숨기고 자기와 결혼까지 한 서영이를 이해하지 못하고 크게 실망한다.

그런 사실을 전혀 모르는 서영은 어렵게 꾸민 가정을 포기하지 않으려고 시어머니의 등쌀과 남편의 모진 태도에도 꿋꿋이 견뎌낸다. 그러다 남편이 자신의 과거를 알고 있으면서 자신에게는 내색하지 않고 등을 돌려버렸다는 사실을 뒤늦게 알고 몸서리치며 결혼 생활을 정리한다.

이 드라마의 최대 갈등 구조는 비누 드라마soap opera의 단골 메뉴인 중견 재벌가와 IMF 사태 이후 10여 년간 무너진 중산층 집안 사이에 얽힌, 우리 사회에서 지극히 비현실적인(?) 혼사를 다룬다. 재벌 집 가정에서 매우 정상적으로 성장한 남편 우재는 사랑하는 아내서영가 자신을 속이고 숨겨놓은 장인의 존재에 대해 스스로 고백하고 용서를 빌기를 기다린다. 서영의 과거 속 고통은 상상조차 하지 못한다.

반대로 서영은 자신의 과거를 들켜버린 사실을 뒤늦게 알고 자신의 잘못은 인정한다. 하지만 남편이 그걸 알면서도 자신을 믿고 따뜻한 이해의 손길을 내밀지 않은 것에 대해 뭔가 큰 잘못을 저지르다 들켜버린 치욕감과 배신감이 뒤섞인 복잡한 감정에 일순간 몸서리치며 그동안 숨죽이며 유지해왔던 결혼 생활을 모두 정리하고 만다. 우재는 그런 서영을 이해하지 못하다 장인어른으로부터 생생한 과거를 듣고서야 비로소 상처받은 서영의 처지를 이해한다.

드라마에서 서영이 남편 우재에 대한 마지막 끈을 일순간에 놓아버리는 상황은 어떻게 이해할 수 있을까? 누구보다 행복한 가정을 강렬히 원하지만 갑자기 모든 것을 일순간에 내려놓고 자신이 끝까지 지키고자 했던 결혼 생활을 파탄내고 마는 것과 같은 극적인 반전을 일으키는 심리적 기제는 어떻게 설명할 수 있을까?

인체 안에서도 그러한 퇴행적 반응이 일어난다. 흔히 아토피나 류머티스 관절염 같은 자가면역성 질환에서 일어나는 아나플락시스형Ana-phylaxis 과민 반응이 그런 류에 속한다. 과거의 어떤 기억이 자극되면 순간적으로 통제할 수 없는 반응이 나온다는 점에서 서로 비슷하다. 흔히 알레르기라고 하는 유해 반응의 한 종류로 몸 안의 항체, 그중에서도 이뮤노감마글로블린 E형IgE과 A형IgA 같은 항체와 히스타민이란 염증 매개 물질이 관여한다.

그중에서 특히 IgE와 같은 항체는 어떤 자극이 주어졌을 때 그 원인 물질에 따라 골수성 B-세포 내 염색체 안에 있는 유전자 서열이 서로 조합을 이뤄 항원에 맞게 새로 만들어내는 단백질이다. 따라서 평소에는 거의 없거나 미량으로 존재하다가 항원 물질에 따라 생성되는 항체인 것이다.

그러나 그 항체를 만드는 과정에서 유전자의 재배열 과정이 일어나는데 면역 세포인 B세포가 갖고 있는 전체 유전자 서열 중에 어떤 조합의 유전자가 선택되어 항체를 만드는가에 따라 선택되지 않은 유전자는 멸실되고, 한번 조합이 이뤄진 유전자 기억은 오랫동안 세포 안에 그대로 남아 같은 항체를 계속 만들어내게 된다. 나중에 다시 똑같은 항원 물질이 주어지면 방어를 위해 T세포의 도움 없이 B기억 세포가 직접 거기에 맞는 항체를 빠르게 만드는 과정을 거치게 된다.

이러한 B세포의 기억 기전은 흔히 알레르기라고 부르는 즉시형 과민 반응에서 전형적으로 나타난다. 1차 노출 시에 IgE 항체를 만들면서 그 기억을 가진 B세포는 재노출되는 경우 1차에서 기억으로 남아 있는 유전자 조합의 항체를 그대로 만들게 돼 반응 속도가 아주 짧은 경우엔 수

초 이내에 과민하게 나타나게 된다. 그 원인 물질알레르기원으로는 꽃가
루나 벌꿀 침 건초더미 같은 천연 물질에서부터 아스피린이나 페니실린
같은 약물 등 매우 다양하다. 모든 외부 물질은 그 후보가 될 수 있다.

세 포 기 억

우리 몸은 외부로부터 어떤 항원에 처음 노출되면 항체를 만들어 대응
하는데 그러한 기억이 사라지지 않고 있다가, 나중에 재노출되면 원래
의 좋지 않은(?) 기억이 되살아나 천식이나 쇼크, 두드러기 같은 반응을
일으킨다. 문제는 그러한 기억이 쉽사리 사라지지 않는다는 것이다. 기
억 세포의 수명이 일반 세포보다 훨씬 길어지기 때문인데 적어도 5년
이상은 지나야 그러한 면역 기억이 사라지게 된다. 똑같은 항원과의 접
촉이 있게 될 경우 빠르게 대응하기 위해 형질 변화된 B세포가 과민 반
응을 일으켜 오히려 면역을 파괴하는 결과가 초래되는 것이다. 준비성
이 너무 좋은 것도 항상 도움이 되는 것은 아닌 것이다.
　즉시형이 아닌 다른 지연형의 알레르기 반응에서는 2차 노출 시에 처
음 만든 항체와는 다른 종류로 항체의 종류가 바뀌는 클래스 전환이라
는 과정도 일어날 수 있다. 이 경우 2차 반응의 강도는 1차 노출에 비해
항체 생성이 최소한 10배에서 100배까지 세지고, 지속 기간도 훨씬 더
늘어나 만성적인 반응을 유발하는 원인이 되기도 한다. 즉시형 과민 반
응과는 많이 다르다. 이러한 면역 기전의 속성을 이용해 약한 항원을 두
번 주사해 면역 항체의 클래스를 처음의 IgM에서 IgG로 전환시켜 항체
의 역가를 높이는 방법을 쓰는 게 백신의 기본 원리다.

어쨌든 알레르기 반응은 정상적인 면역 반응의 정도나 그 흐름을 거슬러 일어나는 퇴행성을 갖기에 유해하다. 정상적인 반응은 외부 자극에 우리 몸을 보호하는 방향으로 일어나는 게 원칙이다. 그러나 이러한 알레르기성 아나필락시스는 몸을 해치면서 일어난다. 아나필락시스는 그리스어의 ἀνά against + φύλαξις protection의 합성어로 '보호에 역행'한다는 의미다.

드라마로 돌아가서, 남편이 자신의 과거를 알고 있었다는 사실을 알게 된 서영이 누구로부터 이해받지 못할, 다시는 되새기고 싶지 않은 자신만의 과거 기억이 들춰지자 모든 관계를 내려놓고 퇴행적 모습을 보이는데 이는 아나필락시스의 속성과 닮았다.

우리가 살면서 많은 희망을 갖고, 알차고 재미있는 인생을 살아가고자 하지만 그러한 무수한 노력이 좌절되거나 보상을 받지 못하고 오히려 비난과 불이익이 주어질 때 신념은 무너지고, 삶의 의욕은 털썩 주저앉으며, 긍정에서 부정으로, 에로스에서 타나토스로 심리적 본능이 돌변하게 되는 것이다.

천식

아나필락스 중에서도 가장 극명하게 그런 모습을 보여주는 게 천식이다. 견과류와 복숭아 등의 꽃가루 같은 자연 물질이 주요 원인이다. 천식이 발작되면 기관지가 한순간에 좁아져 나중에는 기관지가 막혀 숨도 못 쉬는 폐색 단계에 이른다. 때문에 발작이 시작되면 불과 몇 분 안에 조치가 이뤄져야 한다. 그렇지 못하면 생명을 잃을 수밖에 없는 위험에 빠지게 된다.

따라서 천식 환자들은 반드시 1, 2분 안에 효과가 최고조에 이르는 스프레이 약제나 시린지 주사제를 항상 휴대해야만 한다. 언제, 어디서 발작이 오게 될지 모르기 때문이다. 이때 쓰는 약으로는 교감신경을 흥분시켜 말초 혈관을 수축시키거나 기관지를 확장시키는 아드레날린에피네프린이나 그와 유사한 구조를 가진 살부타몰, 터부탈린 같은 속효성 약물이 있다. 그러나 이들 속효성 약은 지속 기간이 수분 이내로 매우 짧기 때문에 장기적 효과를 위해서는 정제 약을 따로 복용해야 한다. 지속성 천식약으로 밤부테롤이란 제4 세대 약이 나와 있다.

이밖에 알레르기 반응은 특정 세포라 할 비만세포Mast Cell에 저장돼 있는 히스타민을 대량으로 방출하는 반응을 동반하기도 한다. 비만세포에 항체가 달라붙어 세포를 활성화하기 때문이다. 히스타민이 혈액 속에 많아지면 모세혈관의 투과성이 커지고 심동맥이 확장돼 심장으로 돌아오는 정맥 혈류가 줄어들면서 혈압이 급격히 저하되는 현상을 보이게 된다.

이 같은 과정이 급성으로 이어지면 심장의 혈액 출력이 매우 낮아져 이로 인한 자율신경 실조와 같은 쇼크 현상으로 풀썩 쓰러지는 결과를 낳기도 한다. 아니면 히스타민이 세포 밖으로 대량 빠져나오면서 붉은 반점이나 피부염을 일으키는 두드러기가 생기기도 하고 코의 비강에서는 알레르기성 비염을 자주 일으키는 원인이 되기도 한다.

아직까지 아나필락시스 반응에 히스타민이 1차적인 원인이 되지는 않은 것으로 알려져 있지만 동반 원인으로 작용하기 때문에 알레르기성 비염 같은 감기 환자의 경우 히스타민 방출을 억제하기 위해 항히스타민제나 당질코르티코이드 같은 스테로이드 약을 쓰기도 한다.

승 화

이처럼 위험한 아나필락시스와는 반대 개념으로 프로필락시스가 있다. 영어의 Pro before와 Phylaxis protection의 합성어로 미리 예방적인 조치를 취해 몸을 선제적으로 보호한다는 의미다. 감기가 유행하게 되면 손을 자주 씻는 것이나 임신을 막기 위해 약이나 기구 등의 피임 조치를 취하는 것도 보건적인 측면에서 일종의 프로필락시스에 해당한다.

또 신생아에게 모유 수유를 한다든가 소아마비나 인플루엔자 독감, 홍역 같은 질환에 대한 백신을 맞아 미리 면역 체계를 활성화하는 조치도 이에 해당한다고 WHO 세계보건기구는 밝히고 있다. 이 가운데 특히 모유 수유 같은 경우는 평생 건강을 좌우할 정도로 면역 형성에 절대적인 예방 효과를 갖는 것으로 알려져 있다.

아기가 태어난 후 여러 가지 위험에 노출되면서 학습을 통해 면역 기전을 완성해나가는 데 보통 10~12년 정도가 소요된다고 한다. 그중에서도 특히 출생 후 한 달 이내에 초유를 먹은 아이와 그렇지 못한 아이는 자라는 과정에서나 나중에 성인이 되었을 때 아토피나 크론병 류머티스 알레르기 등 각종 자가면역성 질환에 대한 면역력에서 엄청난 차이를 보이는 것으로 알려져 있다.

따라서 아이를 사랑하거든 아이에게 평생 동안 보약을 대고 과외 선생을 대기보다는 엄마의 젖을 물리는 것이 자녀의 정신적 신체적 성숙을 위해 훨씬 중요한 프로필락시스적 사랑이라는 인식 전환이 필요하다.

모체 자신도 젖을 물려 수유하는 게 유방암 같은 여성 호르몬 의존성 암 질환에서 어느 정도 벗어나는 길이 될 것이란 게 면역학이 알려주는 프로필락시스 행위다. 그러한 행위는 앞서 얘기한 바 있는 인간의 두 가지의 본능 중에 타나토스가 아닌 에로스의 영역에 속하는 것이며 리비도에서 슈퍼에고로 나아가는 승화의 과정이라 할 것이다. 승화의 과정은 퇴행적 과정인 아나필락시스적인 알레르기와 같은 각종 면역성 질환을 잠재우는 현명한 선택이 될 것이기 때문이기도 하다.

이밖에 편두통 발생을 예상하고 미리 아미트립티라인 같은 삼환계 항우울제TCAs를 쓰거나 아프리카 여행에 앞서 항말라리아제 클로르퀸을 복용하는 것처럼 향후 예상되는 질병에 앞서 미리 예방 약을 먹어 방어막을 치는 행위도 그러한 사례로 꼽힌다.

아나필락시스 vs 프로필락시스

우리 몸은 끊임없이 변화하며 균형을 찾아가려는 성향을 갖는다. 매순간 외부의 위험 인자들로부터 내부의 평온함을 지키기 위해 여러 가지 수단과 자원을 바꿔가면서 항상성을 유지하는 동적 평형 상태에 있는 것이다. 현재 시점을 기준으로 과거의 좋지 않은 기억 속으로 진행하는 아나필락시스가 그러한 동적 평형이 깨졌을 때 발작하는 순간적인 이상 반응이라면, 프로필락시스는 앞으로 일어날 질병이나 병적 현상을 예방하기 위해 미리 어떤 조치를 취해 대비하는 것을 말한다.

따라서 건강 장수를 위한 비결은 비정상적인 과거로 돌아가려는 아나필락시스를 억제하고 노화라든가 세균 바이러스 같은 위협 요인에 견딜

수 있는 면역력을 갖추고 생활 습관을 건강하게 유지하는 것과 같은 프로필락시스를 충분히 부양하는 행위가 그 요체라 할 것이다.

정신적인 면에서는 과거 경험 등이 누적되면서 생기는 콤플렉스나 노이로제, 히스테리와 같은 아나플락시스적 발작 원인을 극복하고, 대신 여유와 건강한 미소를 잊지 않는 프로필락시스적인 정신 수련도 필요하다 할 것이다. 정신적 스트레스는 신경계만이 아니라 육체적으로도 코티졸 같은 스트레스 호르몬을 통해 수많은 질병에 대한 방어력을 떨어뜨리는 주범이기 때문이다.

인생 황혼기로 갈수록 항암 능력은 물론 항염증, 항종양 같은 신체적 면역력은 계속 약화되고, 노년 우울증 같은 정신 질환에도 점점 취약해지게 된다. 이를 극복하기 위해서는 육체와 정신 모두가 '과거'로부터 자유로워져야 한다. 그래야 아나필락시스의 굴레에서 벗어나 프로필락시스의 세계로 나아갈 수 있다.

건강보험의 미래

공공재? 자유재?

우리가 몸이 아파 병의원과 약국에서 받는 서비스는 기본적으로 당연히 제공되는 공공재인가, 시장에서 돈을 주고 구입해야 하는 자유재인가? 아니면, 사회적 인프라와 같이 누구에게나 공평하게 제공되는 공공 서비스여야만 하는가, 경제적 부담 능력에 따라 제공 여부가 결정되어야 하는 민간 용역 서비스여야 하는가?

1989년 전 국민을 대상으로 확대 시행에 들어간 건강보험은 이러한 물음에 중요한 실마리를 제공한다. 현실적으로 대부분의 국민이 건강보험 가입을 통해 질병과 상해로부터의 의료보장을 받고 있어 건강보험은 의료와 약료 서비스를 어떻게 받아들여야 하는가에 대한 현실적이며 비중 있는 의미가 있기 때문이다.

건강보험은 재해와 질병 상해 등으로 인한 노동력 상실에 대비, 일부의 소득이라도 보전받기 위한 연금 제도와 마찬가지로 사회보험 체제로 운영되고 있다. 여기서 사회보험이란 시장 메커니즘이 아닌 공적 연대에 기초한 사회보장 원리에 의해 운영된다는 의미다.

따라서 우리가 병의원이나 약국에서 받는 서비스는 시장가격보다는 공정가격 체계에 의해 정해진 대가를 치르고 구입하는 공공재 성격이 더 강하다고 할 수 있다. 누구에게나 동일한 가격에 차별 없이 제공된다는 점에서 그렇다. 빈부와 신분을 따져 그 가격을 달리하거나 서비스의 제공 여부나 그 내용을 달리하지 않는다는 것이다.

건강보험

우리나라의 건강보험은 독일과 프랑스의 사회보험을 기본 모형으로 탄생한 국민건강보험NHI, National Health Insurance 방식을 채택하고 있다. 여기서 국민건강보험이란 제도는 국민 모두가 보험료를 부담하는 강제적 사회보험이라는 의미를 담고 있다. 그렇기 때문에 우리는 흔히 착각을 하게 된다. 국민이라는 이유만으로 얼마나 많은 보험료를 내는데 왜 의료 기관에 가면 주인 행세를 못하고, 의료진이나 직원에게 쩔쩔매고 사정해야 하는지 고개를 젓게 되는 경우가 많은 것이다.

사실 의료와 약료 현장은 백화점이나 시장에서 통용되는 자본주의의 시장경제 원리가 완벽하게 작동되지 않는다. 물론 병원비나 약값을 내지 않고 서비스를 받는 것도 아니다. 하지만 돈을 낸다고,아니면 더 많은 돈을 지불한다 해도 원하는 서비스를 원하는 시간에 맞춰 받을 수는 없다. 여기에는 자본주의가 만든 최고의 제도적 발명품, 보험이란 사회적 기제가 끼어 있기 때문이다.

세계적으로 정착된 건강 관련 보험은 대체로 세 가지로 구분된다. 우리나라의 건강보험이 모형으로 삼고 있는 독일식의 사회건강보험SHI, Social Health Insurance이 그 하나요, 영국이나 스웨덴 같은 복지선진국이 주로 채택하는 국가가 책임 운영하는 국민보건서비스NHS, National Health Service가 두 번째 유형의 건강보험이다. 마지막 하나는 민간 보험 회사가 주도하는 사보험 중심 체제로 미국이 이에 해당한다.

이 가운데 우리나라의 건강보험은 사회보험 방식을 빌려와 국가가 직간접적으로 관여하는 단일 보험자국민건강보험공단를 통해 의약료의 공급자와 수요자를 한데 묶어 일종의 불완전 경쟁 시장을 형성시키는 NHI 방식을 택하고 있다. 여기에 의료 기관은 요양 기관 당연 지정제에 의해, 가입자는 사회보험 성격상 강제 가입이 원칙이다. 따라서 건강보험의 공급자와 수요자는 모두 원하든, 원치 않든 건강보험에 들어야 하고 보험료를 내야만 한다.

이 가운데 공급자인 병의원과 약국은 일부 사유화되어 있다. 종합병원 이상의 대형 병원도 비영리법인만이 소유하고 운영할 수 있지만 그 운영 실태는 영리를 목적으로 하고 있는 게 현실이다. 하지만 이들 대형 병원조차도 건강보험 체제에 들어가지 않을 수 없다. 건강보험을 받아들이지 않으면 그러한 의료 기관을 어느 누가 몇 배나 비싼 비용을 내고 이용하겠는가?

이에 반해 수요자는 보험료라는 준조세 성격의 강제 부담을 통해 의약료 시장에 끌려와 강제적으로 참여하게 된다. 강제 가입이란 원칙이 있긴 하지만 수요자 입장에서도 건강보험을 쉽게 벗어날 수가 없다. 보험료를 내지 못할 지경이라면 몰라도 보험을 거부하는 순간, 우리 사회에서 가장 기초적인 사회보장에서 벗어나게 되기 때문이다. 여기서 공급자와 수요자 간에 근본적인 인식 차이가 발생하는 원인이 된다.

먼저 공급자 입장에서 보면 건강보험이 부당하게 느껴진다. 급여 수가를 일일이 정해놓고 그 이상의 비용을 청구하면 과잉 진료다 아니다 해서 논란을 벌이게 되고, 급여 기준에 정해진 치료 범위를 조금만 넘어도 급여에서 제외된다. 자유 시장경제에서 당연하게 받아들이는 공급자의 자유로운 지위가 무너지기 때문이다. 반대로 수요자 입장에서도 불만이 많다. 보험료를 강제로 꼬박꼬박 내고 있는데도 대형 병원이라도 갈라치면 예약 시간에서부터 진찰과 검사 입원 등 모든 서비스에서 환자 맘대로 할 수 있는 건 아무것도 없다 할 정도다.

대학 병원급 이상에서 선택 진료는 '선택'이 아닌 '필수'가 된지 오래고, 검사 장비도 대부분 환자가 선택할 수 있는 여지는 별로 없다. 병실조차도 입원 초기 며칠은 '특실'을 감수해야만 입원이 가능하다. 사정이 이럴진대, 환자는 그저 '몸이 아픈 게 죄'라는 생각이 저절로 들게 되고, 더구나 상대가 대형 자본의 병원일 때에는 흔히 말하는 '을'의 비애를 느끼지 않을 수 없는 게 오늘날 건강보험 체제의 현실이다.

사회보험은 사실 '요람에서 무덤까지' 강력한 사회보장제도를 채택한 영국에 뒤이어 독일이 국가 주도의 사회보장을 추구하면서 탄생한 제도다. 19세기 말 등장한 프로이센의 '철혈재상' 비스마르크가 강병부국 정책의 일환으로 채택한 게 그 효시다. 국민 다수가 직접 보험료를 부담한다는 점에서 의료비의 무한 증가를 막고, 국가 입장에서는 최소한의 비용으로 사회복지 차원의 의료 서비스를 제공할 수 있는 장점을 갖고 있다.

보험 제도로서 갖는 장점이 공급자와 수요자 모두에게 언제나 장점이 되는 건 아니다. 일정 수준 이상의 건강 서비스를 전 국민 모두에게 평균적으로 제공할 수는 있다지만 모든 거래에서 가장 중요한 규칙, 그중에서도 가격 정책Price Policy을 누가 얼마나 많은 주도권을 갖고 끌고 가느냐를 두고 서로 간에 불만과 불신이 항상 내재되고 있는 게 현실이다. 결국 의약료 서비스의 가격 결정이 사회화된 보험 수가를 중심으로 이뤄지기 때문에 그 수가를 얼마로 정할 것인지를 놓고 당사자들 간에 치열한 협상이 진행된다.

의약계와 건강보험공단, 건강보험심사평가원, 제약업계 등은 물론 정부와 시민단체, 그리고 환자 그룹까지 가담한다. 외부인이 보기에 민망할 정도로, 때로는 아주 치졸하다 할 정도로 이전투구를 벌인다. 그렇다고 어느 누구도 그 싸움이 싫다고 쉽사리 건강보험의 협상 틀을 깨고 나가 거기서 벗어날 수도 없다. 협상에서 이탈하는 순간, 당사자는 우리 사회에 이미 정착된 건강보험이 갖는 막강한 견제력에 부닥치기 때문이다. 국내 병원 중 가장 높은 경쟁력을 갖고 있는 국내 유수의 대학 병원조차도 건강보험의 틀을 벗어나기가 매우 어렵다.

다만 인천 송도 같은 경제 자유 구역이나 제주도특별자치도 같은 일정 지역 내에 도입이 예상되는 영리 병원은 그 수요층 자체가 의료 관광이나 국내 주재 상사원 등의 유치를 전제로 한정된 수요층을 대상으로 하기 때문에 국내 건강보험을 벗어나 독자적인 운영이 가능할 수도 있다. 나머지 대부분의 국내 병원은 건강보험의 틀을 벗어나 순전히 독자적인 수입 증대만을 목표로 운영할 수 없다. 의료법상에도 비영리법인만이 의료 기관을 설립할 수 있게 돼 있어 영리법인은 병원 설립 자체가 불가능하다. 그러한 원칙은 완전한 의료 민영화가 도입되지 않는 한 앞으로도 쉽사리 변경되지 않을 것이다.

보험 급여 진단과 처방

보험 수가 체계가 마련되는 법률적 근거는 현행 국민건강보험법에 있다. 실무적으로는 모법과 그 시행령인 국민건강보험 요양 급여의 기준에 관한 규칙 제8조 제2항 및 제9조에 근거하여 만들어진 '요양 급여 비용 내역 점수별 단가'과 '행위별 점수 목록 및 급여 상대 가치 점수', 그리고 '약제 급여 목록 및 급여 상한 금액표' 등에 따라 모든 보험 수가가 결정된다. 진료비는 요양 급여 비용 내역에 따른 행위당 점수에다 요양 급여 비용 내역에 의해 정해진 상대 가치 점수를 곱해 진료 행위에 따른 총진료비가 결정된다.

반면 약값은 약제 급여 목록 및 급여 상한 금액표에 약품별로 정해져 있다. 약의 종류와 그 약을 공급하는 제약 회사별로 각각 다르다. 총진료비는 진찰료에서부터 주사료 검사료 입원료 등 항목별로 세밀하게 정해져 있다. 백내장 수술이나 항문 수술 등 7개 질병군에 대해서는 세분화된 행위별이 아니라 미리 정해놓은 진료비를 일괄적으로 적용하도록 하는 포괄 수가제DRG가 2012년부터 시행되고 있다.

포괄 수가제는 보험 가격으로 정해놓은 치료비만 받고 과잉 진료하지 말라는 취지에서 나온 제도로 일부 과목의 병의원이 시행 초기에 반발해 그 시행이 일부 연기되는 진통도 겪었다. 하지만 대부분의 의료 행위에 대해서는 급여 기준이 매우 복잡하게 정해져 있어 의료기관이 임의로 진료 투약하지 못하도록 돼 있다. 행위별 수가제를 기본으로 하기 때문에 그러한 모든 의료 및 약료 행위 하나하나에 대해 급여 기준에 맞는지에 대한 철저한 심사를 거쳐야만 보험 급여가 지급된다.

치료 약물의 조합이나 투여 단계, 보조 목적인지 아닌지 등에 따라 제한 조건이 정교하게 명시돼 있다. 또 진단명과 투약하는 약제의 군별에 따라 급여가 인정되기도 하고, 인정되지 못하고 비급여 처리돼 환자 본인이 전액 부담해야 하는 경우가 생기기도 한다.

반대로 의료 기관이 환자 본인 부담을 전제로 도입한 신기술 치료나 신약 같은 경우 임의 비급여에 해당되기 때문에 일종의 불법적인 시술로 간주돼 진료비를 되돌려줘야 하는 경우도 발생한다. 이러한 진료가 예상되는 경우에는 환자에 맞는 정당한 치료인가에 대해 사전에 건강보험심사평가원의 신기술 치료 심의를 거쳐 치료 행위가 이뤄지도록 보험 제도상 정해져 있기 때문이다. 의사가 궁박한 처지에 있는 환자를 대상으로 임의로 진료하지 말라는 것이나 다름없어 이를 둘러싸고 많은 갈등이 벌어지고 있다.

약국에서 의사 처방전에 의해 투약받는 경우도 가격이 정해져 있다. 병원에서 받은 처방전의 목록에 보면, 약제비는 크게 급여 항목과 비급여 항목이 있고, 급여 항목은 총약제비와 본인 부담금, 그리고 청구액으로 구성된다. 총약제비에서 본인 부담금을 제외한 금액, 청구액은 건강보험이 환자를 대신해 부담하는 돈이다.

총약제비는 약품비와 조제 수가로 구성되는데 약품비는 전문 의약품인 경우 약국이 건강보험에서 정해놓은 가격 그대로 마진 없이 건보공단과 환자에 청구한다. 대신 약국은 약품 관리료와 조제료 복약 지도료

등으로 구성되는 조제 수가에 해당하는 약료 서비스료를 받는다. 전문
약은 약값이 전국적으로 동일한 보험 가격이 적용된다.

노인을 제외한 일반 환자가 내는 본인 부담율도 경우에 따라 달리 적
용된다. 성인은 총약제비의 30퍼센트지만 6세 미만 소아의 경우는 20퍼
센트만 부담한다. 65세 이상 노인은 진료 일수에 따라, 그리고 처방 약
의 다과에 따라 그 부담률이 달라지는데 2일분 처방약은 대부분 1200
원만 환자가 부담한다.

또 국민기초생활보장법상 의료 급여에 해당하는 경우 1종은 전액 무
료이고, 2종은 약제비의 다과에 상관없이 500원만 본인 부담한다. 나머
지 비용은 건보공단이 대신 지불하지만 최종적인 부담은 환자가 거주하
는 지방자치단체가 조성한 의료보호기금에서 충당한다.

외래 진료비의 경우도 본인 부담액이 병의원의 종별과 소재지에 따라
부담률과 부담 항목이 모두 다르다. 우선 상급 종합병원의 경우 진찰료
는 100퍼센트 본인 부담이다. 진찰료를 뺀 나머지는 60퍼센트만 부담한
다. 종합병원은 진찰료를 포함한 요양 급여 총비용총진료비의 50퍼센트,
병원급은 40퍼센트, 의원급은 30퍼센트 등으로 구분된다. 대체로 병원
규모가 클수록 외래 환자의 부담률이 커지도록 차등화돼 있다. 또 진료
일이 평일 저녁 6시~다음 날 오전 9시거나 토요일이나 공휴일 등에는
야간 또는 공휴 가산이 적용돼 기본 진찰료의 30퍼센트를 할증하게 된
다. 6세 미만 소아는 소아 가산이 적용돼 진찰료는 올라가지만 본인 부
담은 성인에 비해 30퍼센트가 할인돼 그만큼 본인 부담은 줄어들고 건
강보험의 부담은 커지는 구조로 결정된다.

이처럼 오늘날 의약 서비스는 대부분 공공 메커니즘에 의해 수가 체

계가 너무 과다하다 할 정도로 자세하게 매겨져 있다. 사회보험에 해당하는 건강보험이 자리 잡으면서 대부분의 의료 행위는 더 이상 사적 계약에 의한 거래가 아닌 것이다.

이러한 건강보험 수가 체계의 사회화 과정은 현대사회 들어 점점 공공 행정 기능이 커지면서 점점 강화되는 추세를 보이고 있다. 투입 비용과 위험에 비례하여 가격이 매겨지는 게 시장가격 메커니즘의 상식이지만 보험 체제에선 순수한 수요공급의 법칙이 아니라 다른 요인이 복합적으로 포함된 협상력에 의해 정해지는 경우가 많다.

그러한 가격 결정 구조는 가격 체계의 왜곡을 가져올 수밖에 없고, 그 파장은 의료 공급 체계 전반에 부수적인 영향을 미쳐 많은 부작용을 낳기도 한다. 예를 들어 종합병원급 이상에서 절실하게 필요한 심장 수술 같은 개흉 수술의 경우 수가가 그 위험에 비해 너무 낮은 경우가 그런 사례다. 그렇다 보니 흉부외과 전문의 지원자가 절대적으로 부족해지는 부작용을 낳았다. 요즘 어느 정도 개선됐다고는 하나 그 위험성이나 투입 비용에 비해 그러한 중증 질환에 대한 급여 보상이 부족한 게 사실이다. 또 그러한 불합리한 수가 체계를 그때그때 개선한다 해도 의료 서비스가 워낙 다양하고, 의료 현실 또한 항상 변하기 때문에 서비스 간 형평의 문제는 항상 남는다.

또 한 가지 사례로는 환자 부담의 경중을 감안할 때 중증 질환보다는 경증 질환에 상대적으로 수가가 높게 책정되어 있다는 점이다. 한정된 보험 재정을 감안하면 보험이란 특성상, 엄청난 비용을 부담해야 하는 중증 질환의 위험을 보장하는 체계가 우선돼야 하는데 그렇지가 못하다. 그렇기 때문에 국내 의료비 총액에서 환자가 직접 부담하는 의료비 비중이 40퍼센트를 넘어 OECD 국가 중에서도 최고의 의료비를 직접 부담하고 있는데도 의료 서비스 이용 횟수를 보면 국민 1인당 외래 진료가 연간 13회를 넘어서 전 세계적으로도 1, 2위를 다투는 이상 현상이 벌어지고 있다.

한쪽에선 의료보장 수준이 매우 낮은 것 같은데 다른 한쪽을 보면 환자가 병의원을 너무 쉽게, 자주 이용하고 있어 의료 소비 수준이 매우 높은 것으로 비쳐지기도 하는 것이다. 이로 인해 암이나 뇌질환 같은 심각한 질병 위험에 대한 보장은 막대한 의료비 부담에도 불구하고 보험 사각지대로 남게 되고, 적은 비용으로도 치료받을 수 있는 감기 같은 가벼운 질환에 대해서는 의료 과소비가 조장되는 사태가 지속되고 있는 것이다.

이 모든 게 서비스의 난이도와 같은 내용이나 질을 따지기보다는 행위 건수 위주로 보험 수가가 책정되어 빚어진 일이다. 이 같은 모순을 개선하기 위해서는 보험 제도에 대한 인식을 근본적으로 바꾸지 않고는 매우 힘든 일이다.

이밖에 보험 수가에 전혀 반영되지 않고 있는 예방적 치료나 호스피스 같은 간병 서비스, 가택 요양 같은 의료 수요에 대해서는 일체 지원이 없는 것도 문제다. 예방적 효과 말고도 환자의 예후를 좋게 하거나 고통을 덜어줘 의료 소비를 그만큼 낮추는 것과 같은 장기적 효과를 가져올 수 있는데도 당장 급한 병의원 치료에만 보험 급여가 집중되어 있다 보니 이에 대한 아무런 보상이 이뤄지지 않고 있다. 일단 병의원에 가야만 보험 체계가 작동되고, 그곳에 들어가면 보험이 정해놓은 프로토콜과 가이드라인에 따라 의료 행위가 진행되고, 환자는 보험 급여 혜택을 받을 수 있는 트랙에 서게 되는 것이다.

그러다 보니 말기 암이나 식물인간 환자 등에 대해서는 무의미한 과잉 진료 시비가 벌어지고, 새로운 치료법과 신약 등에 대해서는 보험 급여 여부를 놓고 환자 측과 건강보험공단, 의료 기관 사이에 팽팽한 줄다리기 가 끊임없이 대두된다. 그러나 환자 측에서 보면, 치료비 부담을 낮추기 위해서는 건강보험 적용을 받아야만 하기 때문에 어쩔 수 없이 병의원의 치료를 전면 거부하지도 못하는 매우 난처한 상황에 빠지게 된다.

한편 약제비의 경우도 철저한 원가 분석에 의해서 건강보험의 등재 가격이 정해지지는 않는다. 비용과 효과 분석을 위주로 한 임상 유용성 을 감안해서 실시하는 경제성 평가가 우선 적용된다. 약물 생산원가와 같은 직접적인 비용만이 수가를 결정하는 건 아니라는 얘기다.

이외에도 표적 항암제처럼 특정 환자에게 꼭 필요하나 대체 약이 없 는 고가 의약품의 경우에는 일정 기간 사용 후 그 효과와 사용량을 따져 일정 부분의 리스크를 보험자와 공급 제약사가 분담하는 리스크쉐어링 제도 등의 보완 장치도 작동된다. 약값은 단지 생산원가만이 아니라 그 약이 얼마나 사용되고 의료 현장에서 유용성이 얼마나 클 것인가에 따 라 정해진다는 것이다.

때문에 대체 약이 있는지 여부나 대조 약에 비해 얼마나 큰 효능을 갖 는가도 약값을 정하는 데 중요한 요인이 된다. 대체 약이 없는 필수 약 인 경우는 그만큼 약값이 보장되지만 대체 약이 있거나 특정 환자에만 적용되는 신약 같은 경우는 보험 수가에서 제대로 대우를 받지 못하는 것이다. 단순히 의료와 약료 시장에서 재화와 서비스별로 공급자와 수 요자 간에 가격이 형성되는 게 아니다.

약국에서 약을 타면서 지불하는 약값도 주로 건수와 조제 일수 기준으로 조제 수가가 책정돼 있다. 그러다 보니 약국이 의약 분업 이후 병의원 옆으로 줄 이동을 했고 거기서 나오는 처방전의 건수가 곧 약국의 수입이 되는 구조가 되었다.

그로 인한 부작용도 만만치 않다. 조제 건수가 일부 약국에 집중되는 시스템이다 보니 조제 실수 같은 약화 사고 위험이 커지는 것은 물론, 약에 대한 충분한 복약 지도가 한정된 시간 안에 제대로 이뤄지기 어려운 구조적 문제점을 안고 있는 것이다.

의료와 약료 현장 모두가 내용이나 질보다는 외형과 물량 위주로 보험 급여가 이뤄져 결국 큰 병원에 가면 '1시간 이상 대기에 2분 진료', 약국에 가면 '10분 대기에 10초 복약 지도'가 성행하게 되었다. 이처럼 공장 생산라인에서 시테크 관리 기법에 의해 양산되는 표준화된 제품처럼 양적인 건수 위주로 매겨지는 의약료 서비스에 대한 수가 체계는 언젠가는 크게 재구성돼야만 한다. 경증보다는 중증 질환에 대한 보상 폭을 넓히되, 거기에 필요한 재원은 경증 질환에 대한 본인 부담을 늘리는 구조가 돼야만 한다. 그래야 허울 좋은 의료 과소비 1등 국가에서 벗어날 수 있다.

약제비도 조제 일수 기준으로 천편일률적으로 매겨지는 비중을 줄이고, 대신 약국당 조제 건수를 구간별로 나눠 전문약 처방에 대한 조제 수가를 차등화하는 방안도 고려해야 한다. 약사 한 사람이 하루에 처리 가능한 처방전은 제한적일 수밖에 없는 만큼 제대로 된 서비스를 위해서는 일정 구간을 넘는 처방 건수는 급여를 낮춰야만 한다. 현행 기준으로 삼고 있는 '약사 1인당 75건' 상한선을 낮추고 약국 간 수가 차등제를 신설해야 한다. 그러한 수가 체계가 건강보험의 사회보험 성격을 고려할 때 약국 간 과당 경쟁을 막고 환자 입장에서 보다 안전하고 향상된 서비스를 보장받을 수 있어 큰 틀에서 보면 오히려 합리적인 방식이기 때문이다.

이러한 원칙을 두고 시장을 왜곡하는 행위라느니, 사적 거래의 자유를 제한하는 사회주의 방식이라느니 하는 주장은 이미 문제를 개선해야 할 의지가 없거나 문제의 심각성을 제대로 파악하지 못한 데서 연유한 주장이라 할 수 있다. 분명한 것은, 세상의 어떤 의료 선진국 치고 한국만큼 빠른 시간 안에 집중적으로 의료 행위가 이뤄지고 많은 양의 의약품을 소비하는 사례는 찾아보기 어렵다는 점을 반면교사로 삼아야 한다.

한국의 건강보험이 추구하는 궁극적인 목적, 텔로스는 비용 대비 최고의 효율을 추구하는 합리주의도 아니요, 그렇다고 영국식의 국가 무상의료의 문제점인 평등주의와 정해진 지침에 따라서만 치료하는 '코드 진료'도 물론 아니다. 개인적인 일부 부담을 전제로 사회적 안전망 차원에서 의료비 폭탄을 막고 그에 따른 사회적 불안을 최소화하고자 하는 것이다. 이를 통해 의료와 약료의 사유화에 따른 폐해를 일정 부분 견제하고 있다는 점을 크게 바라봐야만 한다. 그래야 의료진과 환자 모두에게 편익이 커질 수 있는 공간이 생길 수 있을 것이다.

베니스의 경고

세익스피어의 희곡 《베니스의 상인》에 이런 대목이 나온다. 채무자의 막다른 처지를 이용해 빌려준 돈을 악랄하게 받아내려는 고리대금업자

샤일록의 탐욕과 이를 저지하기 위한 명판관 포오샤의 판결이 반전에
반전을 거듭한다.

> 포오샤 : 이 증서는 기한이 넘었으니까 원고는 상인의 심장 옆에
> 서 1파운드의 살을 베어낼 권리가 있소.
> 샤일록 : 그야 증서 내용대로 지불만 한다면야.
> 안토니오 : 저도 소원입니다. 재판을 집행해주십시오.
> 포오샤 : 그렇소. 살 무게를 달 저울은 있는가?
> 샤일록 : 준비해 가지고 있습니다.
> 포오샤 : 이 증서에는 피는 한 방울도 원고에게 준다고 하지 않았
> 소. 분명히 '살 1파운드'라고만 씌어 있소. 살을 베어냄에
> 있어서 피 한 방울이라도 흘릴 때에는 원고의 토지나 재
> 산은 베니스 국법에 의해서 국고로 몰수하겠소.

《베니스의 상인》은 16세기 말에 나온 희곡이다. 하지만 현대판 자본
주의의 극치를 보여준다. 신체의 일부를 담보로 사채를 끌어 쓰는 대목
에서 매우 충격적이다. 셰익스피어가 이탈리아를 여행하면서 직접 설화
를 취재해 쓴 희곡이라는 점에서 현실감을 아예 떨쳐버릴 수도 없다. 자
본주의의 태동기라는 시대적 상황과 그 최선봉에 있던 베니스라는 도
시국가의 상황을 감안하면 어느 정도의 개연성을 무시할 수없는 내용
이다.

그렇지만 아무리 물질만능 상업주의의 시대정신으로 무장한 고리대
금업자라도 채무자의 고귀한 생명을 자신이 빌려준 돈과 맞바꿀 수 있

다고 생각하는 점은 어딘가 예술적 허구가 아닌가 하는 의구심이 드는 것도 사실이다.

그로부터 400여 년이 흐른 오늘날, 대한민국은 물론 동남아 중앙아시아 중국 등지를 거점으로 국제 간에도 장기매매가 횡행하고 있다. 공중화장실이나 터미널 같은 공중 장소에 가면 장기 매매를 권유하는 광고 딱지가 붙어 있는 것을 흔히 목격하게 된다. 그만큼 우리 사회에 신장이나 간 같은 장기이식을 위한 거래가 암암리에 많이 퍼져 있다는 증거다.

국내뿐만 아니라 중국이나 필리핀 등지의 제3세계 국가를 상대로 한 원정 이식이 전 세계적 규모로 벌어지고 있다고 한다. 그뿐만 아니라 대리모 출산이나 외주 임신같이 돈으로 출산이나 자손을 사는 행태도 서슴지 않고 있다.

《베니스의 상인》에 등장하는 신체 담보나 오늘날 횡행하는 장기 매매는 현행법상 모두 불법으로 엄격히 규제된다. 민법상 법리로 따져봐도 '모든 거래는 공서양속에 기반해야 한다'는 민사 계약의 대원칙에 위배된다. 생명을 목적으로 한 거래는 당연히 무효이다. 그러나 법률상 무효임에도 실제로는 거래가 아닌 기증 형식을 빌리거나 국내법의 효력이 미치지 않는 외국 병원을 끼고 원정 이식 계약을 통한 장기 거래가 횡행하고 있는 게 오늘의 엄연한 현실이다. 앞서 얘기한 사회보험 체제에서 건강보험이 공급자와 수요자 간에 이뤄지는 모든 의료 행위에 직접적으로 개입해 막강한 영향력을 행사하는 데도 이러한 장기 매매를 위한 사적 거래가 공급자와 수요자 간에 은밀하게 네트워크화되어 일어나는 건 놀라운 일이다.

만약 건강보험이 우리 사회에 자리 잡지 못하고 의료 서비스가 모두 사적 영역에 내맡겨졌다면 어떻게 됐을까를 생각하면 끔찍한 일이 상상된다. 그야말로 베니스 시대의 상업주의가 의료와 약업 현장에 판을 칠 것이고 더 이상 돈으로 계산되지 않거나 하지 못할 목숨 거래는 없을 것 같다는 생각이 든다.

자본주의의 진화

자본주의는 그동안 많은 진화를 해왔다. 강한 자만 살아남는 초기의 정글 자본주의에서 정부 개입이 증가하고, 교육·교통·노동·노후·육아 문제 등에서 공공 부문이 어마어마하게 확대되고, 서비스산업이 폭발하면서 다른 분야와 마찬가지로 보건 의료 분야에서도 의사 약사 같은 전문가 그룹이 등장했다. 현대사회에서 수많은 직업이 생겨났지만 그중의 꽃은 소위 '사'자 직업이라 할 정도로 이들 전문직군의 영역과 역량, 권한이 매우 커졌다. 가히 산업혁명으로 탄생한 자본주의의 가장 큰 특징 중 하나로 전문직의 등장을 꼽는 이유가 여기에 있다.

이들 전문직의 등장은 사실 그에 상응하는 역사적 배경을 갖고 있다. 그동안 동네를 돌아다니며 병자를 치료하고 약을 팔던, 하나의 직업으로 분류하기에는 사회적으로나 직업적으로나 어딘가 막연한 상태였던 업業이 산업혁명의 진전과 함께 크게 발전하기 시작한 서비스업의 등장과 함께 하나의 전문 직업으로 탄생하는 계기가 되었다. 그러한 전문직은 그에 상응하는 사회적 윤리적 의무가 먼저 사회 저변에 뿌리를 내리고 그에 맞는 사회적 경제적 대우가 뒤따라야만 한다.

하지만 자본주의의 급속한 진전과 이를 뒷받침하는 시장경제와 사적

거래의 자유라는 기본 원칙에 밀려 선후가 뒤바뀌는 모습이 자주 재현
되는 모습을 보게 된다. 여기에 건강보험이라는 거대한 사회보험이 이
들 직업군의 위상을 한편으로는 견제하면서도 크게 보면 더욱 안정적으
로 받쳐주는 구조가 되고 있는 측면이 있는 것 또한 사실이다.

당연히 지정되는 요양 기관으로서 보험 급여 지원을 전제로 환자 부
담이 크게 낮아져 그만큼 의료비 지출이 증가되는 '분수 효과' 같은 메
커니즘을 통해 직업적 안정성을 도와주는 측면도 없지 않다는 얘기다.
그러나 변호사나 회계사 등 다른 전문직에서 자유경쟁 체제를 도입하는
추세에 있다는 점을 감안하면 우리 사회가 언제까지 그러한 안정된 지
위를 이들에게 부여할지는 미지수다. 그렇다고 의료와 약료 분야에까지
무작정 상업주의와 자유경쟁을 통해 최소한의 비용으로 최대한의 서비
스를 기대하는 것 또한 불가능할 뿐 아니라 공익적 차원에서도 온당치
못한 결과를 초래할 것이다. 그러한 자유경쟁으로 인한 사회적 폐해도
심각하게 고려해야만 한다.

현재 우리 사회에서 의사와 약사 같은 전문 직업군도 경영에서 성공
해야만 하는 시대인 것은 분명하다. 인술이라는 직업적 사회적 윤리는
교과서에만 안치된 채 현실적으로는 찾아보기 힘들다. 그저 의醫와 약藥
을 무기로 경영에서 성공을 추구하는 하나의 사업주에 불과하다는 사회
적 인식이 점점 팽배해지고 있는 게 현실이다. 이러한 상황 인식과 앞으
로 도래할 초고령화 사회를 감안하면, 건강한 의료 체계를 어떻게 재편
할 것인가 하는 문제는 건강보험 문제와 맞물려 사회적으로 심각한 숙
의와 내홍을 겪어야만 할 과제가 될 것이다.

자본주의는 기업과 개인의 모든 경제행위로 생산되는 상품과 서비스

에서부터 문화, 인권, 자유, 삶의 질복지 같은 추상적 문제까지도 모두 계량화하고 집단화하고 전 세계적 규모로 획일화해서 시장을 키워왔다. 이는 아직 완성된 것이 아니고 많은 문제를 안은 채 진화 중이다.

지난 20세기 시작된 신보수주의와 신자유주의라는 기형적 조류도 결국 시장을 확대하고자 하는 이념적 도구에 불과했다. 세계적으로 문화 장벽이 낮아지고, 제3세계의 인권이 신장되고, 사회복지 이념과 정책이 확산되어온 것도 결국 거대 자본을 위한 신시장을 끊임없이 확장하려는 자본주의의 진화 과정에 그 뿌리를 두고 있다. 순수하게 제3세계의 인권이나 문화적 상대성을 키워주기 위해서 나온 주장이 아니라는 것이다. 자본주의가 그만큼 새로운 조류에 적응하면서 변신을 거듭해온 결과이기도 하다.

하지만 인간의 기본권에 해당하는 의약 관련 제도, 그중에서도 전 세계적으로 건강보험과 의료 제도에 관한 것만큼은 반드시 그러한 조류에서 벗어나 있다는 점을 인정하지 않을 수 없다. 그 이유는 우선 의료인과 환자 사이에는 현저한 정보 불평등이 존재하기 때문이다. 엄청난 흡입력과 적응력을 가진 자본주의조차 그러한 전제를 무시할 수 없다는 것이다. 어떠한 정부 정책이나 사회적 계약이나 제도도 그러한 원천적인 불평등을 무시하거나 외면하고서는 아무리 자본주의 경제체제 아래에서도 오랜 시간에 걸쳐 제대로 정착할 수가 없기 때문이기도 하다.

또 건강 문제는 일부 계층이나 특정인만의 관심이 아니라는 점에서 속성상 시장에서 거래되는 자유재가 아닌 공공재에 속한다는 점도 이유 중 하나다. 설악산 '산소 공기'나 제주도 '생수'가 페트병에 담겨 일부 거래되기는 하지만 대세는 그래도 공기와 물은 거래될 수 없는 공공재로 정의된다. 마찬가지로 의약료는 자연인 누구에게나 공평하게 사회로부터 당연히 제공받아야만 한다는 권리 의식이 자리잡고 있기 때문이다.

우리 사회에서 의료와 약료 서비스는 아직 보험 체계에서 벗어난 항목이 여전히 존재하지만 그 비율은 갈수록 줄어드는 추세 속에 있는 공공재라는 인식이 지배적이다. 그러한 추세는 공공 영역이 점차 확장되는 속도만큼 건강보험의 위상이 계속 확장되고 있다는 점에서 확인할 수 있다.

예를 들어 과거에 환자가 전액 부담해야 했던 CT 촬영이나 초음파 같은 고가의 검사나 치과의 스케일링 같은 치료도 이제는 보험으로 대부분 처리된다. 그리고 비보험으로 처방되는 발모제나 사후 피임약 같은 경우도 비록 건강보험에서 급여하지는 않지만 약값이 급여 수가로 제시돼 있어 보험 체계에 의해 일정 부분 견제를 받는다.

결론적으로 건강보험의 테두리 안에서 의료와 약료 서비스는 더 이상 공급자나 소비자 누구도 마음대로 할 수 있는 자유재가 아니다. 공공적인 성격이 강한 사회 서비스의 하나로 분류된다. 다만 공급자인 병의원과 약국이 사유화된 사적 자본에 일부 기반하는 정도에 그친다. 종합병원 같은 대형 병원의 경우도 아직은 학교법인이나 의료법인 사회복지법인 성격의 공익 재단만이 소유할 수 있도록 돼 있다.

따라서 소유와 경영의 분리라든가 대형화 표준화를 통한 서비스 개선, 시장 장벽 철폐를 통한 효율적 경쟁 체제 도입 등을 강조하는 경제 논리에 기반한 서비스산업 효율화 방안이 항상 제기된다. 하지만 그러한 개편 주장이 받아들여져 현행 의약료 서비스에 대한 공공적 기반이 무너지고, 뒤이어 건강보험이란 공적 사회보험마저 민간 사보험 시장에 그 자리를 내놓게 될 때 의약 서비스산업은 언제든지 베니스의 상업주의로 돌아갈 위험을 안고 있다.

미국의 실패

상업적 금융자본에 의료보험이 내맡겨진 대표적인 케이스가 미국이다. 미국의 연방 정부나 주 정부는 65세 이상의 노인과 장애인 환자에 대한 의료 지원메디케어과 빈곤층에 대한 의료 부조메디케이드만 담당하고 나머지는 민간 보험과 기업, 그리고 개인이 의료비를 부담하는 구조다. 과거 미국 기업들이 성장하고 잘나가던 시절에는 이러한 사보험 중심 체제도 아무런 문제가 없었다. 직장을 갖고 일하는 대부분의 시민이 기업의 의료보험료 지원 혜택을 누릴 수 있었기 때문이다.

그러나 지난 20~30년 동안 미국 정부의 천문학적인 재정 적자가 지속되는 상황에서 기업의 수익 구조 또한 악화되고 기업의 보험료 부담 가중으로 그 지원 폭이 점차 줄어들면서 문제가 생기기 시작했다.

여기에 금융 보험사의 이익 몫을 줄이는 대신 보험료를 인상하게 됨으로써 결국 가입자의 부담은 점점 커질 수밖에 없어 의료비의 가계 부담이 가정 경제의 매우 큰 비중을 차지하는 핵이 되고 말았다. 보험 가입 조건이나 다른 보험 가입 여부, 질병 유무 등 여러 가지 까다로운 조건에 따라 많은 차이가 있지만 보장 범위가 괜찮은 보험에 가입하려면 4인 가족 가구당 보험료가 보통 월 1000달러는 잡아야 한다고 한다. 한국의 건강보험료에 비해서는 엄청나게 높은 수준으로 미국 유학생이나 주재원에게 있어 의료보험 문제가 가장 큰 고민거리가 될 정도다.

이로 인해 미국 시민 중에도 보험료를 내지 못해 의료보험에서 탈락하는 무보험자가 4700만 명에 달한다고 한다. 전체 인구의 약 15퍼센트에 해당하는 숫자로 7명 중 1명은 최소한의 의료보장도 받지 못하고 있는 것이다.

이 같은 사정은 무엇보다 고비용 저효율 구조의 미국식의 의료보험 체계에서 비롯된 바 크다. 의료의 공급자와 수요자 사이에 금융 보험사가 급여 여탈권을 쥐고 개입하게 되면서 이를 방어하기 위한 병의원의 행정 비용 또한 급증할 수밖에 없다. 보험사 또한 자신의 이익을 지키기 위해 많은 관리 비용이 들게 되고, 영업력 확충을 위한 영업비 또한 규모의 경제가 작동되는 보험업 성격상 늘어날 수밖에 없어 이 같은 간접 비용이 보험료를 올리는 주요 요인이 되고 있다. 그 틈바구니에서 가입자의 부담만 가중돼 세계 최고 수준의 고비용을 부담하고도 그에 따른 반대급부는 그에 훨씬 못 미치는 저효율 상태의 의료보험으로 전락하고 말게 된 것이다.

사정이 이렇게 되자 중산층 이하 대부분의 국민은 보장 범위가 넓은 보험에 가입하지 못하거나 병의원과 약국 이용 시 직접 지불하는 자기 부담액을 높여 보험료를 낮추는 조건으로 보험에 가입하는 일이 많아 질 높은 수준의 의료보험 혜택은 꿈도 못 꾸는 상황이 된 것이다. 일반 서민은 웬만큼 아프지 않으면 병원을 찾지 않고 약국에서 파는 일반약OTC으로 버티는 경우가 다반사며 비싼 보험료를 내고도 중증 질환에 걸리면 보험으로 커버되지 않는 경우가 많아 의료 파산이 점차 늘고 있다. 이는 세계 1등 선진국에서 벌어지는 일로는 믿기지 않을 정도다. 고령 은퇴자들이 말년에 맞이하는 신용 파산의 약 3분의 1은 '의료 파산'

이란 통계가 나올 정도여서 나이 들어 큰 병 걸리면 가정이 붕괴되는 사태마저 줄을 잇고 있다.

오바마 행정부가 들어선 후 그 심각성이 받아들여져 의료 부조 제도 일부에 대한 개혁 조치가 이뤄졌다. 적어도 의료 무보험자는 없어야 한다는 취지에서 오바마 행정부는 무보험자들에 대한 공적 의료보험 가입 원칙을 천명했다. 그러나 지난 세기말 의료개혁을 시도하다 곧바로 중단한 바 있는 빌 클린턴 정부에 이어 두 번째로 시도된 의료보험 개혁 조치는 필연적으로 의료보험이란 황금알 시장을 쥐고 있는 월가의 반발에 부닥쳤다. 개인의 자유와 권리를 존중하는 미 연방 수정헌법의 법리상 어떤 형태의 의료보험에 의무적으로 가입하도록 한 조치는 자유시장 질서와 개인의 자유를 과도하게 제한하는 위헌 행위라는 것이다.

마침내 2년 여에 걸친 법정 공방이 벌어졌고 지난 2012년 6월에야 미 연방대법원은 의료보험에 대한 정부의 강제 가입 조치가 합헌적이라는 판결을 내렸다. 세계 1등 선진국 미국에서 최소한의 사회 안전망을 벗어나 있던 상당수의 국민이 엄청난 재정 투자를 감수하고 주 정부나 연방 정부가 만드는 저렴한 공적 의료 지원 혜택을 보장받을 수 있게 됐다.

이 같은 변화는 금융의 자유를 강조하는 신자유주의가 최고조로 팽배해 있는 미국에서조차 '누구나 아프면 치료받을 수 있어야 한다'는 의약에 관한 공적 연대 의식의 싹이 살아있음을 보여준 것이다. 자본주의 초기 생겨난 보험이란 제도를 공적으로 운영하느냐 아니면 특정 집단의 사적 이익만을 추구하는 금융 상품으로 운영하느냐는 엄청난 차이를 가져온다는 점을 미국도 이제 받아들이기 시작한 것이다.

미국의 사례는 전 세계적으로 의약 서비스는 더 이상 베니스의 상업주의로 돌아갈 수 없다는 인식에 하나의 굵은 티핑포인트tipping point를 제공했다. 생명과 건강이라는 빅포트big pot을 놓고 섹터별로 전문가들이 주축이 되고, 공급과 수요가 공공화되는 정부와 사회적 틀 안에서 관리되고 통제되는 영국의 국가보험이나 한국의 사회보험 체제가 그 대안이 될 수 있을 것이다.

건강보험의 미래

미국의 지성 노엄 촘스키는 《촘스키, 희망을 묻다 전망에 답하다》라는 저서를 통해 "현대 자본주의사회에서 비용과 위험은 사회화하는 대신 그에 따른 이익은 개인화되는 게 문제"라고 지적했다. 기업과 사업 경영에 따른 위험비용은 흔히 고도로 발달된 자본시장과 법 제도 등을 통해 울타리를 벗어나 사회적 부담으로 전가되지만, 기업과 사업의 성공에 따른 과실은 특정 개인과 집단에 집중돼 양극화되는 불공정한 현상을 꼬집은 말이다.

그러한 체제 이론적 경제 이론 말고도 단순하게 말해서 채무자의 곤궁한 처지를 이용해서 '1파운드의 살덩이'를 요구하는 사채업자의 소위 '계약상의 정의'가 의료와 약료에 끼어들 여지를 남겨서는 곤란하다. 어떤 이유에서든지 절대다수가 불편하고 불이익을 감수해야만 하는 제도는 장기적으로 성공하기 힘들뿐더러 너무 많은 대가를 치르게 하기 때문이다.

반대로 의료 시장에 대한 공정한 균형자여야 할 국민건강보험 중심 체제도 사회보험이란 울타리 속에서 점점 그 힘을 키워 '빅브라더'로 등장할 위험성을 간과할 수 없다. 21세기 복지 중심 사회에서 의료 기록에 관한 '빅데이터'는 개인의 삶을 속속 파고들며 무소불위의 전제專制적 영향을 미치게 될 것이기 때문이다.

조만간 도래할 초고령 사회에서 의료 분야는 복지에서 차지하는 비중이 지금과는 비교할 수 없을 정도로 커지게 되고, 그러한 의료에 관한 빅데이터는 정밀한 가공을 거치면 의료의 공급자이자 수요자인 국민 개개인의 사회경제적 활동은 물론 정치적인 측면에서도 막강한 영향력을 행사하는 통제 수단으로 등장할 가능성이 매우 높다는 것이다. 더구나 그러한 가공된 빅데이터에 대한 보험사를 비롯한 민간 사기업의 접근권이 허용될 때 상대적으로 약자에 불과한 개인의 재산권이나 인권 프라이버시 보호 등의 측면에서도 심대한 타격을 줄 수 있는 소지를 안고 있다.

따라서 건강보험의 미래는 시장주의의 사보험과 사회보장적 국가보험이란 두 극단 사이에서 그 역할과 위상을 어떻게 균형 있게 정립해나가는가에 달려 있다고 본다. 이를 위해 필수적인 전제 조건으로는 우선 의료 현장에서의 균형부터 재정립돼야 할 것이다. 특히 공급자의 우월적 지위를 끌어내려 환자인 수요자에게 더 많은 정보와 서비스가 제공되고, 자신의 몸에 대해 환자가 스스로 판단하고 결정할 수 있도록 도와주는 제도적 장치와 관행이 소비자주의에 맞춰 정착되어야 한다.

그에 상응하여 의료 공급자와 건강보험 사이에 갖게 되는 2차적 공급·수요자로서의 균형도 맞춰져야 한다. 무조건 상대방의 약점만을 물고 늘어지는 불신과 갈등 관계에서 벗어나 합리적인 대안을 찾아 꾸준히 개선하려는 열린 자세가 필요하다. 또한 건강보험이 의료 서비스의 다양한 발전과 비용 대비 효율은 도외시한 채 간접적인 행정 비용만 키

우고 결국 가입자인 국민과 의료 기관에 그 부담을 전가하는 공기업의
비효율적 행태를 보여서도 안된다. 이는 한번 정해진 규칙이라도 의료
현실이 변화하면 언제든지 합리적 근거를 바탕으로 개선될 수 있어야
만 하는 열린 논의 구조를 만들어야 하고, 사회보험이라고 해서 효율성
원리를 무시한 채 운영되어서도 곤란하다는 취지다.

이 같은 우려를 불식시키기 위해 보험 수가 체계의 구체적 내용을 결
정하는 진료 지침과 심사 기준만을 엄정한 중립적 위치에서 연구 개발
하고, 정치적 영향력에 벗어나 이익단체 간의 불협화음을 조정하는 기
능을 수행하는 공익적이며 특수 지위를 갖춘 전문 기구를 설립할 필요
도 있다. 이를 통해 현행 건강보험공단과 심사평가원으로 양분된 보험
자의 권한과 조직이 삼분 체제로 나눠져 견제와 균형을 통해 보다 합리
적인 의사 결정 체제를 갖출 수 있을 것으로 본다.

그러한 제도적 개선과 관행이 확실하게 자리를 잡은 다음에야 전체
의료 서비스가 사회보험에 기반한 평균적 의료 수요에다 현대 의료가
지향하는 다양한 예방 의학적 특수 수요까지 시장의 장점도 살려나가는
최상의 모습으로 발전해갈 수 있을 것이다. 건강보험 제도가 그러한 순
기능을 잘 살려낸다면 향후 의료에 관한 한 한국의 복지 지수를 최고 수
준으로 올려 말 그대로 21세기적 복지국가를 앞당기는 첨병이 될 수도
있을 것이다.

약 이
되 는
약 이야기

4
편

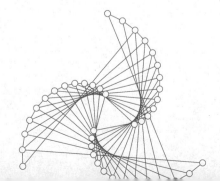

정자와 난자를 피부 같은 체세포에서도 만들 수 있다는
것은 살아 있는 세포만 있다면 그것이 피부가 됐든, 아니면
장기 조직이 됐든 어떠한 동물이든지 인위적인 조작을
통해 얼마든지 번식시켜 사육하거나 필요한 장기 조직을
만들 수 있게 될 것이라는 의미를 담고 있다.

줄기세포를 연구하고 실제 생산하는 시설 또한 우수
의약품 품질 관리 기준 수준의 엄격한 시설 환경을
갖춰야 하는 것은 물론이고 제조 공정마다 만일의 사태에
대비한 철저한 밸리데이션과 품질 유지 및 관리 기준이
적용되어야만 한다.

줄기세포는 생명을 되살리는 하나의 치료 약이다. 넓은
의미의 생물체에서 기원하는 생물학적 의약품에 속한다.

생물학과 유전학 그리고 세포학 등 최첨단 생명과학과
응용 기술이 총망라돼 있고 거기에 의학과 수의학 약학
등의 임상 학문이 그 나름대로의 영역에서 줄기세포를
향해 접근해 들어가고 있는 제3의 섹터에 속한다.

줄기세포 약

괴물이야기

세계적으로 유명한 양대 괴기소설로 드라큘라와 프랑켄슈타인 이야기가 있다. 그중에서도 인조인간을 테마로 한 소설《프랑켄슈타인》은 오늘날 과학소설SF의 서막을 연 작품이다. 20세기 초반 메리 셸리라는 영국계 여류 소설가는 자신의 나이 20대 초반에 이 소설을 완성했다. 당시 청교도의 등장과 이에 반발한 고전주의와 낭만주의의 복귀와 같은 사상적 문화 조류의 혼란 속에서 사람들의 잠재의식에 숨어든 혁명과 전쟁에 대한 공포와 경험적 과학주의에 대한 반발 의식이 깔려 있는 소설이다.

소설에서 주인공 프랑크슈타인 박사는 시체들에서 뼈마디와 피부조직 등을 모아 전기 자극 같은 충격을 가해 거대한 인간 모양을 한 괴물 생명체를 탄생시킨다. 그러나 그 괴물은 겉모양만 인간을 닮았을 뿐 악마로 '환생'한다. 박사 자신이 도리어 자신이 만든 괴물에 쫓기는 신세가 돼 자신의 여동생과 신부를 잃고 복수심에 괴물을 찾아 북극까지 찾아

나서지만 처참한 최후를 맞는다.

작가는 자신의 남편이기도 한, 영국 낭만주의 문단의 개척자로 불리는 시인 P. B. 셸리와 바이런과의 대화에서 영감을 얻어 이 소설을 썼다. 이미 죽은 시체들의 엽기적 환생이 공포의 테마다. 이 소설은 19세기 들어 급성장한 과학의 진보에 대한 근본적인 회의를 제기한다.

역분화 줄기세포

2012년 교토대학의 사이토 교수 연구진은 쥐를 대상으로 피부세포에서 역분화 방식으로 유도된 만능 줄기세포iPSC인 원시 생식세포를 만들었다. 이어 암쥐에서 채취한 난소 체세포와 함께 생식세포를 배양해 다시 암쥐에 이식해 난자를 만들었다. 이 난자를 다시 꺼내 시험관에서 정자와 수정시킨 후 암쥐의 자궁에 착상시켜 세 마리의 쥐를 탄생시켰다.

이미 이 같은 방식으로 정자를 만들어낸 경험도 있어 쥐에 관한한 피부상피세포로 각각 정자와 난자를 만들어 인공수정을 통해 쥐를 생산토록 할 수 있는 길이 열린 셈이다. 이러한 성과는 인간의 줄기세포기술이 마침내 생명체를 만드는 원천이라 할 생식세포에까지 진입했다는 의미로 받아들여져 충격적이다. 피부조직에서 떼어낸 1개의 세포만을 가지고도 수많은 생명을 만들 수 있는 능력을 가진 원시 생식세포를 만들어 이를 난자나 정자로 마음대로 키워낼 수 있다는 것이기 때문이다.

정자와 난자를 피부 같은 체세포에서도 만들 수 있다는 것은 살아 있는 세포만 있다면 그것이 피부가 됐든, 아니면 장기 조직이 됐든 어떠한 동물이든지 인위적인 조작을 통해 얼마든지 번식시켜 사육하거나 필요한 장기 조직을 만들 수 있게 될 것이라는 의미를 담고 있다. 체세포를 통해 동물을 직접 복제하거나 체세포 자체를 배양하는 수준의 일과는 또 다른 차원의 얘기다.

특히 생식세포는 유전자를 자손 세대에 전달할 수 있는 능력을 가졌다는 점에서 일반 세포의 복제와는 또 다른 의미를 갖는다. 체세포에서 세포로 분화되기 이전 단계인 역분화 줄기세포iPSC를 만들어내는 것도 엄청난 일인데, 동물이긴 하지만 개체 자체를 만들어낼 수 있는 정자와 난자와 같은 생식 배우자로 분화 유도해낸 일은 이 땅에 하나의 생명체를 탄생시키는 데 인간이 완전히 관여하는 것이나 다름없는 얘기가 된다.

기존의 동물 복제를 이용한 줄기세포는 체세포의 핵을 꺼내 난자에 대체 이식하는 방식으로 만든 일종의 수정란을 전기 자극을 주는 등의 방법으로 융합시킨 후 일정 기간 성숙시키는 과정에서 태반 조직 안에 생성되는 배반포의 내부 세포괴ICM에서 배아 줄기세포ESC를 얻는 방식이었다. 그러나 역분화 방식으로 만든 생식세포는 원래의 체세포가 갖고 있던 유전자 코드 전체를 다른 개체에 전달하는 생식 능력까지도 갖고 있는, 하나의 작은 원형 생물체라 할 정자와 난자를 만드는 것이어서 줄기세포 기술을 수정란 단계에서 그 이전의 단계로 끌어올리는 하나의 작은 비약이라 할 수 있다는 것이다.

이 가운데 특히 역분화 방식으로 줄기 생식세포를 만들었다는 점이 매우 중요하다. 수정란의 분할과 성숙이라는 생명의 탄생 단계를 거치지 않기 때문에 윤리적인 문제에서 매우 자유롭다는 점에서 기존의 복제 방식의 배아 줄기세포와는 크게 다르다. 배아 줄기세포 방식은 난자를 이용해 일종의 수정란을 만드는 방식을 택하는 데 반해 역분화 방식

은 체세포의 핵을 이용할 뿐 난자나 수정란의 배아 복제 과정을 거치지
않는다.

따라서 실험 대상이 쥐에 그치지 않고 인간으로 옮겨갈 가능성은 너
무나 뻔한 일이고, 그렇다면 정자나 난자만이 아니라 피부세포 하나로
인체의 조직이나 어느 장기와 조직 같은 기관을 만들어내거나, 아니면
그러한 인체의 일부분으로 분화할 수 있는 만능 줄기세포를 얻는 것도
시간문제가 아닌가 하는 생각이 들게 한다.

실제로 그러한 연구가 동물실험 단계에서는 많이 진행되고 있고, 배
아 복제 분야에서도 동물 단계의 2개의 배우자를 합한 키메라 배아를
이용한 암과 돌연변이 같은 형질의 전이에 관한 연구가 각광을 받고 있
다고 한다. 거기서 한발 더 나아가 인간의 체세포의 핵을 동물의 난자에
이식해 인간의 줄기세포를 만들어내게 된다면 각종 유전자 변이로 인한
유전병이나 암 등 수많은 난치병의 치료에 동물 유래의 줄기세포가 시
도되는 상황도 예상된다.

이러한 역분화 방식에서의 성과는 당연히 프랑켄슈타인 박사의 괴물
처럼 죽은 무생물에서 생명체를 만들어내는 것은 아니지만 세포 하나로
그와 동일한 유전자 코드를 가진 장기들을 만들어 병든 부분을 대체할
수 있을 것이라는 데까지 상상력을 키우게 한다. 피부세포를 냉동 보관
한다든가 계속 배양을 통해 죽지 않도록 유지할 수 있다면 언제든지 그
러한 일이 벌어질 수 있기 때문이다. 그렇게 되면 어쩌면 신의 고유 영
역으로 치부되던 생명 창조에 관한 판도라 상자를 마침내 열어젖히는
순간이 올 수밖에 없을 것이라는 우려와 함께 프랑켄슈타인 박사가 당
한 공포를 떠올리게 되는 것이다.

그러나 거기까지 가는 과정은 아직도 많은 난관과 위험이 기다리고 있다. 우선 줄기세포로 역분화하는 모든 과정이 표준화되어야만 한다. 여기서 표준화란 많은 연구와 실험을 거쳐 가장 안전하고 실패율이 적은 과정을 만들어내는 모든 절차와 수단을 확립해야만 한다는 것을 의미한다. 하나하나의 과정에 관여하는 조건과 효소 시약 등과 같은 표준 프로토콜을 모두 완벽하게 정립해내야 하며, 마지막에는 완벽한 능력을 갖춘 줄기세포만을 골라내고, 줄기세포로 완전히 역분화가 끝나지 않거나 줄기세포를 넘어선 돌연변이 세포들은 완벽하게 검증하여 사멸 처리하거나 제거해야만 한다. 그리고 줄기세포를 원하는 세포로 분화시켜 환자의 몸에서 생착해 생장할 수 있도록 조절할 수 있는 수단과 방법도 철저히 구현되어야만 한다.

그러한 줄기세포를 연구하고 실제 생산하는 시설 또한 우수 의약품 품질 관리 기준GMP 수준의 엄격한 시설 환경을 갖춰야 하는 것은 물론이고 제조 공정마다 만일의 사태에 대비한 철저한 밸리데이션과 품질 유지 및 관리 기준이 적용되어야만 한다.

이 같은 까다로운 조건 가운데 하나라도 미진하게 되면 줄기세포는 질병을 치료하는 하나의 생물 의약품으로 탄생할 수가 없다. 그러한 줄기세포 약을 이식받은 환자는 암 환자가 되거나 기형의 세포로 자라난 돌연변이 세포들에 의해 치료는커녕 더욱 치명적인 위험에 처하고 말 것이기 때문이다.

실제로 역분화 줄기세포는 세포의 프로그래밍을 거꾸로 역전시키기 위해 많은 돌연변이 유전자를 도입하는데 그 과정에서 많은 위험 인자가 숨어 있는 게 사실이다. 그러한 위험 인자를 제거하거나 피할 수 있

는 방법이 실제 응용 과정에서는 학술적인 의미에서의 역분화 기술 자
체보다 더욱 중요한 것이다. 이에 더해 만능 줄기세포를 얻는 중간 과정
마다 한치의 오차 없이 진행되었는지를 검증하는 기술과 장비가 갖춰져
야 하며 최종적으로는 건강한 줄기세포만을 골라내는 검증 기술도 반드
시 완전해야만 한다.

배아 줄기세포

역분화 방식 이전에 줄기세포 연구의 주류를 형성해온 체세포 복제 방
식의 배아 줄기세포 분야에서도 그러한 기술적 전제 조건은 크게 다르
지 않다. 체세포 복제 줄기세포도 역분화 방식과 마찬가지로 줄기세포
를 만드는 목적과 결과 그 자체보다도 하나하나의 과정에 대한 검증이
무엇보다 중요하다. 검증이 완벽하지 않은 배아 줄기세포는 앞서 강조
했듯이 암세포나 그 근원을 알 수없는 거대 종양 세포Teratoma 같은 돌
연변이만을 탄생시킬 위험이 매우 크기 때문이다.

　복제 배아 방식의 줄기세포는 체세포에서 핵을 빼내 역시 핵을 빼낸
난자에 이식시켜 일종의 수정란으로 키워 세포분열을 통해 생겨나는 내
부 세포 괴ICM를 이용한다. 좀 더 자세히 설명하면 배아 방식의 경우 난
자를 이용하지만 난자와 정자의 '수정'이 아니라 '핵이식'이란 과정을 거
쳐 원하는 대상의 유전자를 가진 '맞춤형' 수정란을 만드는 것에서부터
시작한다. 이어 핵이식한 수정란에 물리화학적 자극을 주어 세포분열을
일으키는데 수정란이 포배기 낭배기를 거쳐 상실기에 이르면 내부의 난
할강에 모여 있는 세포 덩어리에서 몇 개의 할구를 떼어내 클론 배양을

통해 더욱 많은 숫자의 줄기세포로 증식하는 과정을 거치게 된다. 그러한 과정에는 핵이식과 유전자의 융합 기술, 줄기세포로의 클론 배양 기술 등이 필요하게 된다. 그러나 이보다 더욱 중요한 게 앞서 말한 역분화 방식과 마찬가지로 좋은 줄기세포와 그렇지 않은 세포를 완벽하게 골라내는 검증 과정의 기술과 장비라 할 것이다.

여기서 배아 방식은 일종의 생명의 발생 과정과 동일한 과정을 거치기 때문에 많은 윤리적 비난과 제약을 받는 요인이 되고 있다. 줄기세포를 만드는 내부 세포 덩어리를 제공한 난자는 그 상태에서 착상을 거치면 하나의 생명체로 탄생하는 데 아무런 지장이 없지만 현실적으로는 버려지게 되어 생명 윤리상의 논란거리가 되고 있는 것이다.

하지만 줄기세포의 능력만을 비교해보면 복제 배아 방식이 다른 방식에 비해 월등히 우수한 것만은 사실이다. 역분화 방식의 줄기세포가 생산 과정에서 많은 유전자 조작이 이뤄지고 그 과정에서 돌연변이가 인위적으로 도입된다는 점에서 분화 능이나 부작용 위험성 등의 측면에서 복제 배아 방식과는 비교가 안 된다. 역분화 줄기세포가 '만능'이라면 복제 배아 방식의 줄기세포는 태반 상태에서 성숙된 줄기세포를 기준으로 할 때 온전한 능력을 갖춘 '전능' 줄기세포에 해당하는 것이다.

이는 줄기세포를 나누는 또 다른 방식인 성체 혹은 배아라는 기준에서도 마찬가지다. 골수를 비롯 표피세포, 소장의 내막 세포 등에 미량 존재하는 성체 줄기세포는 그 분화가능한 범위가 해당 조직세포 자체나 그러한 세포가 2차적으로 변화하는 세포 정도로만 분화가 가능하지만 배아 줄기세포는 어느 세포로든지 분화가 가능한 것이다. 생명의 탄생 시기로부터 얼마나 멀어져 있는가에 따라 분화 능도 어느 정도 손상될 수밖에 없다는 것이다.

현재 한국의 배아 복제 연구는 지난 2005년 황우석 사태 시점에 머물러 있다. 당시 황박사팀이 확립한 배반포 단계의 줄기세포 연구는 그 이후 제정된 생명 윤리 및 안전에 관한 법과 같은 엄격한 법적 제도적 제약 때문에 인간의 난자를 이용한 연구 진행에 많은 차질이 빚어질 수밖에 없는 처지에 있다. 반면 미국 유럽 등지의 경우 이에 관한 제약이 상대적으로 약한 편이어서 한때 줄기세포 종주국을 외치던 한국의 위상이 많이 추락한 상황이다.

현행 생명 윤리법 및 임상 시험 관련 법률 등에 따르면 인간 및 그 유래물에 관한 연구를 하는 기관이나 병원 등은 반드시 기관생명윤리위원회IRB를 설립하도록 돼 있다. 여기에는 생명 윤리를 다루는 종교계와 법조계 등 외부 인사들이 반드시 일정 수 이상 참여해야만 한다. 이러한 IRB의 엄정하고 공정한 리뷰를 거쳐 어떤 연구에 대한 사전 승인은 물론 과정 하나하나에 대한 검증을 거쳐야만 연구가 진행될 수 있으며 그러한 과정은 최종적으로는 정부의 승인 또는 심사 과정을 거치도록 제도화됐다. 또 인공수정에 사용하고 남은 난자를 연구 목적으로 사용하기 위해서는 기증자의 동의가 반드시 필요한 상태여서 기증자가 있다 하더라도 건강한 난자를 사용한 복제 배아 연구는 사실상 어려운 상황이다.

이 같은 상황에서 미국 일본 등지에서 성체 세포를 사용한 역분화 줄기세포 분야의 연구가 돌파구를 만들면서 현재의 세계 줄기세포 연구의 흐름을 주도하고 있다. 더구나 역분화 줄기세포 주를 확립한 일본의 야마나카 교수가 2012년 노벨상을 타게 됨으로써 일본의 경우 정부와 민간의 연구 지원이 국내와는 비교할 수 없을 정도로 큰 격차를 보이며 앞서가고 있다.

그러나 줄기세포를 이용한 맞춤형 의료를 구현하기 위해 가장 중요한 건 역분화인가 배아 방식인가의 문제만이 아니라고 본다. 그보다는 자기 세포를 이용한 것이냐 타인의 세포를 이용해 만든 것이냐가 실제 임상 치료 단계에선 훨씬 중요한 문제가 된다. 왜냐하면 타가 줄기세포인 경우 면역 장벽이 있어 줄기세포를 이식받으려는 환자에게 이를 극복하기 위한 조치가 반드시 선행되어야 하기 때문이다. 아무리 좋은 줄기세포를 만들어내도 그것이 자신의 세포에서 나온 것이 아니라면 곧바로 이식받을 수는 없는 것이다.

한국인의 경우 유전적 혈통의 순수성이 매우 높은 편이어서 그나마 조금 나은 상태로 외부에서 주입된 줄기세포의 세포막에 가진 항원성을 분석해보면 그 유형은 크게 보아 약 40여 개 정도에 불과하다고 한다. 그러한 항원 타입에 맞춰 줄기세포를 시술한다면 그에 따른 조직적합성 면역 이상 반응 문제는 어느 정도 극복될 수 있을 것으로 알려지고 있다. 배아방식이 어려우면 제대혈 등에서 추출한 줄기세포를 배양해 얼마든지 타가 줄기세포를 만들 수 있다는 의미여서 조직적합성 유형의 종류는 임상시술 측면에선 매우 큰 의미를 갖는다. 반면 외국의 경우 그 타입이 워낙 다양해 타가 줄기세포의 시술 등 여러 측면에서 많은 애로가 예상된다.

또 다른 측면에서 역분화 방식의 줄기세포가 분화 능에서 제한적이라는 점도 배아 방식 연구를 포기할 수 없게 하는 요인이다. 역분화 방식이 자가 세포를 사용할 수 있는 점에서는 우수하지만 그러한 역분화 줄기세포의 능력이 제한적인 경우가 많아 결국엔 다른 사람에서 얻은 타가 세포를 사용할 수밖에 없는 경우가 생기게 되고 그러한 경우 역분화 방식의 분화 능이 복제 배아 방식에 비해 안전성과 효능이 떨어진다면 매우 어려운 선택의 문제가 발생하기 때문이다.

복제 배아 방식에서 마지막까지 남아 있는 건 인간의 난자를 이용해 만든 배아 사용 문제다. 이 문제는 앞으로 기술적 진전과 제도적 개선을 통해 인간의 난자가 아닌 동물의 난자 등을 사용하는 것과 같은 길이 열린다면 생명 윤리 문제를 어느 정도 피해갈 수 있지만 현재로서는 관련 법에 이종 간 복제를 엄격하게 규제하고 있어 쉽지 않은 상황이다.

그렇다고 순수한 연구 목적의 배아 줄기세포 연구마저 중단할 수는 없다. 분화 능이나 부작용 위험 등의 측면에서 가장 우수한 데다 환자의 체세포를 이용할 경우 조직적합성 문제도 피해갈 수 있어 여러 가지 장점을 갖고 있는 것도 사실이기 때문이다. 앞으로 수정란 파괴를 최소화하는 돌파구만 마련된다면 세계적 연구 흐름이 뒤바뀔 가능성은 얼마든지 있을 것이다.

결국 줄기세포에서 가장 중요한 건 어떤 방식으로 얻은 줄기세포가 어떤 질환에 더 안전하고, 치료 능력이나 그 잠재력이 클 것인가 하는 문제로 귀착될 것이다. 생명 윤리 측면에서 배아 방식이 정부 당국의 통제와 연구 목적 등으로 약간 불리한 측면이 있다 해도 그 부분에서 기술적 돌파구가 마련된다면 남는 문제는 환자의 몸속에서 실제 특정 세포로 분화돼 정착하는 데 어느 줄기세포가 더 우수한가 하는 문제로 귀착되고 말 것이다.

가령 파킨슨 환자의 뇌신경 치료를 위해 줄기세포를 사용할 경우 어떤 줄기세포가 망가진 환자의 중뇌의 흑질 세포를 되살려내 도파민을 분비할 수 있도록 할 것인가 하는 문제가 파킨슨병 치료약으로서 미래의 줄기세포를 결정하는 중요한 요인이 된다는 얘기다. 역분화 방식으로 얻은 줄기세포가 효능에서 아무리 뛰어나더라도 안전성이 떨어지거나, 아니면 효능 자체가 배아 줄기세포에 비해 좋지 않다면 누가 그러한 줄기세포를 몸에 이식받기를 원하겠는가.

생명은 비교와 대체가 불가한 유일한 가치를 가지는 것이어서 결국엔 환자들의 압력과 선택에 의해 좀 더 나은 줄기세포로 일원화되어갈 것이란 것이다. 과학 기술의 역사를 보면 초기에 법률적 사회적 제약이 있다 해도 결국엔 좀 더 포괄적이고 효율적인 기술이 이전의 기술을 대체해왔으며 그러한 기술은 또한 스스로 돌파구를 찾아낸 역사가 그러한 예측을 가능케 하는 것이다.

줄기세포 약

줄기세포는 생명을 되살리는 하나의 치료 약이다. 넓은 의미의 생물체에서 기원하는 생물학적 의약품에 속한다. 동시에 환자의 자가 세포가 됐든, 타가 세포가 됐든 또는 역분화 방식이 됐든, 배아 줄기세포가 됐든 일단 만들어낸 줄기세포를 환자에게 곧바로 시술해야 한다는 점에서 의료 시술의 영역에도 밀접하게 관련돼 있다. 기존의 바이오 의약품이나 이의 제네릭이라 할 바이오시밀러와는 차원이 다른 치료 약이다.

생물학과 유전학 그리고 세포학 등 최첨단 생명과학과 응용 기술이 총망라돼 있고 거기에 의학과 수의학 약학 등의 임상 학문이 그 나름대로의 영역에서 줄기세포를 향해 접근해 들어가고 있는 제3의 섹터에 속한다고 보는 게 정확한 평가일 것이다.

또한 기존의 의약의 범주로는 구분이 되지 않는 카테고리 킬러에 해당한다. 그런 만큼 새로운 시장이 열려 있으며 앞으로 줄기세포가 어떤 모습으로 정착돼 의료 현장에서 구현될지는 지금부터 만들어가야 할 과제이다.

국가 차원에서 산업적 육성을 전제로 본다면 현행 약사법을 비롯한 생물학적, 임상적 시험 과정과 생산 과정에 대한 철저한 확인, 그리고 GMP우수의약품생산 기준 등을 새롭게 정립해나가야 할 것이며 줄기세포는 제조된 후에 환자에게 신속히 투약되어야만 하는 특성을 갖고 있어 생산과 시술에 관한 의료법 등의 개선도 요구된다. 이어 학문적 또는 연구자 주도 임상 시험 등을 진흥하기 위해서는 그때그때의 필요에 따라 제정된 많은 법률과 제도적 절차 등을 재정비할 필요도 있다.

현재 배아 줄기나 태반, 줄기세포 등은 생명 윤리 및 안전에 관한 법과 인체 유래 치료제 개발에 관한 법으로 나뉘어 있고, 제대혈은 제대혈 관리법의 규제를 받는 등 직간접으로 줄기세포 연구에 관련된 법이 여러 법률에 분산돼 있어 그 실질적 내용을 연구자들이 주지하는 데 많은 혼란과 어려움이 발생하고 있다.

이렇게 많은 법률적 장치와 안전장치가 거론되는 것은 그만큼 줄기세포가 엄청난 파괴력을 갖고 있다는 점을 역설적으로 보여준다. 줄기세포 연구는 21세기의 신의료 및 제약 산업을 이끌 새로운 블루마켓인 동시에 세계적으로 거의 모든 선진국이 국가적 지원을 받으며 치열한 선두 경쟁을 치르고 있는 레드마켓이기도 하다. 오로지 1등만이 살아남아

시장을 선점하는 것은 물론 후발 주자들의 권리를 모두 배제시킬 수 있는 권리를 갖게 되는 기회의 땅이다.

그러한 경쟁 구도는 자칫 큰 재앙을 불러올 소지를 안고 있다. 이는 지금까지 겪은 일부 연구 집단 차원의 논문 조작이나 제약 회사 임상 시험 기관 수준의 임상 시험 데이터 누락 또는 조작 정도의 문제가 아니다. 그런 점에서 줄기세포를 만능 치료제로 받아들이는 데는 아직 넘어야 할 산이 많다. 돌다리도 두들기며 고지를 향해 한발 한발 쉬지 않고 나아가는 자세가 무엇보다 중요하다. 줄기세포 산업은 작은 실수 하나로도 프랑켄슈타인 괴물 같은 엄청난 후유증을 가져와 돌이킬 수 없는 공포를 일으킬 수도 있는 잠재적 위험을 안고 있다는 걸 항상 기억해야 한다.

마약의 세계

마약의 역사

마약은 원래 전쟁과 많은 연관이 있다. 주로 군대에서, 전쟁 중에 다친 병사들을 치료하는 데 강력한 진통제가 필요했기 때문이다. 총칼에 찢기고 잘려나간 팔다리를 수술하거나 아니면 그러한 상처에서 오는 참을 수 없는 고통을 줄이기 위해 주로 쓰이던 약이다.

그러나 진통제나 마취제로 쓰이던 약물 중에는 전쟁 중이나 응급 시에 투여받은 급성 통증 환자들을 중심으로 사용 빈도가 누적되면서 진통과 마취 외에 환각성이나 탐닉성이 발견돼 나중에 마약으로 분류된 약이 대부분이다. 일부 약물은 노동력을 착취하기 위한 수단으로 개발돼 사용된 전력도 있다. 필로폰처럼 전쟁 중에 공장 근로자들을 잠 재우지 않고 일을 시키기 위해 개발된 마약이 그것이다.

그 외에 제국주의 침략을 위한 수단으로 상인 조직을 통해 마약을 퍼뜨려 정신적 타락을 가져와 상대국을 그대로 무너뜨리려는 목적에서 사용되기도 했다. 1840년대 중국과 영국 간에 벌어진 '아편전쟁'에서 아편은 전쟁의 구실인 동시에 상대국을 향한 사실상의 공격용 무기로 사용됐다. 이 전쟁에서 승리한 영국은 홍콩과 그 일대 지역에 대한 전매권을 받아냄으로써 아편 무역을 합법적으로 할 수 있게 돼 무력을 쓰지 않고도 중국을 무너뜨릴 수 있는 기회를 얻게 됐다. '신사의 나라' 영국이 벌인 일이라고는 믿기지 않는 역사다.

이후 중국에 대한 서구 열강의 잇따른 불평등조약으로 중화사상으로 가득 차 있던 '잠자는 거인' 중국의 '중원' 환상이 깨지는 결과를 낳는 계기가 됐다. 그만큼 마약은 중국 같은 큰 나라도 일거에 무너뜨릴 수 있을 정도로 무서운 것이다.

마약의 정의

마약은 국내 관계법상으로는 그 자체가 마약에 속하는 양귀비 아편 코카인과 이러한 식물에서 추출한 모든 알칼로이드 성분과 그 화학적 합성 물질을 말한다. 마약이라 할 때는 가장 작은 의미의 마약인 것이다. 그러나 통칭해서 부르는 '마약류'에는 이러한 좁은 의미의 마약만이 아니라 향정신성의약품과 대마초를 포함하며 이러한 세 가지의 마약을 섞어 만든 약물 제제나 혼합 물질도 모두 마약류에 포함된다.

이러한 혼합 제제 중에 한번 혼합 과정으로 제조가 끝나 그중에서 일부만을 뽑아내 마약으로 다시 농축 제조할 수 없을 뿐만 아니라 마약성분이 미량 섞여 있어 의존성 같은 중독 증상을 일으키지 않는 약물을 한외마약으로 분류한다. 법률적으로 한외마약은 마약류에서 제외된다. 시럽제나 감기약 중에 일부 미량 들어가 있는 디하이드로코데인이나 덱스트로메트로판 같은 마약성 또는 비마약성 기침약진해제도 성분으로는 각각 마약과 향정신성의약품에 속하나 다른 성분과 함께 제조되어 있고 그 함량이 일정량 이하인 경우에는 마약류로 보지 않는 예외 규정에 의해 감기약 같은 흔한 약에도 마약이 일부 들어가 있다.

필로폰

요즘 흔히 접하는 마약 관련 사건 중에 감기약으로 마약을 만들었다는 뉴스가 종종 눈에 띈다. 대부분의 종합 감기약에 들어 있는 슈도에페드린이란 성분을 추출해 소위 '필로폰'을 만들었다는 것이다.

필로폰의 주성분은 메스암페타민이다. 원래 1800년대 말 천식약으로 쓰이던 한약재 마황에 들어 있는 주성분인 에페드린을 합성하는 과정에서 발견돼 양귀비로 만든 아편을 대신해 오늘날 마약의 대명사로 불리는 약물이다.

에페드린의 화학구조식을 보면 두 개의 입체이성질체 중심 탄소를 갖는다. 여기서 중심 탄소란 유기화합물의 중심이 되는 탄소에 결합된 원자나 원자단이 서로 달라 어떤 방향으로 결합하는가에 따라 왼손과 오른손처럼 서로 구분되는 거울상이성질체를 이루도록 하는 키랄 탄소를 말한다. 보통 하나의 입체 중심 탄소마다 2개의 이성질체가 존재하기 때문에 입체 중심 탄소가 2개면 모두 2x2=4개의 거울상 화합물이 존재할 수 있게 된다. 그러나 그중 두 가지 경우만 완전한 거울상이성질체를 이루고 나머지 두 가지 경우는 위의 두 물질과는 1개의 탄소 주위의 결합만 다른 세미 이성질체라 할 입체 구조를 갖는다. 이를 슈도에페드린이라 한다.

이 슈도에페드린은 원래 천연 약재인 마황에는 없는 물질이다. 마황에는 l체왼손 구조에 해당하는 거울상이성질체만 존재한다. 그러나 공장에서 유기합성을 하다 보면 천연에서는 발견되지 않는 d체오른손 구조와 슈도에페드린도 나오는 것이다. 그중 슈도에페드린이 네 가지 중 두 가지의 경우의 수에 해당돼 유기적 합성 공정을 통하면 절반을 차지해 가장 많이 산출되기 때문에 가격도 저렴해 감기약에 많이 쓰인다.

이러한 감기약이 마약으로 둔갑할 수 있는 좋은 원료가 된다. 시중에서 2000~3000원 정도에 구입할 수 있는 알레르기비염 감기약에 최대 120밀리그램의 슈도에페드린이 들어 있는데 이런 약을 이용해 필로폰을 합성하면 거의 세 사람이 한 번씩 투약할 분량의 메스암페타민이 나온다.

필로폰 1회 투약량0.3그램을 마약 시장을 통해 구입하는 가격이 보통 10만 원대를 훌쩍 넘어서는 것으로 알려져 있는 점을 감안하면 불과 몇천 원대 감기약을 원료로 해서 만든 필로폰은 원료 물질인 에페드린 함량을 기준으로 환산한 수입이 무려 150배 이상 뛰는 것이다. 물론 원료 사용량 대비 최대 100퍼센트의 수율을 가정한 경우다. 실제로는 수율이 그보다 훨씬 미치지 않기 때문에 그 정도로 나오지는 않을 것이다. 그렇다 해도 마약이라는 위험 요인이 들어 있기 때문에 비용 대비 수익률이 엄청난 것만은 사실이다.

사정이 이렇다 보니 최근에는 대도시 도심 내에도 마약 공장이 버젓이 들어서 필로폰을 만들다 적발되는 사건도 자주 벌어진다. 감기약을 원료로 사용한 마약 합성 사건이 연이어 터지면서 고함량의 슈도에페드린 성분을 가진 일부 콧물감기약이 의사 처방 없이는 구입할 수 없는 전문 약으로 묶이는 운명에 처하게 됐다. 마약 사범들 때문에 그런 약을 수시로 필요로 하는 고질적인 알레르기성 감기 환자들이 환절기마다 자주 약 처방을 받느라 비용을 부담해야 하고 힘든 고생을 하게 된 것이다.

슈도에페드린과 메스암페타민은 화학적 구조가 거의 비슷하다. 에페드린을 금속 촉매를 이용해 하이드록시기 하나를 떼어내 환원시키면 메스암페타민이 된다. 언뜻 보기에는 매우 간단한 화학 반응을 거치면 된다. 그러나 일반인이 만든 필로폰은 제약 공정과 같은 엄격한 기준에서 만들어지지 않기 때문에 불순물이 많아 마약 성분의 독성도 문제지만 거기에 함유된 불순물에 의한 간이나 뇌 축적 독성 같은 2차 독성이 더 큰 문제가 될 수 있다.

필로폰은 원래 같은 천연 마약에서 출발한 모르핀이나 코카인 등에 비해 의존성과 그에 따른 금단증상이 약한 편이라고 한다. 마약은 한두 번 투약하다 끊을라 치면 어려운 게 기운이 가라앉거나 손발이 떨리는 금단증상인데 그게 약한 편이라는 것이다. 한마디로 쉬운 마약인 것 같은 느낌이 들게 한다.

그러나 실제 결과는 전혀 다르게 나타난다. 쉽게 끊을 것 같으므로 그만큼 더 많은 양을 사용하게 된다. 따라서 더 쉽게 중독에 빠져들기 때문에 중독에서 빠져나오기가 쉽지 않다. 일단 중독이 되면 내성이 생겨 같은 효과를 보기 위해서는 투약량을 점점 더 늘려가야만 하는 트랩에 빠지게 된다. 따라서 중독성이 어떤 면에서 보면 다른 어떤 약보다 사실 강한 것이다. 담배를 끊는다고 약한 담배를 피우다 보면 그 양이 더 늘어나 서서히 중독이 깊어져 종국에는 더욱 끊기 어려워지는 이치와 마찬가지다.

필로폰은 화학구조 면에서 도파민이나 노르아드레날린 같은 신경전달물질과도 매우 유사하다. 따라서 뇌신경과 자율신경 세포의 수용체에 잘 결합해 그 신경세포에 손상까지 입힐 정도로 그 효능이 매우 센 편이다. 다만 흡수된 뒤에는 대사가 잘 되지 않아 배설이 느리다. 다른 천연마약은 완전히 분해돼 배설되는데 필로폰은 그렇지 못해 체내 잔류시간이 매우 길어진다.

그만큼 오랜 시간에 걸쳐 각성 효과를 나타내고, 다량 흡입 시에는 환각이나 심지어는 정신분열증 같은 특유의 중독 증상이 지속된다. 신체에 미치는 독성으로 치면 체내 잔류시간이 길수록 커져 후유증이 오래 남는다.

이밖에, 중독자들은 자신감이 넘치고 흥분이 고조돼 며칠씩 잠을 자지 않고 계속 활동하며 식사도 거의 하지 않는다. 또 동공이 확대되고 혈압과 맥박이 증가하며 손떨림 같은 금단현상을 보인다. 항상 누군가에게 감시받거나 어떤 음모에 말려들고 있다는 편집증적 망상도 갖게 되어 주위 사람을 의심하기도 한다. 이런 중독성 강한 마약이 주변에서 쉽게 만들어져 유통될 수 있어 필로폰에 대한 마약 당국의 감시도 다른 마약에 비해 심한 편이다.

필로폰은 2차 대전 당시 일본의 한 제약 회사가 공장 근로자의 노동력을 배가하기 위해 만든 일종의 각성제였으나 전후에 중독자가 늘어나면서 마약으로 분류되기 시작해 전 세계적으로 단속이 강화된 약물이다. 국내에서는 한때 불법 마약의 대명사였으나 요즘 들어서는 가격이 비싼 때문인지 국내 유통 목적보다는 중국이나 동남아 지역에서 제조된 필로폰이 마약 청정국에 속하는 한국을 거쳐 세탁돼 일본으로 들어가는 중간 과정에서 적발되는 경우가 더 많은 편이다.

필로폰 유사체

마약의 세계에는 어떤 약물이 감시를 심하게 받거나 가격이 너무 비싸면 반드시 그 대체제가 나오는 게 공식이다. 새로 나온 대체제는 전 세계 어느 국가에서든지 마약으로 등록이 돼 있지 않기 때문에 마약 당국의 감시를 한동안 피할 수 있고, 생산원가를 낮춰 원래의 약물보다 값을 더 싸게 하면서도 효과는 비슷하거나 그 이상을 내도록 설계된다.

이러한 마약을 '디자이너 드럭'이라 한다. 원래의 약물을 화학적으로 약간씩 변화시키거나 기존의 여러 약물을 섞어 새로운 이름을 붙여 유행시키는 방식으로 만들어진다. 일명 '도리도리' '엑스터시' '아담' 등으로 불리는 MDMA를 비롯 그 후에 나온 MDDMA와 MDEA 등이 모두 페닐아민 구조를 가진 필로폰 유사체고, 이밖에도 덱스암페타민 메칠메톡시암페타민 디메톡시암페타민 등 유사 마약이 셀 수 없을 정도로 많다. 모두가 필로폰에 대한 감시를 피해 나온 마약으로서 한참 유행한 뒤에야 마약으로 묶이는 과정이 되풀이되고 있다.

신종 마약

'야바'라는 마약은 동남아의 골든트라이앵글 지역을 장악하고 있는 세계 최대 마약 조직인 쿤사가 만들어 전 세계에 유통시키는 것으로 알려진 마약이다. 헤로인에다 합성코데인 같은 다른 약들을 섞어 가격을 대폭 낮춘 게 특징이다. 1회 복용에 드는 비용이 1000원 정도로 앞서 말한 필로폰과는 비교가 안 될 정도로 저렴해 전 세계에 파고들고 있는 중이다.

여기서 헤로인은 아편을 변형시켜 만든 백색 분말 형태의 마약이다. 아세트산이 갖는 아세틸기 2개를 모르핀에다 붙여 인체의 세포막을 잘 통과할 수 있도록 지용성을 크게 높인 약물이다. 보통 헤로인 염산염의 무수물 상태로 유통이 된다. 생아편이나 그것을 정제한 모르핀은 그 자체로는 물에 잘 녹지 않는 알칼로이드 성분이다. 하지만 이를 염산염으로 바꾸면 물에도 어느 정도 잘 녹고 이를 동결 건조하면 백색 분말 형태가 된다. 마약을 만드는 데 화학적 지식이 상당히 들어가 있는 것이다.

헤로인은 특히 금단증상이 심한 마약으로 알려져 있다. 극심한 불안감에 시달리며 콧물 눈물, 그리고 침을 질질 흘리며 동공이 축소되고, 호흡이 억제돼 다량을 사용했을 경우 깨어나지 못하는 수도 있을 정도다. 특히 환각성이 모르핀에 비해 최소한 두세 배 이상에 달해 그만큼 중독성도 강하고 반복 사용 시에는 뇌에서 그 효과를 반감시키는 보상회로가 작동하기 때문에 이를 극복하기 위해서는 그만큼 더 많은 약물을 필요로 하는 특징을 갖고 있다.

이러한 헤로인은 원래의 출발 물질인 모르핀에 비해 2개의 아세틸기를 가짐으로써 유기용매에 잘 녹을 수 있고 지용성이 월등히 높아져 뇌혈관 장벽BBB막, Blood Brain Barrier 통과율이 60퍼센트에 달할 정도다. 원료물질인 모르핀의 통과율이 2퍼센트 정도에 그치는 것에 비해 약 30배 이상 뇌신경 침투율이 높은 것으로 알려져 있다. 그만큼 뇌신경에 작용하는 효과가 모르핀과는 비교가 안 될 정도로 큰 것이다. 따라서 그 효과가 큰 만큼 투약을 반복하는 동안 약물 사용량이 점점 늘어가는 증가 폭이 다른 어떤 마약류보다 크고, 약물을 중단했을 때 나타나는 의존성, 다시 말해 금단증상 또한 매우 강한 편에 속하는 마약이다. 약한 것 같지만 쉽게 중독에 빠지게 하는 필로폰과는 큰 차이가 있다.

마약이 아닌 것처럼 위장돼 팔리는 마약도 있다. 몇 해 전에 미국 플로리다의 고속도로에서 한 중독자가 인육을 먹는 끔찍한 장면이 포착돼 유명해진 마약이다. 일명 '배스쏠트MDPV'라고 하는 이 약은 처음 나왔을 때는 목욕할 때 쓰는 목욕제인 것처럼 위장해 인터넷을 통해 국제적으로 유통되기도 했다. 폭력성이나 공격성은 물론 환청 환시 같은 환각성에서 기존의 엑스터시나 LSD 같은 약물보다 월등한 데다 값도 저렴해 주로 젊은층을 통해 유통되고 있다. 이런 유사 약물들은 처음 나올 때는 그 성분이나 효능과 독성 또는 부작용 등을 제대로 몰라 단속 대상에서 일정 기간 벗어나 있게 된다.

국내의 마약류 단속에 관한 법률에 따르면 단속의 대상이 되는 약물은 대통령령으로 지정하도록 돼 있다. 그러나 어떤 물질을 마약으로 지정하는 데 상당한 시일이 걸리는데 그것은 약물에 대한 독성과 중독성 등을 확인해야 하기 때문이다. 그러한 절차를 밟다 보면 새로 나온 약물은 이미 중독자를 만들어내고 이미 상당히 퍼져 있는 상태가 돼 근절하기 매우 어려운 상태가 되는 경우가 많다.

그런 상태에서 각국 정부가 해당 약물을 마약으로 지정하게 되면 공급 조직들은 새로운 유사 마약이나 기존의 마약을 섞은 형태로 모양을 바꾼 새로운 약물을 만들어내는 것이다. 이러한 '소잃고 외양간 고치기'

식 단속과 제제도 우리 주변에서 마약이 더욱 근절되지 않는 이유 중 하나가 된다.

한국 정부는 이런 폐단을 조금이라도 줄여보기 위해 지난 2011년부터는 임시 약물 지정제를 도입했다. 시중 단속에서 또는 국제 간 정보 교류에 의해 유통되고 있는 것으로 확인되면 일단 임시 마약으로 지정, 단속 대상에 올리고 시행령 개정 등 법적 장치는 추후에 마련하는 절차를 마련했다. 그 첫 번째 사업으로 배스쏠트가 지난 2011년 가을 임시 마약으로 지정됐고, 그 이듬해 6월 대통령령 개정을 통해 마약류향정신성의약품로 등록됐다.

수 면 마 취 제 마 약

연예인과 일부 의료인의 남용 사건으로 한창 논란을 벌인 수면 마취유도제 프로포폴도 같은 시기에 배스쏠트와 함께 향정신성의약품 중에선 등급이 가장 낮은 4군으로 지정됐다. 하지만 프로포폴과 함께 내시경 검사 시 전신마취제로 많이 쓰이는 미다졸람은 단시간형 마취제로 이미 오래전부터 향정신성의약품으로 분류돼 있다. 프로포폴과 마찬가지로 투여 시점을 전후한 기억을 차단해 개운한 수면 효과가 뛰어난 중독성을 가진 약물이다.

미다졸람은 프로포폴의 30분 정도에 비해 1~4시간으로 반감기가 긴 편이다. 진정 효과가 서서히 나타나고 그 작용 시간도 2~6시간으로 프로포폴보다 훨씬 길다. 하지만 마취제로서는 단시간인 약한 제제에 속하는 편이어서 비교적 빨리 깨어나고 무엇보다 플루마제닐이란 해독제가 있어 만일의 사태 시 호흡 기능 상실과 같은 위험에 대비할 수 있어 안전한 약으로 분류된다.

반면 프로포폴은 해독제가 없어 과량을 투여하거나 이상 반응이 나타나면 곧바로 사망으로 이어지는 경우가 많다. 쉽게 잠들고 쉽게 깨어나 안전한 것 같지만 그 내용을 들여다보면 사실 마취 유도제인 프로포폴이 마취제인 미다졸람보다 훨씬 위험한 약이라고 할 수 있다.

미다졸람은 벤조다이아제핀BZD 계열의 마취제로 호흡 마비 위험성 때문에 향정신성의약품으로 관리돼왔으나 수면 유도 효과가 매우 빠르고 작용 시간 또한 짧아 규제에서 풀려 있던 프로포폴은 피로회복이나 불면증을 치료한다는 명목으로 남용되는 사례가 많아 결국에는 향정 마약으로 묶이게 된 것이다. 프로포폴은 특히 세계적 팝가수 마이클 잭슨이 과용하다 사망한 사건이나 국내의 다수의 연예인이 유명 성형외과 등지에서 습관적으로 투약해오다 적발된 사건으로 유명해진 마약이다.

GHBγ-Hydroxybutyrate는 원래 의학적으로 마취제나 우울증 치료제로 쓰던 약이다. '물같은 히로뽕'이라 해서 '물뽕'이란 불리는 이 마약은 소다수 등에 타면 무색 무취의 특성을 갖고 있어 자신도 모르는 사이에 중독이 될 수 있는 약물이다.

또 하루 만에 거의 배설되기 때문에 증거 보전이 어려워 성범죄용으로 악용되기도 한다. GHB를 술이나 음료수에 타서 마시게 되면 짧은 시간 안에 수면 상태에 빠지고 나중에 잠에서 깨어난 후에는 선행 기억을 상실해 기억을 제대로 되살려내지 못한다.

중독 효과로는 기분이 좋아지는 희열감에다 술에 취한 것처럼 나른해지고 처지는 느낌이 든다. 물이나 소다수보다 술에 타먹으면 그 효과가 급속히 나타나 심할 경우엔 의식불명 상태에 빠지게 된다.

이와 비슷한 효과를 가진 향정신성 약물로 분류되는 졸피뎀이란 약물도 논란이 많은 향정신성의약품이다. 이는 신경정신과 계통에서 흔히 수면 진정 목적으로 처방되는 마약류에 속한다. 그러나 아무리 잠을 잘 자지 못해도 하루 10밀리그램 이상을 먹거나 술에 타먹으면 그 효과가 배가돼 진정 효과가 커지면서 다행감이나 안정감, 그리고 그것을 넘어서 환각 증세나 헛소리를 해대는 의식장애 부작용을 나타낼 수 있다.

이외에 항불안제나 최면 진정제 약물도 마약으로 전용되는 온상이 되기도 한다. 디아제팜이란 항불안제를 약간 변형시킨 플루니트라제팜이라는 성분을 가진 '로히피놀'도 그런 경우에 해당한다.

이 마약은 술이나 음료 등에 타 먹으면 근육이 풀리면서 저항력을 완전히 상실하는 특징을 갖는다. 이러한 속성 때문에 여자에게 술에 타서 권해 먹이거나 음료나 물에 섞어 먹인 후 성폭행하려는 범죄의 수단으로 자주 악용되는 마약이다. 일명 '데이트 강간약date rape'으로 불리는데 데이트를 하는 연인 사이에서 주로 사용한다 해서 붙여진 이름이다.

물에 워낙 잘 녹기 때문에 당사자는 음료에 약이 타 있는 줄 모른 채 마시게 되고 정신이 몽롱해져 약효가 나타나면 기억을 하지 못하게 된다. 그런 특징 때문에 성폭행 후에도 실제 어떤 과정에서 이뤄졌는지를 제대로 기억해내지 못해 범죄를 입증하는 데 어려움이 많아 범죄적 수단으로 악용되는 마약이다.

이 같은 데이트 강간 약물로는 로히피놀Rohypnol 외에도 앞서 말한 GHB감마 히드록시 부티르산과 케타민 등을 꼽을 수 있는데, 이들 약물은 색도 없고 냄새도 없을뿐더러 술이나 음료수에 쉽게 녹는다는 특징이 있다.

또 다른 약으로는 미국과 멕시코 등 중남미에서 팔리는 '루피스'라는 마약이 있는데 이 약물 역시 신경안정제에 속하는 클로나제팜이란 성분을 가진 마약이다. 주로 헤로인이나 아편의 효과를 높이기 위해 사용한다고 한다. 클로나제팜은 앞서 애기한 플루니트라제팜과 구조가 똑같으나 염소 대신 플루오르F로 치환해 만든 신경안정제로 쓰이는 약이다. 신경정신과에서 처방받아야 하는 약이 마약으로 둔갑해 은밀한 유통망을 거쳐 중독자들에게 찾아가는 것이다.

진통제 마약

수술 전이나 후, 또는 분만할 때 쓰이는 진통제인 날부핀이라는 성분도 '누바인'이라는 마약으로 팔리고 있다. 이 약 성분은 원래 응급 환자를 위한 강력 진통제 등으로 사용되는 약물로 의료용으로 필수적인 약물이다. 이 약만큼 응급 상황에서 빠른 시간 안에 강력한 진통 효과를 가지면서 마약이 아닌 다른 약물로 대체할 만한 약이 없기 때문에 강한 마약성 진통제지만 오늘날까지 사용되고 있다.

산부인과에서 이 약을 포함한 미다졸람 등 최면 진정제와 마취제 등 10여 가지 약물을 사용한 사망 사건이 발생, 사회적으로 물의를 빚은 적이 있는 약물이다. 그러나 이러한 진통제도 자주 사용하게 되면 우울감이나 불안 증세와 함께 붕, 떠 있는 듯한 부유감이나 희열 흥분, 그리고 마지막엔 환각 증세를 일으키는 것으로 알려지면서 일부 유흥업소를 중심으로 필로폰 대용으로 암암리에 사용되고 있다고 한다. 환각성은 필로폰의 2배에 달할 정도로 강력하다.

누바인은 피하 주사 시 모르핀의 2.3배, 코데인의 8.3배, 펜타조신이란 아편성 진통제의 305배에 이르는 진통 효과를 보이는 것으로 알려져 있으며 지속 시간은 3시간 이상이다. 육체적 금단증상과 함께 의존성 습관성이 심하며 두통 환각 공상 등 정신 불안 증세와 고혈압 폐부종 구토 복통 호흡곤란 가려움증 빈뇨 등 부작용이 매우 심각한 마약이다.

대마초 마약

대마초를 변형한 약물도 있다. 일명 '스컹크' 또는 'JWH-018'라고도 불리는 스파이스라는 마약은 유학생 사이에 유행돼 젊은이가 많이 모이는 클럽 카페 등을 통해 암암리에 번져 있는 약물이다. 인터넷상의 블로그에 연락처를 남겨놓고 버젓이 거래하는 경우도 많아 당국을 긴장시키는 약물이다. 대마초의 주성분인 THCTetrahydrocannabinol와 비슷한 구조로 합성된 것으로 담배 형태로 주로 흡입한다. 천연 대마초보다 환각 효과가 5배 이상 뛰어나고 1회 흡연에 무려 환각 효과가 6~8시간이나 유지된다. 무엇보다 쉽게 구할 수 있고 가격도 비교적 저렴해 대마초 시장을 잠식해가고 있다.

동물 마취약

마약 중에는 그 효과가 너무 세 동물에 주로 쓰는 마취 약도 있다. 일명 '스페셜 K'라 불리는 케타민 성분은 향정신성의약품 2군으로 분류되며 오남용 우려가 매우 커 의료용으로도 매우 제한적으로 상용되는 약물이다. 이 동물 약은 보통은 주사제이나 불법 마약으로 유통되는 경우엔 주로 가루나 캡슐 형태가 많아 담배나 대마초 같은 데 뿌려서 사용한다.

특히 환각 효과가 커 시각적인 비틀어짐 효과와 시간 감각이 현실성을 잃어버리는 'K hole'이라는 특별한 환각이 나타나며 정신착란이나 기억상실, 그리고 운동 능력 상실 같은 치명적인 부작용을 남긴다. 호흡 장애로 무호흡이 나타나면 치사 상태에 이를 수 있는 무서운 약물이다.

미래 마약

우리 주변에 이러한 마약들이 모르는 사이에 속속 숨어 있다. 마약이 그만큼 진통 작용이나 진정 작용과 같은 중추신경에 작용하는 효능이 뛰어나기 때문이다. 사실 대뇌 시상하부와 뇌하수체 등에서 분비되는 내인성 생리 물질인 엔돌핀이나 그와 유사한 엔케팔린도 마약이다. 20세기 들어와 밝혀진 화학구조식을 보면 모르핀과 엔돌핀 등은 페놀 부분과 아민기가 달린 구조를 공유한다.

이러한 엔돌핀이나 엔케팔린 같은 강력한 내분비 물질의 구조를 약간 변형시킨 합성 또는 반합성의 생물학적 제제들도 전 세계적으로 임상시험을 진행 중인 것으로 알려지고 있다. 그 목적은 강력한 마약성 진통제인 모르핀을 대체하기 위한 것이라고는 하나 과연 환각성이나 탐닉성 의존성 또는 습관성 같은 부작용을 줄이고, 대신 우리가 원하는 한도 내에서만 약으로 쓰일 수 있는 약물을 만들 수 있을지 의문이 든다.

사람이 행복할 때 분비된다는 도파민이나 앞서 말한 엔돌핀 같은 강력한 진통제이면서 면역 증진에도 도움이 되는 내인성 물질도 너무 많이 나오게 되면 과도한 흥분 상태를 유지시켜 마약과 같은 중독을 일으키킨다는 보고가 많다는 점에서 그렇다는 것이다. 그러한 위험을 감수하고도 내인성 물질을 모방한 새로운 마약이 시장에 등장하게 될 날도 멀지 않을 것이다. 엔돌핀 같은 호르몬성 뇌신경 물질이 아미노산 과학과 만나면 그 유사체를 만드는 건 별로 어려운 일이 아니다.

문제는 그러한 아미노산 제제와 같은 고가의 마약성 정신 치료약 시장이 존재하느냐의 문제다. 시장의 수요가 받쳐준다면 그러한 모르핀과 유사한 내분비 마약인 엔돌핀이나 엔케팔린 같은 내분비 물질을 본뜬 생물 제제로서의 합성 마약이 등장할 것이다.

그때가 닥치기 전에 그러한 마약의 유통을 어떻게 통제할 것인지 그 대책부터 철저히 마련해둬야만 할 것이다. 그러한 물질이 약으로 나왔을 때 일반 마약처럼 마약 조직의 손에 의해 언젠가는 그 모조품이 나올 것이라는 점에서 새로운 골칫거리를 낳게 되는 게 아닌가 하는 고민을 해봐야 한다는 것이다.

그렇지 않아도 우리 주변에는 카페인 음료에 이온음료나 숙취 해소 음료 등을 탄 소위 '붕붕주스'니 위스키에 고카페인 음료를 섞는 '슈퍼밤' 같은 사제 마약(?)이 널려 있어 그러한 강력한 마약에 대한 내성을 키워가고 있지 않은지 점검하고 그에 대한 대책부터 마련하는 게 우선돼야 할 과제라고 본다. 그러한 작은 마약들로 내성이 커져가는 상황에서는 점점 큰 자극을 원하는 예비 중독자만 양산하는 꼴이 되기 때문에 마약 청정국이란 명예를 오래 지키는 데 이는 가장 무서운 장애가 될 것이다.

오케스트라 약

볼쇼이

〈더 콘서트〉란 영화가 있다. 세계적 명성을 가진 볼쇼이극장에 소속된 오케스트라단의 모습을 통해 구시대의 소련식 공산주의 시절의 모순과 타락한 자본주의 사회로 변모한 러시아의 오늘을 적나라하게 보여준다. 러시아를 대표하는 음악가 차이코프스키의 정통 클래식 음악을 소재로 시대 변화에 녹아 있는 예술가들의 아픈 페이소스가 펼쳐진다.

이야기는 30년 전으로 거슬러 올라간다. 볼쇼이 지휘자인 안드레이는 정기 연주회를 앞두고 협연자로 예정된 레아를 유태인이라는 이유로 몰아내라는 KGB의 지시를 받는다. 하지만 그는 차이코프스키의 바이올린 협주곡을 레아만큼 완벽하게 연주할 사람은 없다고 생각한다. 마침내 예술가로서의 자존심을 걸고 마지막 연주를 감행한다.

그 일로 그는 지휘자에서 하루아침에 쫓겨나 볼쇼이극장의 청소부로 전락하고 만다. 청소부로 일한 지 30년, 안드레이는 극장장 방을 청소하다 파리의 샤틀레 극장에서 볼쇼이를 초청하는 팩스 한 장을 집어 든다. 그는 인생을 건 마지막 결심을 다짐한다.

'유태인 단원들을 모아 파리연주여행을 떠나자.'

그는 동료 사샤를 찾아 의논한다. 그리고 옛날 자신을 쫓아낸 KGB 요원 이반 가브릴로프를 찾아가 연주단장을 맡아달라는 파격적인 제안을 한다. 불어에 능통한 게 그 이유다. 공산당의 추억을 먹고 사는 가브릴로프는 얼토당토 않게도 제안을 수락한다. 드디어 전직 KGB 요원을 단장으로 옛 단원들로 구성된 볼쇼이오케스트라는 파리 연주에 나선다.

그러나 30년간 잊고 산 예술가의 꿈도 잠시, 단원들은 자유의 공기가 숨 쉬는 도시 파리에 도착하자마자 우선 호구책부터 챙기려든다. 위조 여권과 비자로 나선 여행길에 언제 잡혀 들어갈지 모른다는 생각에 뿔뿔이 흩어져 우선 외화 벌이 전선에 나선다.

80명의 단원은 장례식장에 찾아가 볼쇼이의 자존심은 잊은 채 돈을 받고 연주를 하거나 음반 가게의 점원, 택시 운전기사, 파티 도우미, 짐 꾼 등 돈이 되는 일이면 무엇이든지 달려드느라 정작 리허설에는 아무도 나타나지 않는다. 지휘자 안드레이는 낙담에 낙담을 거듭한 끝에 단원들에게 한 통의 결정적인 문자를 날린다.

'레아를 위해서 와줘요.'

볼쇼이가 30년 만에 파리에서 협연하기로 한 바이올리니스트 안네 마리 자케는 레아의 딸이다. 안드레이가 마지막 연주회에 협연자로 내세웠다 시베리아 쫓겨나 죽게 한 레아의 딸이 프랑스로 입양보내져 세계적 바이올리니스트로 성장한 것이다.

여기서 극적 반전이 일어난다. 단원들은 '레아를 위해' 외화 벌이를 중단하고 그녀의 딸과의 협연에 빠짐없이 참여한다. 안드레이는 시베리아에서 얼어 죽은 유태인 레아에게 진 마음의 빚을 청산하며 영화는 막을 내린다.

가게 점원이나 운전수, 짐꾼 같은 군상이 한 가지 목적을 위해 서로 다른 악기를 들고 나서서야 비로소 볼쇼이의 명성에 걸맞은 오케스트라 연주는 완성된다. 세계 최고의 바이올린 협주곡을 연주하기 위해서는 협연자인 안네의 바이올린 말고도 다른 연주자의 바이올린이 받쳐주고, 비올라가 키를 잡아주고, 그 뒤를 피아노와 첼로, 큰북 작은북, 클라리넷, 바순 등 여러 악기가 균형을 맞춰줘야 하는 것이다. 누구인지는 잘 몰라도 '거인의 어깨'를 딛고서야 또 다른 신세계가 펼쳐진다.

종합 감기약

우리가 흔히 먹는 감기약도 그렇다. 머리가 깨지는 듯한 두통에다 펄펄 끓는 열과 함께 몸살 인후통 콧물 기침 가래 등 여러 증상으로 감기는 표현된다. 그러나 그 근본 원인은 따지고 보면 하나의 물질에서 나온 것이다. 프로스타글란딘이란 염증 물질이 그것이다.

따라서 감기약으로 통칭되는 약들이 노리는 목표는 프로스타글란딘에 초점이 맞춰져 있다. 다만 여러 약마다 조금씩 효능에서 차이가 나기 때문에 감염 부위와 증세에 맞춰 적절한 용량과 약을 선택해서 복용해야 원하는 효과를 볼 수 있다. 오케스트라 협연에서 각각의 악기가 내는 소리의 개성이 모두 다르지만 결국 하나의 하모니를 이루듯이 말이다.

예를 들어 진통제로 알려진 약들은 좀 더 세분해보면 소염 진통제와 해열 진통제, 그리고 소염 진통 해열제 등으로 나뉜다. 이들 약을 기본으로 항생제나 소염 효소제 거담제 진해제 등을 증상에 맞춰 적절히 모아 놓은 게 감기약 처방이 된다. 마찬가지로 종합 감기약이라 칭하는 일반약도 비슷한데 항생제는 전문 약이라 일반 약에는 포함돼 있지 않다.

이를 세분해보면 크게 다섯 가지 정도로 나뉜다. 먼저 해열진통제로 아세트아미노펜이나 이브프로펜이 있다. 두통이나 목 부위 중심으로 열이 오른 몸살을 동반한 감기가 주 타깃이다. 여기에 맑은 콧물이 줄줄 흐르는 콧물감기에는 항히스타민제가 있고, 코가 막혔을때는 슈도에페드린이나 페닐에프린 같은 교감신경 작용제가 쓰이며, 부가적으로 점막 부위를 가라앉히는 목적으로 브로멜라인이나 세라티오펩티다제 같은 소염 효소제가 쓰인다.

마지막으로 진해 거담제가 있는데 이게 좀 복잡하다. 목이 갈라질 듯 아프면서 밭은 기침을 하는 증세에는 코데인이나 덱스트로메트로판 같은 중추성 진해약을 쓰게 되고, 가래가 많은 게 기침의 원인이 되는 경우엔 구아이페네신이나 브롬헥신, 암브록솔 등을 사용한다. 이 중 거품이 많은 가래에는 암브록솔을, 끈적끈적한 가래에는 브롬헥신을 쓰는데 이유는 가래를 구성하는 당단백질이나 지질, 무기질 등의 조성이 다르기 때문이다.

이들 거담제는 분비물의 배출을 용이하게 하기 위해 기관지 섬모의 운동을 활성화하고 점액성을 녹이며 면역 물질IgA을 활성화하는 역할을 한다. 앞서 얘기한 소염 효소제는 점액성 가래를 녹여 없애 부종을 가라앉히는 작용을 하는 점에서 구별된다.

한마디로 감기는 바이러스와 세균, 항원성 물질, 추위와 열 등 다양한 원인에서 출발, 그 결과로 나타나는 증세에 불과하다. 한마디로 어떠한 질병이라고 특정할 수 없다. 천식이나 알레르기성 비염 같은 다른 원인이 합쳐지기도 한다. 이런 복잡한 현상에는 특정 타깃을 목적으로 하는 단일제로는 치료가 안 되기 때문에 여러 가지 효과를 내는 약들을 모아 만든 오케스트라 약이 쓰이게 된 것이다.

칵테일 효과

수년 전 전 세계적으로 대유행을 일으키며 많은 인명을 앗아간 신종 플루 치료에도 이와 유사한 원리가 도입된다. 이른바 '복합병용 치료Concerted Therapy'가 그것이다.

신종 플루에는 현재 특효약으로 알려진 오셀타미르타미플루가 거의 유일한 치료 약이다. 이 약도 엄밀히 말하면 원인 바이러스인 H1N1형 바이러스에 선택적으로 작용하는 약은 아니다. 바이러스가 숙주의 세포를 벗어나 번식하기 위해서는 세포막을 터뜨리고 벗어나야만 하는데 세포막 단백질을 보호해 숙주세포로부터 탈피, 번식하는 것을 억제하는 범용 약이라 할 수 있다. 신종 플루 바이러스의 경우 돌연변이가 매우 빠르기 때문에 빚어진 일이다.

H1N1형 유행 바이러스에 특화한 백신이나 특효약을 만들어낸들 바이러스가 쉽게 돌연변이를 통해 내성을 획득할 수 있어 백신을 무력화할 수 있기 때문에 대부분의 바이러스에 공통적인 세포막 단백질이 터지는 것을 막아 번식을 억제하는 범용 약인 것이다.

이 때문에 등장한 요법이 바로 오셀타미르와 기존의 항바이러스제인 파라미비르를 섞어 쓰는 칵테일 요법이다. 실제로 오셀타미비르를 단독 투여하는 경우 한 번에 75밀리그램을 하루 두 번, 5일 동안 투여해 모두 750밀리그램을 먹어야 완치된다. 그러나 파라미비르를 병용 투여하는 경우 그 용량을 약 3분의 1정도로 낮춰도 소기의 효과를 거둘 수 있는 것으로 실험 결과 나타나고 있다. 그만큼 과용량 투여에 따른 내성을 현저하게 줄일 수 있다는 의미로 내성이 적게 생기기 때문에 재발 가능성도 줄어들고 사람들 간에 전파력도 현저히 줄일 수 있는 부수적 효과도 거둘 수 있다.

이 같은 방식의 칵테일 치료약이 만성질환에 대부분 적용된다. 당뇨병이나 고혈압 약을 비롯 항생제 요법 등이 그 대표적인 사례다. 이 가운데 항생제 요법을 예로 들면, 웨궤양이나 위암 등의 원인이 되는 헬리코박터균을 박멸하기 위해서는 보통 네 가지 서로 다른 약을 섞어 쓰는 레지멘처방이 사용된다. 비스무스 제제와 메트로니다졸을 기본으로 테트라사이클린이나 아목실린 중 한 가지 항생제만을 더하거나 여기에 오메프라졸이란 궤양 치료제를 하나 더해 네 가지 약을 1, 2주 정도 쓰는 경우도 있다. 이처럼 약을 섞어 쓰는 이유는 앞에서 설명한 것처럼 내성을 줄이기 위한 것으로 약을 적게 쓰고 소기의 목적을 달성하기 위한 것이다.

이 같은 추세는 당뇨병에서도 마찬가지다. 요즘 유행하는 복합제로는 바로 DPP4 억제제 + 메트포르민 계열 복합제이다. 당뇨병의 원인이 되는 인슐린 분비를 조절하는 기전 중에 각각 다른 지점에서 작용하는 두 가지 약을 묶어 사용하면 그만큼 약 사용을 줄이고도 효과적으로 인슐린 분비를 줄일 수 있는 칵테일 효과가 일어나기 때문이다.

최근에는 여기서 한발 더 나아가 만성적인 당뇨 환자에게 필연적인 고지혈증을 함께 치료할 수 있는 당뇨 약+고질혈증 치료제 개발도 추진되고 있다. 예를 들어 당뇨 약인 DPP4 억제제와 설포닐우레아계 약물에다 고지혈증 약인 스타틴게 약물을 적당히 섞어 만드는 식이다. 두 가지 질병에 대한 약을 하나의 캡슐에 집어넣어 두 마리 토끼를 잡는 이른바 '콤비 약'의 등장인 것이다.

복 합 약

약의 세계에는 앞서 설명한 칵테일 효과가 있다. 복잡한 기전을 가진 만성질환일수록 그러한 효과는 진가를 발휘한다. 하나의 약만으로는 몸의 균형과 항상성을 깨트려 내성만 생기고 병을 키워 치료를 더욱 복잡하고 힘들게 해 우리 몸의 생리 대사 시스템에는 돌이킬 수 없는 독이 되는 결과를 초래하는 경우가 많다. 그렇다고 여러 가지 약을 따로따로 쓴다면 각각의 약이 갖는 독성이나 부작용은 그대로 유지되고 그만큼 커지게 된다.

하지만 여러 가지 약을 섞어 쓰거나 하나의 복합제로 만들어 투약한다면 적어도 같은 효과를 내기 위해 필요한 각각의 약에 대해 그 용량을 대폭 줄여 소기의 치료 효과를 거둘 수 있다는 것이다. 그런 이유로 항암제 레지멘처방 약은 물론 흔한 감기약조차 여러 가지의 약을 적절한 용량으로 조합해 투약하는 일종의 칵테일 요법이 점차 선호되는 것이다.

이 같은 추세는 고혈압이나 고지혈증처럼 발병 원인의 기전이 복잡한 만성병은 물론, 항생제나 항암 요법 같은 강력한 약물들이 투여되는 심각한 질병에 있어 전반적으로 시행되고 있고, 갈수록 강화되는 추세를 보이고 있다. 현대의 복잡한 질병을 낫게 하는 데 한두 가지 악기만의 독주로는 어림없는 오케스트라와 같은 복합 약의 시대가 도래하고 있는 것이다.

표적 치료제

워 게 임

요즘 같은 21세기 현대전에서 가장 두드러진 양상은 무엇보다 '워게임' 같은 전자전이다. 과거 두 차례의 세계대전을 치른 인류는 전쟁 무기에서 과거와는 비교할 수 없이 발전했다. 보병이 처음과 끝을 장식하는 전쟁은 20세기 중반 베트남전쟁으로 끝이 났다. 20세기 말 중동 지역에서 여러 차례 전쟁이 있었지만 지키고자 하는 땅을 경계로 파놓은 참호를 교두보 삼아 밀고 밀리는 육탄전은 없었다. 그러한 전쟁을 다룬 영화도 기억 속에서 사라진 지 오래다.

현대전에서 가장 무서운 신무기로 등장한 건 멀리 수백 킬로미터 떨어진 원거리에서 목표 지점을 향해 날아가 미리 입력된 표적을 타격하는 크루즈미사일이다. 경도와 위도 같은 좌표는 물론 지형지물까지 사전에 입력해놓으면 스스로 갖춘 동력으로 항해하여 원점을 타격한다. 그러한 크루즈미사일이 가장 위용을 뽐낸 전쟁은 무엇보다 20여 년 전에 치러진 걸프전이다. 1990년대 초 발발한 1차 걸프전은 CNN뉴스를 통해 전 세계에 최초로 생중계되는 기록을 남겨 말 그대로 워게임을 실감케 했다.

1991년 1월17일, 새해 벽두 아무도 예상치 못한 시각에 '사막의 폭풍' 작전이라 명명된, 이라크를 상대로 미국 영국 등이 주축이 된 다국적군의 걸프전이 시작됐다. 페르시아 만에 진주한 이지스급 항공모함에서 발사된 '토마호크'라 불리는 크루즈 함대지 미사일이 GPS위성항법 장치와 초음파 레이다 장치로 계곡 같은 지형지물을 따라 지상 30미터 높이로 저공비행하며 레이더를 피해 이라크의 수도 바그다드 한복판에 떨어졌다.

소위 사전에 좌표가 입력된 타깃을 향해 날아가 불과 수십 미터 이내의 정확도로 타격하는 크루즈미사일이 승패를 불과 며칠 사이에 결정지었다. 이른바 디스플레이 상에서 워게임 시뮬레이션을 하는 것 같지만 실제상황이었다. 때마침 바그다드에 들어가 있던 CNN의 피터 아네트 기자는 흥분된 어조로 걸프전의 시작을 알렸다. 이어 바그다드 시내에 도착한 미사일이 터지는 포연을 보며 삶과 죽음이 갈리는 전쟁터를 텔레비전 화면을 통해 전 세계에 최초로 생중계했다.

요즘 나오는 항암제 중에는 이러한 크루즈미사일 탄두처럼 표적을 찾아가는 표적 치료제가 있다. 암세포가 주변 조직을 침윤하면서 세력을 불린 종양 덩어리를 찾아가 집중적으로 공격한다. 주변의 정상 세포도 일부 타격을 받긴 하지만 암세포에 화력을 집중해 적어도 암세포의 증식을 억제한다. 이른바 표적 항암제다.

표적 항암제가 타깃으로 삼는 대상은 크게 두 가지로 나뉜다. 하나는 암세포의 증식과 대사 신호를 조절하는 단백질이고, 다른 하나는 암세포가 산소와 영양 공급을 받기 위해 필요한 혈관의 신생을 촉진하는 인자가 그것이다.

그중에서 21세기 들어서자마자 먼저 세상에 빛을 보인 표적 항암제가 만성골수성백혈병 환자들에게 재생의 환희를 맛보게 한 이마티닙^{상표명} 글리벡이다. 글리벡은 대사 신호를 조절하는 단백질을 막아 돌연변이 암세포를 무력화하는 첫 번째 유형의 표적 항암제다. 혈관 신생을 억제하는 두 번째 유형의 표적 항암제도 요즘 사용되고 있으나 암세포를 직접적으로 죽이거나 억제하는 게 아니라서 주로 병용 보조 요법으로 활용되고 있다.

글리벡의 등장

이른바 만성골수성백혈병으로 불리는 혈액암은 특정 유전자^{일명 필라델피아 유전자, 필라델피아 대학의 연구진에 의해 발견되어 명명}가 돌연변이를 일으켜 발병한다. 그러한 기전은 백혈병 치료제인 글리벡을 개발하는 과정에서 밝혀졌다. 수많은 임상 시험을 거치면서 여러 후보 약 중에서 이마티닙이라 명명된 성분 약에 잘 결합하는 타깃 단백질을 밝혀내게 된 것이다. 그 단백질이 바로 Bcr-Abl 타이로신 카이네이즈_{TK}라는, 세포의 분화와 사멸을 조절하는 효소 단백질이다.

골수암 세포는 일종의 유전자 돌연변이를 갖게 되는데 그러한 돌연변이 유전자가 생산하는 한 가지의 효소 단백질이 과도하게 생겨나 혈액 속에 퍼지면서 백혈구가 크게 증식하게 돼 과도한 항체 면역이 발현되는 일종의 면역 암이다. 여기서 Bcr-Abl TK는 주로 세포가 증식하거

나 다른 기관으로 분화해 제 기능을 하도록 프로그램하는 효소다. 만성
적인 백혈병 환자에서 그 양이 대폭 증가하게 된다. 글리벡이 이 효소에
결합해 그 활성을 없애버리는 것이다. 그렇게 되면 그 효소를 만들어내
는 정보를 가진 필라델피아 유전자가 무력화돼 해당 세포는 결국 사멸
되고 만다.

이러한 효소 단백질이 글리벡의 성공을 계기로 신약 개발의 중요 타
깃이 됐다. 효소라는 물질과 그러한 물질을 만들어내는 유전자 단위의
이상, 즉 돌연변이가 약물 개발의 새로운 타깃으로 등장한 것이다.

이전에도 표적을 향한 신약 개발이 이뤄져왔으나 그것은 어디까지나
세포막에 존재하는 수용체 정도였다. 예를 들어 심장의 수축 신호 기전
이상으로 발병하는 고혈압에는 심근세포에 주로 분포해 있는 교감신경
수용체 β_1 또는 α_1 나 칼슘이온 통로에 잘 결합하는 약물을 만들어 사용했으
며 당뇨 약은 인슐린을 조절하는 췌장의 β 세포를 자극해 인슐린 생산을
늘리는 식이었다.

> 화합물의 모양이 아주 작은 Bcr-Abl 효소의 호주머니에 쏙 들어
> 가야만 한다. 호주머니를 막아 필라델피아 유전자의 작동과 발현
> 을 멈추게 하는 것이다. 그 호주머니는 원래 에너지원으로 쓰이는
> ATP삼인산아데노신로 채워지는 자리인데 그걸 막아버리는 것이다.

글리벡을 만든 노바티스의 다니엘 바젤라 회장은 글리벡의 개발 과정
을 다룬 《마법의 탄환》이라는 자신의 저서에서 이같이 말했다. 글리벡
의 성공 신화는 신약 연구자들로 하여금 어떤 병이 생겼을 때 인체 안에

서 달라지는 대사 물질을 찾는 것으로 눈을 돌렸다. 거기에는 주로 효소 기능을 하는 단백질이나 세포 간 신호 전달을 하는 메신저 단백질, 신경 전달물질, 면역 물질 등이 해당된다.

그러나 그러한 작업이 쉽지만은 않았다. 그러한 물질은 대부분 미량 으로 존재하기 때문에 그걸 찾아내 그 구조를 밝혀내고 작용 기전을 규 명해 완전한 모습을 동정하기가 매우 어려웠기 때문이다. 또 결정적으 로는 어느 정도 양이 있다 해도 해당 물질이 몸 안에서 활동하는 수명 이 매우 짧아 아직도 수많은 효소가 많은 연구자의 관심 대상으로 남아 있다.

혈관 표적 항암제

그중에서 시도된 타깃이 암세포가 좋아하는 혈관 내피세포 신생 인자 VEGF다. 암세포가 자라나 1센티미터를 넘어서게 되면 자신의 세포분열 외에도 주변 조직 세포로 침투를 과감하게 시도한다. 여기서 잘못 건들 면 암세포는 더욱 기승을 부려 모세혈관이나 림프계를 타고 다른 조직 으로 확산을 시도한다. 이때 가장 필요로 하는 게 암세포를 먹여 살릴 병참선 역할을 하게 되는 혈관 조직이다. 혈관이 많아져야 암세포가 필 요로 하는 산소와 영양물질을 보급받을 수 있기 때문이다.

따라서 또 다른 유형의 표적 항암제는 혈관 재생을 막는 것을 타깃으 로 한다. 앞서 말한 VEGF 단백질과 결합하여 그 작용을 억제하는 표적 항암제다.

현재 상용화된 약으로는 아바스틴과 젤라팁 정도인데 단독 요법보다는 다른 세포 독성 항암제와 병용 투여하는 것이 효과적인 것으로 알려져 있다. 암세포와의 전쟁에서 직접적인 전투보다는 원격에서 병참선을 막는 일을 주로 하기 때문에 암세포를 완전히 없애지는 못해 단독 사용으로는 완벽하지 못한 편이다.

새로운 표적

표적 항암제는 결국 앞서 예로 든 이마티닙처럼 표적 단백질을 직접 공격하는 게 효과적이라는 사실을 알게 됐다. 하지만 그러한 표적을 찾아내는 일이 쉽지 않다. 최근 각광을 받고 있는 표적으로는 커스페이스Caspase라는 효소가 있다. 이 효소는 단백질의 가수분해에서부터 염증 반응, 세포의 수명을 결정하는 중요한 기능을 하는 것으로 최근 밝혀졌다.

그중에서도 특히 세포의 성장과 분화, 증식 등 발달 단계를 조절해 나중에는 스스로 사멸토록 하는 소위 '세포 자살Apoptosis' 프로그램에 관여하는 효소 단백질이다. 지금까지 확인된 종류가 약 10여 개에 이른다.

모든 정상 세포는 일정 주기를 거치며 새로 태어나고 죽게 되는 과정을 거치도록 설계돼 있다. 그러나 암세포가 되고 나면 죽지 않고 계속 번식하며 놀라운 생명력을 발휘한다. 세포 수가 한 달 안에도 수십 킬로그램으로까지 증식할 수 있기 때문에 정상 조직을 모두 괴멸시키는 병인 것이다. 일부 바이러스의 경우 스스로 커스페이스에 달라붙는 단백질을 만들어 커스페이스의 작동을 저해함으로써 세포가 죽는 것을 모면토록 해 암세포로 변하게 하는 것으로 밝혀졌다.

따라서 앞서 말한 커스페이스가 갖는 그러한 기능을 역이용하면 세포가 너무 빨리 자멸해 얻게 되는 치매나 파킨슨 심근경색 같은 질환을 막는 특효약을 만들 수 있다. 반대로 몸에 나쁜 암세포만을 골라 빨리 자살하도록 유도할 수 있는 길도 열릴 수 있어 약물 타깃으로 각광을 받고 있다.

현재 이 효소의 구조가 막 파악된 상태이다. 아스파테이트라는 아미노산을 특징적으로 갖고 있는 점에 착안해 아스파테이트와 비슷한 구조를 갖고 있어 그것의 상대인 리간드에 대신 결합해 효소의 신호 전달을 차단하거나 아예 커스페이스 자체와 결합해 무력화하는 식의 후보 신약들이 전 세계적으로 시험 중이다.

신약 개발 로드맵

이 같은 효소와 같은 단백질을 표적으로 하는 신약을 개발하기 위한 로드맵은 표적 치료제의 성공을 계기로 나온 것이다. 결국 우연한 일이 됐지만 만성골수성백혈병의 경우처럼 단 한 가지의 효소만을 억제해도 치료가 되는 만성질환은 거의 없다는 게 후에 밝혀졌다. 글리벡은 매우 운이 좋았던 것이다. 단 한 가지의 표적만을 건드려 부작용이나 내성 없이 완전히 낫게 할 수 있는 경우는 그리 많지 않은 일이어서 표적 치료제 개발이 그만큼 어려운 일이다.

그래서 과거 신약 개발은 너무나 험난한 길이었다. 질병의 기전이나 원인 물질 같은 걸 깜깜하게 모른 채 경험적으로 효험이 있다는 약을 먼저 분석하는 것으로 시작했다. 어떤 천연물이나 약재가 효과가 있다고 알려지면 그 주성분을 뽑아 실험실in-vitro 시험과 임상in-vivo 시험을 거쳐 그 효능을 알아내 해당 성분을 모아 약으로 만들어냈다. 아니면 어떤 구조를 가진 약물 타깃이 밝혀지면 그와 유사한 화합물을 만들거나 자연에서 추출해 필요한 효능을 더욱 강화하거나효능 약 억제하는 약길항 약 을 신약으로 만들었다.

그러한 과정에서 신약에 해당하는 물질을 찾아내 만드는 데 시간이 얼마나 걸릴지, 그 비용은 어느 정도일지는 물론, 이게 성공할 확률이 얼마나 되는지, 어떻게 신약 물질을 찾아낼 것인지, 찾아낸다면 어떻게 만들 것인지, 직접 합성이 가능한지, 아니면 미생물을 이용한 반합성을 거칠 것인지 모든 일이 만만하지 않았다. 수년에서 수십 년 넘게 매달리다 막바지에 사소한 장벽이라도 만나면 그간의 투자가 물거품이 되어 '밑 바진 독에 물붓기'가 되는 식이었다. 마치 밤하늘에 수없이 많은 은하수에서 천문 지도 한 장 없이 보물이 묻혀 있을 법한 별을 찾아나서는 격이었다.

그러나 이제는 방법론이 정반대로 달라졌다. '무엇'을 찾을 것인지 부터 확인한 뒤에야 약을 찾는다. 특정 질병에 걸릴 경우에 생체 안에서 변화되는 어떤 효소나 단백질 등을 동정한 후 그 물질이 어떤 작용을 하는지를 알아내, 그러한 타깃을 억제하거나 강화하는 두 가지 방향으로 대항할 수 있는 미사일을 만드는 식이다. 먼저 표적을 구체적으로 알아내 그에 대항하는 약을 만들어 가는 방식이다.

그러나 이러한 연구 개발 과정 또한 다른 문제점을 안고 있다. 우선 인체 내부에서 일어나는 반응이나 그 기전이 매우 순식간에 이뤄진다는 점이다. 워낙 빠른 속도로 이뤄져 어떤 반응의 가능성을 추정할 수 있다 고 해도 그 과정에 개입되는 물질의 변화나 그 과정을 모두 알아내기가 어렵기 때문이다. 앞서 예로 든 글리벡은 환자의 세포 안에 유전자 변형이 일어나고 그 결과로 나타나는 효소 단백질을 질병의 흔적으로 각고의 노력 끝에 발견해서 신약 개발이 가능했다. 그 흔적이 단 한 가지였기 때문에 수월했다.

커스페이스처럼 아주 짧은 시간에만 작동하고, 그 후에는 곧바로 단백질 구조가 풀어져버려 효소 기능을 상실하는 경우에는 같은 효소지만 그에 대한 표적 치료제를 찾는 게 여간 어려운 것이 아니다.

우리는 그러한 사례를 면역 관련 연구에서 찾을 수 있다. 몸 안의 면역 체계는 수많은 물질과 인자가 개입하는 매우 복잡한 구조를 갖고 있다. 어떤 원인이 생겼을 때 발현되는 면역 인자와 항체, 효소 그리고 림프구의 움직임이 복잡하게 얽혀 있다.

거기에다 그러한 요소가 상호작용을 통해 새로운 물질을 만들어내는 대신 원래의 중간물질은 사라지는 등 수많은 물질과 인자가 서로 물리고 물리는 관계를 형성하고 있기 때문에 그 균형을 찾아주는 명약을 개발하는 게 어려워지는 것이다. 이러한 작용 기전을 모두 생체 실험을 통해 밝혀낼 수도 없는 일이다. 인체를 대상으로 직접 어떤 실험을 한다는 건 법적 규제와 윤리적 문제가 따르는 것이기도 하지만 인체 내의 반응이 연속적이기 때문에 중간중간에 해당하는 매개인자에 대한 모든 과정을 밝혀내기가 매우 어렵다는 것이다.

1950년대 정도까지는 암세포를 직접 사람에 경구 투입해 몸 안에서 일어나는 항체의 변화를 추적하는 임상 시험도 행해졌던 모양이다. 몸에 생긴 암세포를 직접 먹어도 그러한 암세포가 새로운 암조직을 만들지는 않는다는 실험 결과가 나와 있기도 하다. 이러한 연구는 연구 윤리상 지금에 와서는 불가능하다. 인체를 직접 대상으로 하는 어떠한 연구나 시험도 윤리적 규제를 받기 때문이다. 동물에 대한 실험마저도 실험 동물에 대한 무자비한 행위에 대해 동물 애호가들로부터 따가운 견제를 받는 시대다.

그러다 보니 어떤 원인 물질에 어떤 결과가 나오는 것을 확인했다는 식의 원인-결과만을 확인하는 임상 연구가 중심이 된다. 그 중간 과정을 메워주는 수많은 중간물질과 그들의 변화를 통틀어 알아내는 연구와 같은, 매우 기초적이며 폭넓은 연구는 여러 가지 제약 요인으로 진행되기 어렵다.

특히 요즘에는 엄청난 자본을 가진 메이저 제약 회사라 해도 단기적 주주 이익만을 강조하는 경영 환경에 노출돼 있어 광범위한 기초 연구에는 한계가 있을 수밖에 없게 됐다. 더구나 개발 로드맵이 없는 상황에서 신약 물질을 찾아나서는 '막연한' 신약 개발은 더욱 어려운 상태다.

대신에 어떤 표적이 정해진 뒤에는 그에 상응하는 신약 물질을 찾아 얼마간의 시간과 비용을 써야 가능할 것인가가 충분히 예상되는 경우가 많고, 또 투자에 대한 근거가 있기 때문에 표적 항암제가 점점 각광받는 연구 분야로 떠오르고 있다.

비타민, 효소, 트랜스퍼 팩터

비타민

우리 몸에는 미량으로 존재하지만 없어서는 안 되는, 큰일을 해내는 필수 물질이 많다. 워낙 적은 양이라 그 양을 논할 때 밀리그램mg, 1000분의 1그램이나 마이크로그램μg, 100만분의 1그램 단위로 재야만 하는 어려움이 있다. 또 작용 시간도 매우 짧아 해당 성분이 평소 어떤 모습으로 존재하고, 생리 대사에는 어떻게 관여하는지, 그 과정이나 원리에 대해 제대로 알아내기가 무척 어려운 경우가 많다.

그러한 물질 가운데 인류가 알아내기 시작한 게 비타민이다. 19세기에서 20세기로 넘어오면서 그 존재가 하나씩 밝혀져 20세기 초반 노벨상의 생리의학상 부문을 비타민 발견자가 상당수 차지한 적이 있다.

1929년 네덜란드의 에이크만은 당시 크게 유행했던 각기병이 비타민 B1, 티아민의 결핍에서 온다는 사실을 밝혀내 노벨상을 받았으며, 1937년에는 P. 기외르기와 E. 하워드가 비타민C에 관한 연구로, 1943년에는 덴마크의 H. 댐 등이 비타민K의 화학적 구조를 밝혀내 각각 노벨상을 받았다.

비타민은 대부분 우리 몸에 존재하는 수천여 개의 효소의 작용을 돕는 조효소로서 기능한다. 어떤 생리 대사에 필요한 원료 물질로서 작용하는 게 아니다. 비타민C 정도가 단백질을 조직화하여 콜라겐을 생성하고 그 구조를 유지하는 작용을 하는 것으로 알려져 자신이 직접 구성 물질이 되는 예외적인 기능을 하는 거의 유일한 비타민이다.

탄수화물을 비롯해 단백질과 지방 등 3대 영양소를 원료로 에너지를 만들어내거나 세포분열이나 재생 과정에 개입해 인체 조직을 변화시키거나, 아니면 그러한 대사 과정에 필요한 보조 역할만을 하는 게 비타민이다. 보조 역할이지만 말 그대로 보조적인 것만은 아닌 것이, 그러한 비타민이 미량이라도 없게 되면 신진대사 중 주요 대사는 일어나지 않게되어 심각한 질환을 불러일으키기 때문에 비타민은 결코 가볍게 다룰 존재가 아니다.

효소

효소도 조효소인 비타민과 비슷한 역할을 수행한다. 이는 인체 내에서 벌어지는 모든 대사 활동에 관여하는 단백질로 모든 신진대사 반응을 가능하도록 하는 촉매라고 정의할 수 있다. 효소 없이는 우리 몸은 단 한순간도 살아 있을 수 없을 정도다. 따라서 체온이 일정 온도 이상 올라가거나 강한 산이나 알칼리 조건이 되면 효소의 단백질을 구성하는 펩타이드 결합이 모두 풀어지거나 엉겨 붙어 효소로서의 기능을 완전히 상실하게 된다.

보통 체온이 섭씨 40도를 넘어가게 되면 쇼크사 위험이 커지는 이유가 바로 효소의 단백질 속성 때문이다. 대부분의 효소는 섭씨 60도를 넘게 되면 단백질 구조가 풀어져 효소 기능을 상실한다. 효소는 우리가 먹는 음식을 분해하여 소화시키는 일이나 흡수된 영양소를 간이나 근육에 저장했다가 이를 이용하거나 우리 몸의 골격 조직인 뼈와 인대 등을 만들어내거나 생리 대사로 생겨난 노폐물을 배출하는 등 거의 모든 생명 활동에 직접 관여한다.

효소는 그러나 종류별로 반드시 한 가지 반응에만 관여한다. 그 화학적 구조식이나 입체적 형태가 특수한 모습을 갖추었을 때라야 효소로서 기능할 수 있기 때문이다. 이를 효소의 특이성Specificity이라 한다. 따라서 인체 내 생리 대사 반응마다 한 가지 이상의 효소가 필요한데 지금까지 인체 안에서 확인된 효소만 해도 5000종이 넘는다고 한다.

효소는 또 구조식으로는 효소의 구조를 갖추었다 해도 그 효소가 작용할 수 있는 조건이 갖춰지지 않으면 효소로서 작용하지 못하기도 하고, 평상시에는 다른 형태로 돼 있다가도 마땅한 여건이 갖춰지면 순식간에 입체적 구조를 갖춰 효소 역할을 수행하고 원래의 모습으로 환원되기도 한다. 그러한 효소는 자연상태에서 식물계에도 많이 존재한다. 식물도 동화와 이화라는 크게 보아 두 가지 타입의 생리 대사를 수행하는데 그러한 대사 활동을 위해 자신이 필요로 하는 효소를 스스로 만들어 갖고 있는 것이다.

인간을 포함한 동물은 그러한 효소가 살아 있는 상태에서 식물을 섭취해야만 평상시 부족한 효소를 덜 이용할 수 있게 돼 이로 인한 자원과 에너지 이득을 취할 수 있게 된다. 내 몸 안에서 효소를 그만큼 덜 만들어내도 되고 그에 따른 에너지를 절약할 수 있기 때문에 이익이라는 얘기다. 또 인체 안에서 만들지 못하는 분해 효소인 경우 외부에서 섭취해야 할 필요도 있다. 그래서 과일이나 채소류 같은 식품은 가능한 한 열을 가하지 않고 그대로 생식으로 섭취하는 게 유리하다는 얘기가 나온다.

물론 식물을 생식하기 위해서는 거기에 포함된 독성을 가라앉히기 위해 그늘에 말리거나 살짝 데치는 정도의 전처리 작업이 필요한 경우도 있다. 화학적으로 물분자가 결합해 들어가는 수화水化 과정이나 자외선에 의한 전자 전이 반응을 통해 흡수력을 올리는 것과 함께 독성도 완화하는 효과가 생기기 때문이다. 우리가 녹차 등을 원료로 한 발효차를 만들 때 녹차 잎을 따다가 수없이 문질러대면서 데치는 과정을 밟는 것도 녹차 잎의 세포벽을 손상시켜 그 안에 존재하는 효소나 파이토케미칼식물성 유효성분 같은 약리 성분을 많이 빼내기 위한 것이다.

결론적으로 인간이 음식으로 먹는 동식물성 음식들은 가능하다면 살아 있는 상태로 섭취해야만 해당 음식에 들어 있는 효소와 수많은 파이토케미칼을 그대로 활용할 수 있다는 얘기다.

소염 효소

식물 내에 존재하는 수많은 파이토케미칼이나 동식물에서 유래하는 효소 성분은 치료 약으로도 활용되고 있다. 돼지의 췌장 같은 데서 뽑아낸 단백질 분해 효소인 키모트립신이나 트립신, 연쇄상구균에 속하는 스트렙토코쿠스 속 미생물이 만들어내는 효소인 스트렙토키나아제나 스트렙토도르나제 같은 효소가 코팅된 알약이나 캡슐제 형태로 제조돼 소염제로 쓰이고 있다.

흔히 감기약으로 조제된 약에는 대부분 이러한 소염 효소가 들어가 있다. 이들 약은 콧속의 부비동에 생기는 염증이나 수술이나 외상을 입은 후 세포 손상으로 인해 생기는 객담이나 염증 물질 같은 단백질을 분해하거나 상처를 아물도록 하는 효과를 갖고 있다. 또한 혈액이 엉겨 붙는 혈전을 녹여주는 효과도 나타내 대부분의 염증성 또는 감염성 질환과 각종 통증 질환에 소염 효소가 널리 쓰이고 있다. 이러한 효소 약 중에는 식물에서 얻는 것도 있는데 브로멜라인이라는 단백질 분해 효소는 파인애플이나 배에 많이 들어 있다. 따라서 고기를 먹을 때 이들 과일을 함께 섭취하게 되면 소화에 많은 도움을 받게 되는 것이다.

그렇지만 이들 효소 또한 어디까지나 단백질이어서 열처리나 산 또는 알칼리에 노출되거나 방부 처리를 해 통조림이나 시중에서 파는 주스처럼 만들게 되면 효소 활성은 상당 부분 사라지게 된다. 단백질인 효소가 작용할 수 있는 조건이 충족되지 않으면 입체 구조를 갖출 수 없어 그 활성을 제대로 기대할 수 없기 때문이다. 이 때문에 약으로 쓰는 소염 효소 제제는 대부분 캡슐에 담거나 아미노산 코팅을 한 과립, 또는 다층정으로 만들어 위와 소장에서 일정 부분 파괴되는 것을 감수하고도 나머지는 남아 약리작용을 할 수 있는 구조로 만들어진다.

효소는 단백질이지만 단백질 자체만을 의미하는 것은 아니며 단백질이 적절한 조건에서 어떤 생화학적 활성을 가지고 있을 때에 한해 비로소 효소로서 자격을 갖는다고 할 수 있다. 그러나 그렇지 않은 효소도 존재한다. 세포 안의 핵, 그중에서도 복사판 유전정보를 가진 것으로 알려진 RNA라는 뉴클레오티드 핵산에 관여하는 효소는 예외적이다.

특히 RNA를 분해하는 효소인 리보뉴클레아제RNAase라는 효소는 열 등에 의해 변성된 후에도 재생이 가능한 거의 유일한 효소로 알려져 있다. 이러한 효소를 치료약으로 이용하는데 주로 수술 후 부종을 빼주거나 혈액 등에서 발생하는 염증을 완화하는 소염제로 쓰이고 있다. 단백질과 핵산을 분해하는 능력이 탁월하기 때문이다. 그러나 같은 뉴클레오티드 구조인 DNA에 작용하는 효소는 그러한 성질을 갖고 있지 않다고 한다.

만약 DNA를 분해하는 효소도 그런 성질을 갖는다면 세포핵 안에 담겨 있는 유전정보가 그러한 효소에 의해 분해돼 많은 혼란을 초래하거나 변종이 수없이 생겨나 지구는 너무도 많은 돌연변이의 세상이 돼 있을 것이다. 다행히도 DNA는 그 안에 들어 있는 코돈의 유전정보를 복사하는 RNA에 비해 더욱 안전한 구조를 갖고 있어 그러한 일이 드물게 일어나고 있는 것이다.

하지만 생물종의 전체 유전자 창고인 DNA조차도 변성이 되었다고 완전히 그 기능을 상실하지는 않는 것으로 이미 오래전에 밝혀졌다. 1928년 독일의 생물학자 프레데릭 그리피스는 폐렴구균을 이용한 실험에서 이중나선 구조에다 아주 초고밀도로 배배 꼬인, 이른바 슈퍼코일 형태로 염색체 안에 포장이 돼 있는 DNA의 정체를 확인했다. 20세기 유전학의 서막을 여는 계기가 된 이 실험을 통해 DNA는 열 또는 화학 처리에 의해 변성이 될 경우 자신의 유전정보를 직접 활용, 단백질을 만들지는 못하지만 다른 정상 유전자를 만나게 되면 자신이 갖고 있는 배

열정보를 정상 유전자에 전달하여 자신의 유전형질을 실현하는 형질전
환 능력을 갖고 있다는 사실이 밝혀졌다.

그의 실험에 의해 DNA가 유전정보의 본체임이 드러났다. 그러한 능
력을 가진 핵산이란 물질이 세포핵 안에 주로 존재하는데, 그중에서도
DNA는 특별하게도 열에 의해 변성되는 시련을 겪은 후에도 단백질이
나 효소, 그리고 다른 핵산이 갖지 않은 정보 전달 능력을 갖고 있는 것
이다.

그러나 DNA는 단백질에 해당하는 효소가 없이는 그냥 유전자 창고
로만 남아 있게 된다. 효소가 없이도 스스로 복제 능력을 가진 RNA와는
매우 다른 모습이라 오늘날에 와서는 과연 DNA가 생명의 본류인가에
대한 많은 회의론이 제기되고 있는 국면에 있다.

여기서 잠깐, 생물 진화 과정에서 DNA가 먼저냐 단백질이 먼저냐 하
는 생물학계의 오랜 논쟁을 살펴보자. 지구 상의 태초부터 생명을 구성
하는 단백질은 DNA에서 만들어지는 것으로 돼 있다. 그러나 그 DNA는
같은 핵산 계열에 속하는 RNA는 제외하더라도 효소와 같은 단백질이
존재하지 않았다면 어떠한 단백질도 만들지 못했을 것이다. 두 가닥으
로 꼬여 있는 DNA가 풀어지고 RNA에 의해 전사되어 아미노산과 단백
질을 합성하는데 단계마다 수많은 효소 단백질이 관여하는 것이다.

따라서 단백질이 만들어지려면 DNA가 있어야 하는데 그 DNA는 효
소 단백질이 없으면 아무런 작업을 할 수 없는 순환논법의 모순에 빠지
게 된다. 이러한 모순 때문에 소위 DNA → RNA → 단백질이라는 생물학
계의 '센트럴 도그마' 이론이 힘을 잃고 요즘 들어서는 RNA와 단백질의
중요성이 점차 강조되는 추세를 보이고 있다. 생명은 DNA로부터 출발한

게 아니라 그전에 RNA와 단백질이 먼저 존재했을 수 있다는 것이다.

정리하자면 염기와 당 인산으로 이뤄진 핵산 구조를 가진 DNA는 유전정보의 틀Frame에 해당하며, RNA는 그러한 틀을 이용해 실제 단백질을 만들고, 그렇게 만들어진 단백질 중 효소는 몸 안에서 DNA와 RNA가 제대로 일을 수행하는 데 필요한 모든 일을 도맡아 처리한다는 것이다. 때문에 효소는 매우 다양한 종류가 필요하며 아직 밝혀지지 않은 기전에 의해 일부 효소는 소염제의 역할도 수행한다는 점이다. 염증 물질의 대부분을 차지하는 단백질을 역시 단백질인 효소가 녹이는 작용을 한다는 얘기다.

발효 효소액

시중에서 '효소'란 개념을 두고 많은 혼동이 벌어지면서 그로 인한 관심과 논쟁이 뜨겁다. 산야초 같은 식물에 설탕이나 조청, 또는 꿀 등 올리고당과 과당 같은 당분을 넣고 서서히 발효를 시켜 만든 소위 발효액에 과연 생화학적 개념의 효소가 존재하느냐 아니냐의 문제로부터 그러한 발효액이 어떤 질병을 낫게 할 수 있는 능력이 있느냐 아니냐의 여부에 이르기까지 다양한 논란이 벌어지고 있다.

이 문제와 관련, 근본적으로 접근해보면 어떤 식물이든지 세포막이 손상된 상태에서 그 안에 있던 세포막과 세포질에 존재하는 각종 천연 성분이 세포 밖으로 새어 나와 설탕과 꿀 같은 천연 방부제와 오랜 시간 섞였을 때 과연 얼마 동안이나 미생물의 발효 과정을 견뎌내고 그대로 생존하거나 아니면 다른 약리 성분으로 바뀔 수 있는가 하는 문제에 다름 아니다.

앞서 얘기한 대로 효소는 단백질이어서 살아 있는 세포 안에서는 어떤 작용을 할 수 있겠지만 세포가 파괴된다면 그 안에 있던 효소는 더 이상 생존이 어려울 것이다. 그런 상태가 되면 효소는 일반적인 산화·분해 과정을 거쳐 원래의 모습을 잃고 말 것이다. 소위 '발효 효소액'의 경우 원료가 되는 산야초 등의 식물이 원래 갖고 있는 효소가 설탕 속에서 얼마나 생존할 수 있을 것인가가 관건이다.

전문가들의 견해를 빌리면 효소라는 단백질은 발효 과정을 거치게 되면 거의 파괴돼 발효액에 남아 있더라도 거의 미량에 그친다는 것이다. 아니면 미생물의 작용에 의해 식물이 갖고 있던 효소 말고도 수많은 파이토케미칼 같은 유효 성분이 분해돼 새로운 물질로 바뀌거나 발효 산물인 알코올이나 젖산 같은 성분으로 변하게 된다.

상식적으로 생각해봐도 단백질은 자연상태에서 오래 보존되기 어려운 속성을 갖고 있다. 아무리 설탕 등으로 공기 노출을 막아 부패를 막고 발효를 지연시킨다 해도 일정 시간이 지나면 단백질이 본질인 효소 기능은 파괴될 수밖에 없을 것이다.

만약 인체의 신진대사에 관여하는 식물의 대사성 효소를 섭취하고자 한다면 발효를 거치지 않고 주스로 만들어 세포막을 상하게 해서 흘러나온 효소를 그대로 섭취하는 게 가장 좋은 방법이 될 것이다. 해당 식물이 원래 갖고 있던 독성 물질은 논외로 하고서 말이다. 효소도 그렇지만 플라보노이드나 폴리페놀 같은 파이토케미칼로서의 항산화 물질도 자신이 산화하면서 우리 몸속에서 만나는 다른 성분을 환원시키는 교차 반응을 통해 항산화 작용을 하는 것이어서 아무리 설탕물에 갇혀 공기

접촉이 부족하더라도 변할 수 있다.

　따라서 시중에서 효소라 통칭하는 발효액은 약성을 가진 산야초나 과실 등을 발효 과정을 거치도록 한 식품의 한 형태에 불과한 것이지 생화학적인 의미로 쓰이는 효소Enzyme와는 완전히 다른 개념이다. 만약 발효라는 개념을 빼고 효소라고만 한다면 이는 결국 생화학적인 의미를 가진 효소라는 이름을 빌려와 일반인들을 혹하게 하여 세상의 주목과 함께 이득을 챙기려는 얄팍한 상술에 불과한 것이다.

　앞서 얘기한 소염 효소제 같은 약의 경우는 생물 공학적 방법을 동원해 돼지 등 동물의 장기에서 추출한 효소 자체를 배양하거나 미생물을 이용해 만든 중간물질에서 최종적으로 효소 자체를 만들어 동결 건조 과정을 거쳐 분말이나 정제, 또는 캡슐 형태로 만든 것이다. 아직 작용 기전이 분명하지는 않지만 일정 정도 임상적 효과가 있는 것으로 밝혀져 약으로 쓰이고 있다. 시중에서 말하는 발효 효소액과 약으로 허가받은 소염 효소제는 원료 물질과 생산 공정, 제형 등에서 많은 차이가 있어 동일한 의미에서의 '효소'는 아니라는 것이다.

　그렇다면 발효 효소액은 효소로서의 기능은 아니더라도 다른 효능도 전혀 없는 설탕물에 불과하다는 것인가. 반드시 그렇지는 않다고 본다. 왜냐하면 그 안에 생화학적인 개념의 효소는 없거나, 있더라도 미량에 그친다 하더라도 약리적 효과마저 아예 없지는 않을 것이란 여지가 남기 때문이다. 비록 하나의 단백질인 효소가 발효를 통해 변성이 돼 발효액 속에서는 사라졌다 해도 거기에 남은 산물이 일부이지만 장관 내에서 효소 작용을 하거나, 아니면 위산 등에 의해 소화돼 흡수된 후 다른 경로를 통해 몸에 이로운 작용을 하는 다른 물질로 변환될 수 있는 여지

는 남겨둬야 한다고 본다. 그 정확한 기전을 밝히는 게 앞으로 효소 과
학이 밝혀내야 할 과제일 것이다.

이미 풀어져버린 펩타이드 외에도 핵산 같은 유기물들이 어떻게 분
해되고, 흡수되고, 몸 안에서 변화되는가에 이르기까지 그 전모가 밝혀
져야만 할 것이다. 인체의 신비를 연구하는 우리의 과학은 아직 그 모든
베일을 벗겨낼 만큼 완전하지는 못하다. 자연은 언제나 인간에게 모든
것을 다 보여주지는 않는 대신 인간의 상상력을 통해 나머지를 극복해
나가도록 하는 여지를 남겨두는 것이다.

실제로 발효 효소액을 먹고 특정 암이나 당뇨 아토피 같은 중병이 나
은 사례가 많다. 물론 그러한 경험적 사례가 있다고 해서 반드시 그들이
복용한 효소 발효액 안에 살아 있는 효소나 다른 약리 성분이 포함돼 그
러한 효험을 냈을 것이란 증거가 될 수는 없다. 하지만 우리가 알지 못
하는 기전을 통해 몸 안에 들어온 발효액이 몸 안의 신진대사를 정상화
시켜 어떤 질병 상태에서 벗어나게 할 수 있는 가능성은 있다는 것이다.

적어도 발효된 상태로 복용하게 되면 그 안에 원래 있던 수많은 파이
토케미칼이 몸에 흡수가 훨씬 잘 되고, 그러한 성분 중에는 인체에서 합
성이 불가능한 약리 성분도 생길 수가 있다고 보기 때문이다. 또 생식에
비해 독성 자체가 훨씬 줄게 되어 그에 따른 발효의 이득이 있을 수도
있다. 앞서 예로 든 소염 효소제와 같이 효소를 섭취하면 인체 안에서
실제 효소의 소염 작용이 일어난다는 사실을 경험적으로 알고 있기 때
문에 비록 흡수 및 작용 기전이 아직 분명히 밝혀지지 않은 상태지만 약
으로 쓰는 것도 같은 이치라 할 것이다.

실제로 효모 같은 미생물은 우리 몸 안에 효모 형태로 흡수돼 혈액 속

에서 움직인다는 연구·보고도 존재한다. 물론 유전자 정보 전달체인 효모가 인체 안에서 살아 움직인다면 인간의 돌연변이가 엄청날 것이란 점에서 효모가 인체 안으로 흡수될수 있다는 건 아직 과학적으로 설명되지는 않는 얘기이긴 하다.

하지만 그러한 효모가 인체 내로 흡수 될 수 있다는 게 사실이라면, 그러한 미생물이 많이 포함돼 있는 발효액에 남아 있는 효소액도 인체의 위장관 장벽을 뚫고 그 안에 용해된 유효 성분과 함께 인체 안으로 흡수될 수 있는 가능성이 전혀 없지는 않다는 것이다. 또 효소가 위장관에서 대부분 파괴된 상태에서도 그 유효 성분의 흡수율만큼은 발효 과정에 의해 크게 높아져 어느 정도의 약리 효과를 나타낼 수도 있을 것이란 것이다.

인간이 효모로 만든 빵과 술을 오랫동안 먹어왔다는 점에서도 그동안의 많은 접촉을 통해 효모와 인간 간에는 적어도 어떤 유해하지 않은 메커니즘을 갖게 되었을 가능성도 있을 수 있다. 효모는 유전정보를 다른 생명체에 전달할 수 있는 매체로 살아 있는 생명체라는 점에서 그렇다. 또 발효를 통한 식품 보존 방식은 인류가 수천 년 전부터 알아내 사용해 온 것으로 아직은 현대 과학이 완전히 규명하지 못하는 과정을 거쳐 실제 치료 효과를 가진 발효약의 세계가 존재할 수도 있을 것이다. 그 가능성마저 근거를 대지 않고 완전히 부정할 수는 없는 노릇이다.

비타민의 교훈

그러한 생각을 갖게 하는 저변에는 앞서 얘기한 비타민에서 그 힌트를 찾을 수 있다. 비타민도 처음 발견될 당시에는 어떤 특별한 효력을 가진 성분으로 인식됐다. 각기병에서부터 야맹증 괴혈병 구루병 그리고 피부에 만성 염증을 일으키는 각종 펠라그라 질환에도 비타민이 치료 효과를 나타냈기 때문이다. 그러한 비타민을 천연 상태로 섭취하면 좋겠지만 그 양에 있어서 매우 부족한 상태라 유기적 합성을 통해 많은 양의 비타민 공급이 가능해지면서 20세기 초반의 난치병들이 지금은 거의 극복되는 쾌거를 이뤘다.

그렇다면 합성 비타민은 몸 안으로 어떻게 흡수되어 약리작용을 나타내는가 하는 문제가 떠오른다. 유기적 합성 과정을 거친 비타민이 천연 비타민과 마찬가지로 인체 내로 흡수되고, 흡수된 후에는 천연 비타민과 마찬가지로 인체 내의 생리 대사를 거쳐 실제로 조효소 작용을 하는 활성형의 비타민으로 어떻게 전환될 수 있었던 것인지에 관해 그 일부 기전이 밝혀져 있다.

예를 들어 비타민 A의 경우 식물에서는 카로틴이라는 유기물질로 합성돼 보전된다. 알파와 베타, 감마-카로틴과 크립토잔틴 등 네 가지 형태의 카로티노이드 비타민A 전구물질이 자연계에 존재하는 것으로 알려져 있다.

이들 전구 비타민APro-vitamin A는 이중결합을 다리로 연결되는 4개의 이소프레노이드 구조를 갖고 있어 햇빛 가운데서도 주파수가 높아 짧은 에너지 파장을 가진 보라색 계열의 가시광선을 잘 받아들여 그 많은 에너지를 이중결합의 낮은 분자 궤도함수로 잘 흡수하기 때문에 겉으로 보이는 색깔은 보라색의 보색인 황색 계열을 띠게 된다. 또 전구물질에 해당하는 베타카로틴은 몸 안으로 흡수된 뒤에는 중간 부분이 잘려 2개의 레티놀 구조, 비타민A 로 변하게 된다.

이러한 레티놀은 인체 안의 여건에 따라 한 번 더 산화된 형태인 레티날로도 존재하기도 하고, 어떤 동물에서는 또 다른 형태의 레티놀로도 존재하기도 하는 등 그 활성형은 여러 가지 형태를 가지게 된다. 이러한 레티놀과 레티날의 공통 구조를 갖는 유기화합물을 통칭해서 비타민A라 하는데 그중 하나의 이형태트랜스 레니탈가 눈의 망막세포에서 옵신이라는 단백질과 만나 빛에 대한 감각기능을 하는 로돕신이라는 특별한 광소체를 구성하기도 한다. 비타민A의 이런 기능 때문에 결핍이 오게 되면 야맹증이 생기게 되는 것이다.

우리가 요즘 먹고 있는 종합비타민제는 레티놀에 팔미트산이나 말레인산 같은, 몸 안에 존재하는 유기산을 덧붙인 염상태로 돼 있다. 천연의 비타민A가 주로 카로틴 모형을 가진 여러 가지의 카로티노이드 형태로 흡수하는 것에 비해서는 매우 단순한 편이다. 그렇지만 일단 몸 안에 흡수되고 난 후에는 천연의 카로틴 1분자가 2분자의 레티놀로 쪼개져 활성을 갖는 것처럼 합성 비타민도 몸 안에서 활성이 좋은 중성분자의 레티놀이나 그보다 활성은 떨어지는 레티날, 레티노인산 등으로 변해 비타민 A로서 작용하게 된다.

이처럼 인체에서 직접 활성을 나타내는 합성 비타민은 천연에서 흡수된 것과는 그 조성에서 차이가 난다. 엄격히 말하면 합성 비타민은 천연비타민과는 공통 구조를 가지고 있지만 약간씩 다른 이형태의 여러 물질 가운데 가장 활성이 좋은 것으로 알려진 한두 가지 형태만을 합성해 복용한다는 점에서 다른 것이다. 생체 내에서 비타민은 특정 형태로만 존재하는 것은 거의 없고 여러 이형태로 존재하지만 필요한 경우 그러한 이형태가 서로 전환하여 본래 목적을 수행하는 것이다.

그렇기 때문에 합성 비타민은 체내에 비타민이 부족할 때에는 뛰어난 활성을 보이지만 부족하지 않은 상태에서는 그대로 배설되거나 일부 A 나 D, E처럼 지용성 비타민의 경우는 지방세포에 축적돼 오히려 독작용을 하는 경우도 발생하게 된다.

따라서 비타민 섭취를 놓고 합성이냐 천연이냐를 따지기보다는 내 몸에 어느 비타민이 부족한가를 먼저 알아보고, 그중에서 부족한 비타민을 골라 먹는 것이 가장 중요한 일이다. 나이가 들수록 그러한 비타민은 음식으로 섭취하는 능력이 점점 떨어지고 인체 안에서 생성되는 양도 서서히 감퇴하기 때문이다.

불과 40~50년 전 만성적인 영양 결핍 시대에 비타민 부족으로 시달리던 각종 질병에 대해 합성 비타민이 나와 해결하는 계기가 됐다는 점은 분명하다. 합성 비타민이라 해서 아무 효험이 없거나 독이 되는 건 아니라는 반증이다. 비타민 부족으로 괴혈병이나 각기병 야맹증 같은 질병을 앓고 있는 환자에게 천연이냐 합성이냐를 따져 투약할 수는 없는 노릇이다.

더구나 비타민을 과량 복용했을 경우와 결핍됐을 경우 그 독성이나 결핍증과의 상응 관계가 밝혀졌을 뿐인 상태에서 부족한 비타민을 보충하는 데 천연과 합성을 따지는 건 의미가 없다. 비타민은 너무 많이 섭취해도 문제지만 적게 섭취해서는 반드시 그에 상응하는 질환을 일으키기 때문이다. 특히 지용성 비타민은 과량 섭취할 필요가 전혀 없는 것이다.

그러한 사례를 들어 유추해보면 발효 효소액도 발효 과정에서 미생물에 의해 만들어진 효소나 생리 활성 물질이 흡수가 잘될 수 있는 조성으로 만들어져 우선 흡수율이 크게 높아지고 흡수 장벽을 통과한 후에는 최소한의 간대사를 거쳐 체내의 다른 효소의 생성을 촉진하거나, 아니면 그 작용을 돕는 신호 매개 역할을 하게 될 여지는 있다고 본다. 실제로 발효 과정을 거치게 되면 산야초에 들어 있는 비타민이나 항산화 물질 같은 일부 약리 성분의 함량을 높이기도 하는 것으로 실험 결과 밝혀졌다. 이와는 반대로 생리 물질의 종류에 따라서는 발효 과정에서 줄어들거나 사라지는 것도 물론 있다. 발효 과정이 모든 것을 좋게 하는 방향으로만 일어나는 건 아닌 것이다.

인체라는 매체를 기준으로 볼 때 단순한 유기 화합물인 비타민보다 단백질 구조를 가진 효소가 흡수 과정이나 흡수된 후에 이어지는 신체 내 동화 과정에서 훨씬 더 복잡한 것만은 확실하다. 그렇다 해도 효소가 단백질인 만큼 인체 안으로 흡수되기 위해서는 아미노산 단위로 분해되는 과정을 거쳐야 하기 때문에 설령 효소 자체를 먹는다 해도 아무런 효과가 없을 것이란 단순 주장에는 동의를 유보한다.

그러한 배경에는 실제 효소액을 통해 효험을 봤다는 경험 사례를 아예 무시할 수도 없고 그러한 주장을 반박할 만한 직접적인 실험 결과를 갖고 있지 못하기 때문이다. 완전히 반박되지 않은 경험적 가설은 '무효가 아닌' 것이다. 또한 한민족이 수천 년 이상 먹어온 농경과 온대성 저장성 음식 문화의 대표적 사례로 꼽히는 된장 청국장 젓갈 같은 발효 음식이 자연에서 채취한 날 음식에 비해 유효 성분을 저장하게 해주고 항암 성분 등 특별한 약리 성분을 생성케 하는 등 많은 장점을 갖는 것은 분명한 사실이다.

과연 그러한 엄청난 축적 경험에 비춰볼 때 소위 발효 효소액에는 단순히 단백질이 존재할 수 없기 때문에 그냥 설탕물에 불과하다고 할 수는 없다 할 것이다. 다만 그러한 발효 효소액이 몸으로 어떻게 흡수되고, 흡수된 뒤에는 어떤 과정을 거쳐 몸 안에서 실제 어떻게 작용을 하는가, 아니면 그 자체로서 흡수되는 건 아니지만 다른 유효 성분의 흡수를 도와 유효한 약리작용을 하는 것인가에 관한 실증적 임상 연구가 아직 부족한 상태이기 때문에 효소액이 어떤 효험적 기능을 가진다는 가설을 부정하지는 못한다는 것이다.

일부 연구에서는 아밀라제 리파아제 같은 소화효소가 위를 통과하면서도 분해 또는 변성되지 않고 소장이나 대장에서도 발견되었다는 연구보고도 있으며 동물의 췌장을 개에게 먹인 결과 실제로 아밀라아제 같은 췌장 효소 분비가 늘어났다는 증거도 있다. 이 문제를 제대로 밝히기 위해서는 수많은 인체 실험이 필요할 것이지만 현재 여건상 그것이 가능하지 않아 제약이 있기도 하다.

그러한 제약이 없더라도 효소가 갖고 있는 찰나적 속성을 어떻게 포착해 그 유기화학적 구조만이 아니라 생물학적 활성을 가진 형태로서의 작용 기전을 완벽하게 확인할 수 있느냐는 문제는 별도로 남는다. 그러한 과정을 밝히기 어렵기 때문에 많은 논란이 벌어질 수밖에 없는 형편이라는 점을 우리가 이해하고 효소 문제를 봐야 한다는 생각이다.

트랜스퍼 팩터

이런 문제 인식의 연장선에 일반에 잘 알려지지 않은 트랜스퍼 팩터라는 게 있다. 일명 '면역 매개 물질'로 불리는 면역 관련 단백질은 불과

20~50개 정도의 아미노산으로 이뤄진 펩타이드 단백질로 현재 수십 종이 알려져 있다. 출산 후 한 달 정도의 기간에 엄마 젖에서 분비되는 초유에 많이 포함된 것으로 밝혀져 한때 초유 바람을 일으키기도 했던 장본인이다.

사람만이 아니라 동물의 초유도 마찬가지다. 엄마가 배 속에 품고 있던 아기가 세상에 나온 후 아무런 면역 자원이 없는 상태에서 일정 기간 주어지는 수유 과정을 통해 전달받게 되는 면역 자원이 바로 트랜스퍼 팩터인 것이다.

트랜스퍼 팩터는 펩타이드 결합 수가 다른 면역 단백질에 비해 10분의 1도 안 될 정도로 매우 작아 입을 통해 섭취해도 개스트린위산 분비 유도액과 위산 등에 의한 장벽에도 불구하고 인체의 면역력을 올리거나 면역 인자를 조절하는 역할을 해내는 것으로 알려져 있다. 또 트랜스퍼 팩터는 다른 면역 관련 물질과는 달리 생물종 간 장벽이 없다는 점에서 매우 획기적인 효과를 갖는 특이한 면역 단백질로 알려져 있다. 산양 같은 동물의 초유를 인간이 먹어도 같은 효과를 낸다는 것이다.

한마디로 몸에 어떻게 흡수되는지에 관해서는 잘 알려져 있지는 않지만 몸 안에서 알레르기 반응을 일으키지 않는 것은 물론 우리 몸의 면역 방어 체계에 의해 외부 물질로 인식돼 파괴되거나 면역 반응을 유도하는 것과 같은 조직적합성HLA 문제도 발생하지 않는 것으로 알려져 있다.

대부분의 단백질이나 생체 물질은 우리 몸 안의 면역 기전에 의해 외부 물질로 인식되면 모두 파괴되거나 살해된다. 예를 들어 바이러스나 세균 같은 병원체가 들어오면 이를 포착해 우리 몸이 받아들일 수 있는 것인지 아닌지를 판단하는 HLA 테스트를 거쳐 부적합한 것으로 판단되면 대식세포나 항체를 만들어 죽이는 과정을 거치게 된다.

그렇지만 트랜스퍼 팩터는 그러한 테스트와 상관없이 어떤 면역 방어 물질을 만들어내거나 면역 세포 안에 형성된 항원에 대한 기억을 약하게 하는 등의 면역 관련 매개 작용을 하는 것으로 알려져 아직 치료 약이 없는 면역 관련 질환에 새로운 대안으로 떠올라 세계적으로 많은 연구가 진행되고 있다.

특히 알레르기나 아토피 류머티스 관절염 같은 자가 면역성 질환에서 상당한 효과를 거두고 있으며, 면역력 증강 효과를 통해 항암제에 내성이 생긴 말기암 환자에 대해서도 치료 효과를 거두고 있는 것으로 전해지고 있다. 이러한 트랜스퍼 팩터도 경구 복용했을 때 인체 내 흡수 과정이나 흡수가 된 후 혈액 중에 나타나는 다양한 변화 등을 포함하는 메커니즘이 모두 밝혀진 것은 아니다.

다만 트랜스퍼 팩터가 많은 산모의 초유를 대신해 산양의 초유에서 추출한 물질을 농축해 투여해본 결과, 인체의 혈액 중에 NK자연 살해 세포 같은 면역 물질이 증가하는 결과만을 확인했을 뿐이다. 이 가운데 NK 세포의 경우 트랜스퍼 팩터를 투입한 환자에서 최고 437퍼센트까지 증가해 지금까지 알려진 어떠한 면역 관련 약물이나 식품과 비교해도 가장 높은 면역 활성을 보인 것으로 나타났다.

이 같은 임상 실험 결과는 NK 세포가 종양 세포를 없애는 작용을 한다는 점에서 트랜스퍼 팩터가 강력한 항암제로 자리 매김될 가능성이 매우 높다는 의미이기도 하다. 그렇지만 그러한 임상 시험 결과는 어디까지나 인체에 어떤 물질을 투여한 결과, 면역이 개선되는 징후를 보이는 결과가 생겼다는 식의 원인-결과만을 확인했다는 수준에 그치고 있다. 그러한 임상 효과를 가져오는 중간 과정에 대한 전모를 아직 현대 과학이 밝혀내지는 못하고 있다는 것이다.

경험과 인식

인체에 관련되는 어떤 주장도 완전한 동의를 얻기 위해서는 과학적 검증이 물론 필요하다. 이를 위해서는 직접 인간의 감각기관으로 확인할 수 있는 완벽한 증거가 필요하다. 증거를 모두 갖추기 위해서는 직접 인체를 대상으로 한 실험 과정이 수없이 되풀이되어 그 모든 과정과 원리에 대한 완전한 이해가 뒷받침돼야만 한다. 그게 과학의 세계다. 어떠한 축적된 경험이 있었다고 해서 그게 과학적으로 설명되는 증거가 될 수는 없는 것이다.

하지만 앞서 예로 든 비타민 같은 경우도 연구가 시작된 지 100년이 넘은 시점에도 그 작용 과정이 모두 밝혀진 건 아니다. 어떤 비타민이 몸 안에 들어와 어떤 활성형으로 바뀌고, 그러한 많은 활성형 중에 종류별로 어떤 활성형이 뛰어난 효과를 나타낸다는 정도를 하나하나 비교 대조 실험을 통해 일부 밝혀냈지만 아직 그 전모를 알지는 못한다.

그중에는 천연 비타민과 합성 비타민이 활성에 있어 차이가 있는 것인지 아닌지, 차이가 있다면 그 이유와 과정은 무엇인지 등도 포함돼 있다. 소위 전문가라는 집단 내에서도 이를 두고 절대적 증거도 없이 신념 체계가 서로 달라 많은 논란을 벌이고 있는 중이다.

예를 들어 인체 안에서 생체 세포막을 안정시키는 것으로 알려진 비타민E의 정확한 작용 기전 같은 경우도 그렇다. 비타민E가 우리 몸에서 분비되는 성호르몬에 어떤 보조적인 영향을 미쳐 여성의 불임 문제를 해소하는 데 도움을 준다거나 항산화 작용을 통해 동맥경화와 갱년기 장애를 낮춰준다는 정도의 임상 연구가 있을 뿐이다. 비타민D도 향암 효과 등 그 효능에 관해 새로운 사실이 계속 밝혀지고 있는 단계다. 비타민A나 비타민K 등 다른 비타민도 비슷한 상황이다.

비타민도 그럴진대 효소나 트랜스퍼 팩터처럼 더욱 복잡한 작용 기전을 가진 것으로 추정되는 인자factor에 대해 어떤 판단을 내리기에는 현대 과학이 넘어야 할 고비가 아직 많다. 세상을 살면서 신문에 나온 굵직한 사건 보도나 읽어본 몇 권의 책, 그리고 불과 100년도 안 되는 인생살이의 경험만으로 세상 이치를 다 알지 못하듯 자연과 몸의 세계도 그 전체 모습을 형상화하기엔 끝도 없는 도전이 남아 있는 것이다.

과학적 근거가 절대적이지 않은 부분에 대해서는 부정도 긍정도 않은 채 경험과 인식의 세계 너머에 남겨두는 것도 현대의 과학 만능의 시대를 살아가는 제3의 길이 될 수 있다고 본다. 과학이 과연 효소나 비타민, 줄기세포나 면역 인자와 같은 인체에 숨겨진 모든 비밀을 알아내 그 비밀 열쇠를 쥐고 이를 적절히 통제하며 끝까지 인간에게 유익한 동반자로 남을지도 의문이 들기 때문이다.